Tibetische Medizin

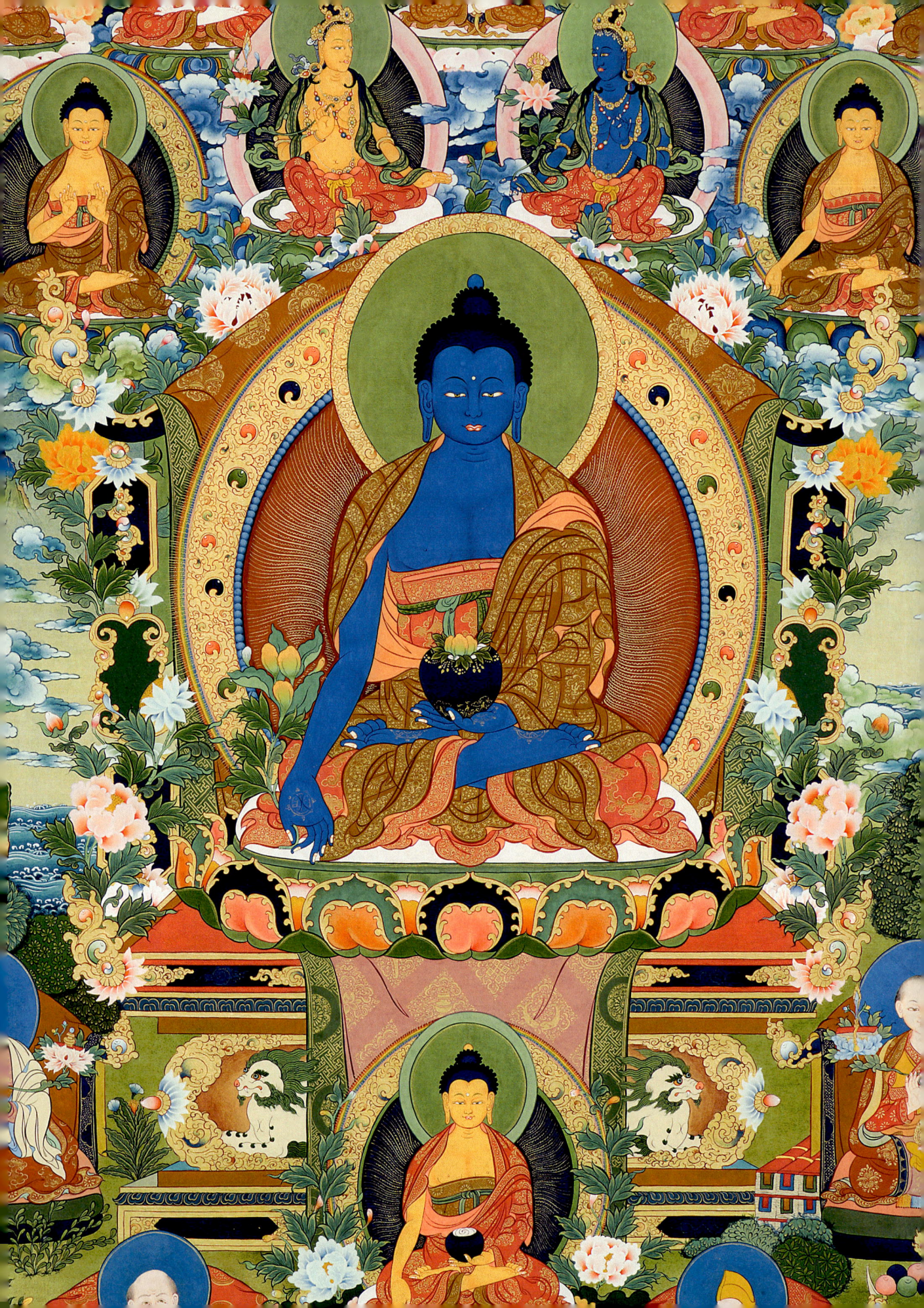

Khenrab Gyamtso (Text)
Stephan Kölliker (Fotos, Fußnoten)

Tibetische Medizin

Eine Einführung in Geschichte, Philosophie,
Heilpraxis und Arzneimittelkunde

Mit einem Vorwort S. H. des Dalai Lama

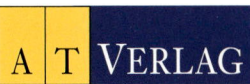

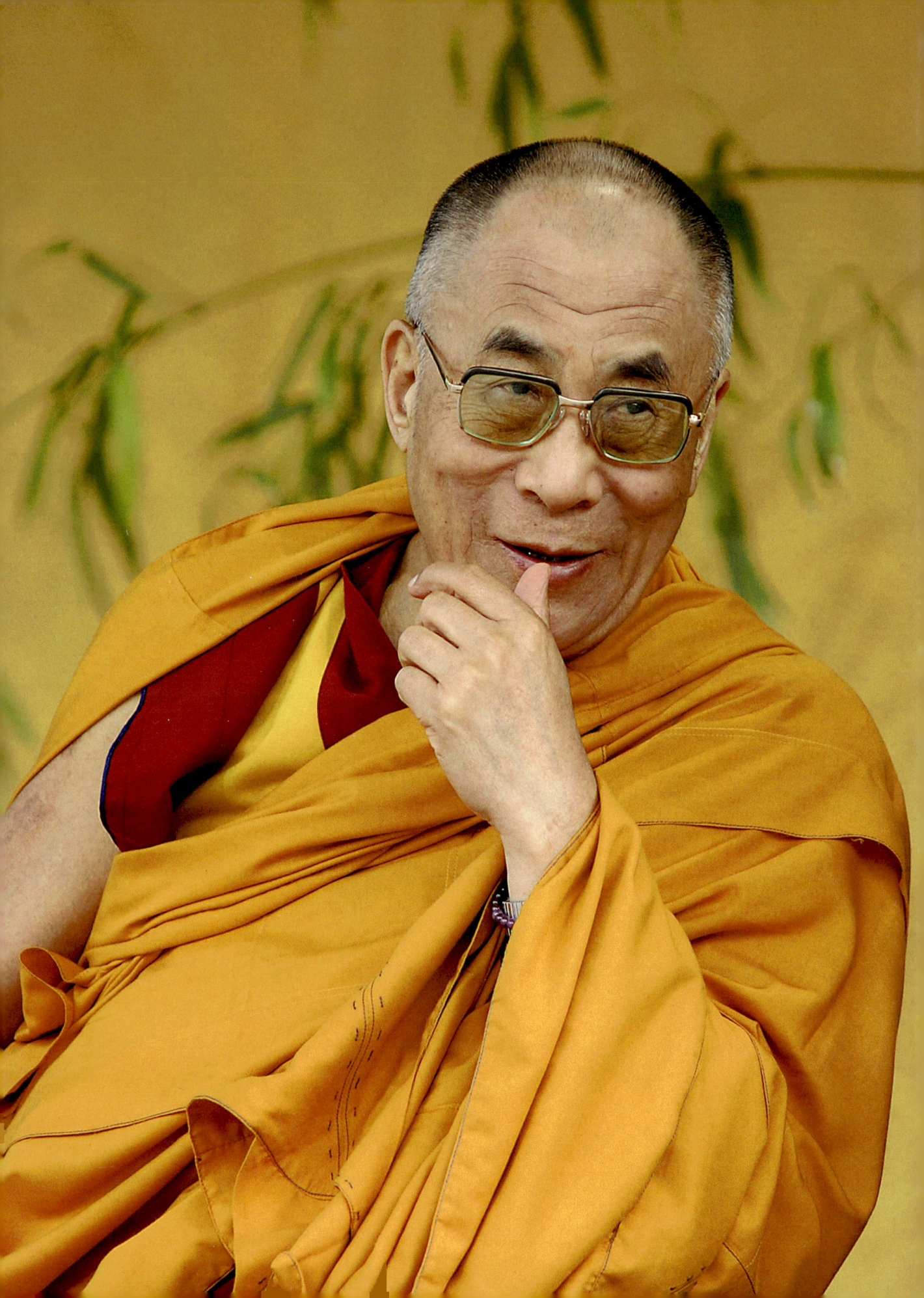

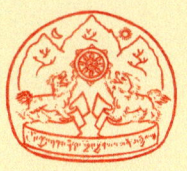

MESSAGE

Tibetan medicine is an integrated system of health care that has served the Tibetan people well for many centuries. I believe it can provide much benefit to humanity at large. The difficulty we face in bringing this about is a matter of communication, for, like other scientific systems, Tibetan medicine must be understood in its own terms, as well as in the context of objective investigation. With this in mind, Dr Khenrab Gyamtsho, an experienced teacher of the Men-tsee-khang, the Tibetan Medical and Astro Centre here in Dharamsala, has prepared this book to explain how Tibetan medicine can contribute substantially to maintaining a healthy mind and a healthy body. Like the traditional Indian and Chinese systems, Tibetan medicine views health as a question of balance. A variety of circumstances such as diet, lifestyle, seasonal and mental conditions can disturb this natural balance, which gives rise to different kinds of disorders. Accurate diagnosis, frequently based on an examination of the patient's pulses and urine, enables a skilled physician to recommend appropriate treatments.

I am confident that this book, which clearly lays out the principles of Tibetan medicine and is enhanced by Stephan Kölliker's skillful photographs, will appeal not only to serious students of Tibetan medicine, but that it will also offer general readers a chance to develop an appreciation of this valuable but often overlooked aspect of our Tibetan cultural heritage.

April 2, 2007

༄༅། །བོད་གཞུང་སྨན་རྩིས་ཁང་།

MEN - TSEE - KHANG

(Tibetan Medical & Astrological Institute of H.H. the Dalai Lama)
Gangchen Kyishong, Dharamsala - 176 215, H.P., INDIA

Die tibetischen medizinischen Wissenschaften sind eines der fünf hauptsächlichen Wissensgebiete Tibets. Ihre tiefgründige heilende Weisheit steht allen zur Verfügung, die gesund und fern von Krankheit bleiben möchten. Sie dient aber auch zur Behandlung von Kranken und nützt jenen, die sich ein langes Leben erwünschen. Die tibetische Medizin ist in jeder Gesellschaft und Gemeinschaft nötig und hilfreich. Sie lässt sich in jedem Jahrhundert praktizieren, hat ihre eigene Geschichte und ist von ihrer Vorgehensweise her wissenschaftlich. Sie ist eine lebendige Wissenschaft, die sich in der Praxis wohltuend auswirkt, und sie ist ein tiefgründiges und einzigartiges Medizinsystem.

Gegenwärtig nimmt das Interesse am Studium und der Erforschung der tibetischen Medizin zu. Dr. Khenrab Gyamtso, Dozent an der »Tibetischen Medizinischen und Astrologischen Hochschule«, hat die Mühe auf sich genommen, seine kostbare Zeit für das Schreiben dieses Buches zu verwenden und so zum Nutzen der Menschheit die tibetische Medizin zu fördern.

Das Buch trägt den tibetischen Titel »Klare Nektarstrahlen – eine Erklärung der innersten Bedeutung der tibetischen medizinischen Wissenschaften«. Seine Kapitel beginnen mit der historischen Entwicklung der tibetischen Medizin, ihrem theoretischen Hintergrund, der Beziehung zwischen tibetischer Medizin und Buddhismus und dem korrekten Verhalten eines tibetischen Arztes. Obwohl das Buch kurz gefasst und in einer einfachen Sprache geschrieben wurde, übermittelt es die volle Bedeutung. Ich bin dankbar, dass der Autor dieses Buch geschrieben hat, und es ist meine Hoffnung, dass durch dieses Buch zahlreiche Menschen ihr Wissen über die tibetische Medizin erweitern können. Möge dieses Buch den Menschen helfen, eine stabile Gesundheit von Geist und Körper zu erlangen.

Tibetisches Jahr 2134 (Feuer-Schwein-Jahr), am ersten Tag des 12. lunaren tibetischen Monats, entsprechend dem 28. Februar 2007.

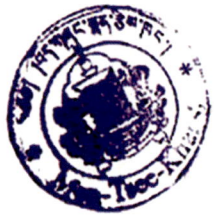

Dr. Dawa (sMan-Rampa), Direktor
Men-Tsee-Khang
(Tibetisches Medizin- und Astrologie-Institut)
Dharamsala, Indien.

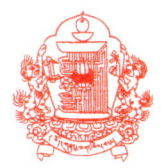

༄༅། བོད་གཞུང་སྨན་རྩིས་མཐོ་སློབ་ཁང་།
Tibetan Medical & Astro. College

Die tibetische Wissenschaft vom Heilen kann sich einer langen und reichen Geschichte erfreuen. Sie basiert auf mehreren Grundlagen. Die erste ist die Methode von Versuch und Irrtum, zu der die Tibeter während Jahrhunderten in ihrem Überlebenskampf Zuflucht nahmen. Als Zweites wurden viele Gelehrte und Meister der Medizin aus benachbarten Ländern eingeladen. Die Diskussionen und der Austausch von Erfahrungen führte dazu, dass wichtiges Wissen und Einsichten gewonnen wurden. Der wichtigste Beitrag schliesslich kommt von Yuthok Yonten Gonpo, dem Kronjuwel der tibetischen Medizin, der durch seine Erfahrung und seine spirituelle Verwirklichung Wesentliches zur Entwicklung der tibetischen Wissenschaft vom Heilen beitrug. Die tibetische Medizin ist somit ein Teil der tibetischen Kultur, der alle vorherrschenden Kriterien erfüllt, um als wirkliche Wissenschaft zu gelten. Die Methoden zur Behandlung und Vorbeugung von Krankheiten, die in der alten tibetischen Gesellschaft vorherrschten, halfen, Gesundheit und Hygiene sowohl in Tibet selbst als auch in den benacharten Ländern einschließlich der Mongolei zu verbessern.

Die tibetische Wissenschaft des Heilens erklärt die Entstehung des menschlichen Körpers und die verschiedenen Krankheiten, die aufgrund von Ungleichgewichten bei den elementaren Prozessen entstehen. Die verschiedenen Krankheiten und ihre Eindämmung werden ebenso beschrieben wie die Anwendung von Arzneimitteln. Dies geschieht auf der Basis des jeweiligen Geschmacks, der Wirkkräfte und des »Geschmacks nach der Verdauung«. Auf der Grundlage der äußeren und der inneren elementaren Prozesse werden korrekte Ernährung und korrekte Verhaltensweisen sowie die Anwendung von sanften und drastischen ergänzenden Therapien gelehrt. All dies geschieht in Übereinstimmung mit den medizinischen Schriften und unter Berücksichtigung von praktischen Aspekten. Die medizinischen Schriften zeigen, dass der menschliche Körper aufgrund der fünf elementaren Prozesse entsteht, dass Krankheiten aus den fünf elementaren Prozessen hervorgehen, und dass auch Arzneimittel auf den fünf elementaren Prozessen basieren. Deswegen können alle inneren und äußeren Dinge auf der Basis der elementaren Prozesse erklärt werden.

Nicht nur Ärzte, sondern auch durchschnittliche Leser können dieses Buch verstehen. Der Autor hat es geschickt in drei Teile unterteilt. Der erste Teil gibt eine allgemeine Einführung, während der zweite und dritte Teil die schriftliche Überlieferung der tibetischen Medizin zum Inhalt hat. In diesen Kapiteln wird die Essenz der tibetischen Medizin auf eine sehr klare Art und Weise beschrieben, und deswegen ist der (tibetische) Buchtitel »Leuchtendes Elixier« angebracht.

Dieses Buch wird mit Sicherheit sowohl für Tibeter als auch für Menschen aus anderen Ländern segensreich sein. Darüber hinaus wird es helfen, die tibetische Wissenschaft vom Heilen zu verbreiten. Der Autor hat während Jahren hart gearbeitet und nun dieses Buch erfolgreich vollendet, wozu ich ihm gratuliere.

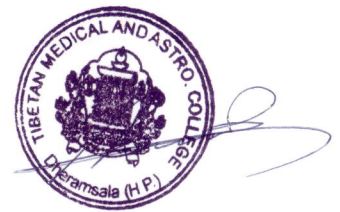

Menrampa Tenpa Choephel
Rektor des »Tibetan Medical & Astrology College«
Dharamsala, 7. Dezember 2006

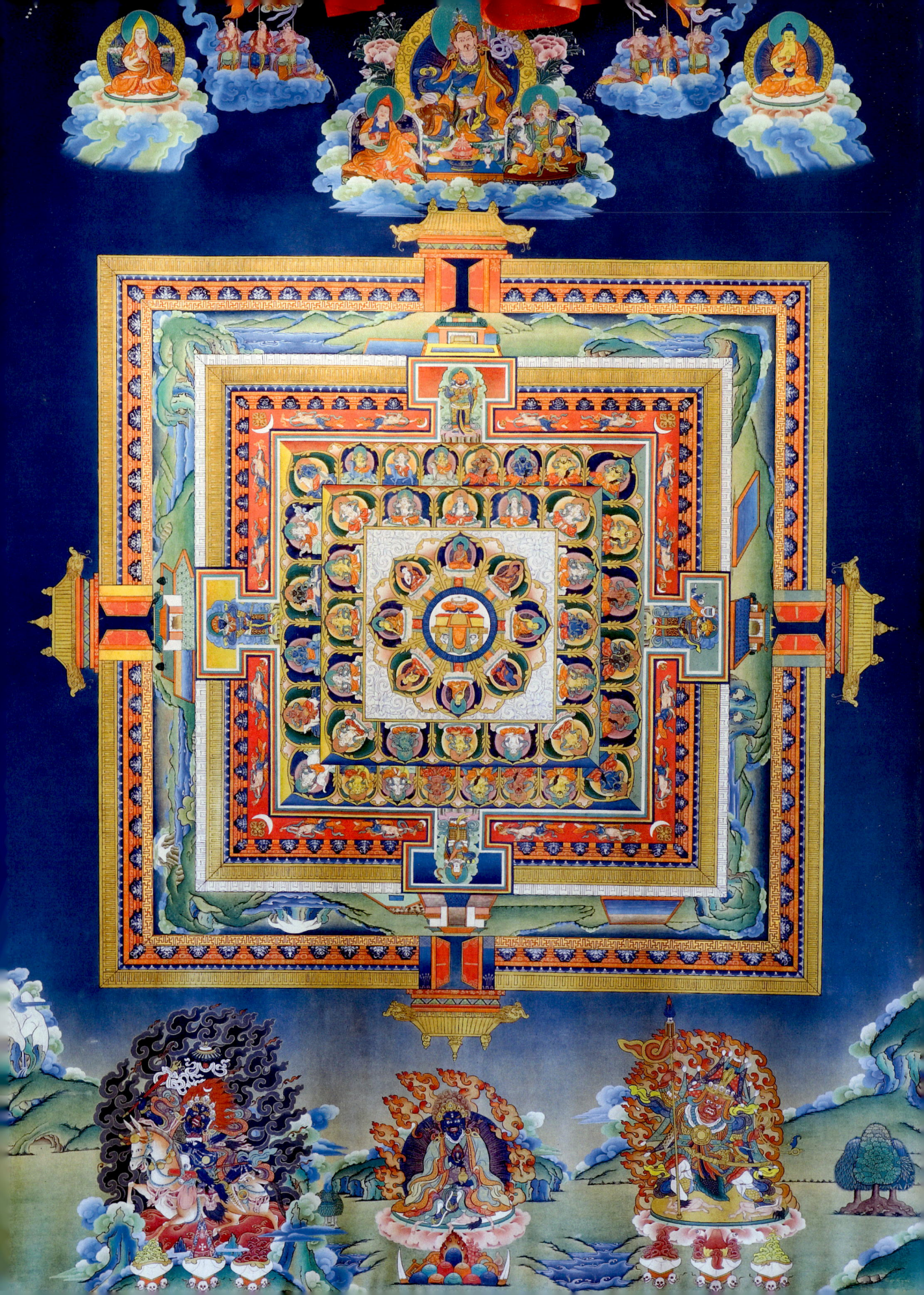

Inhalt

Geschichte der tibetischen Medizin

Vorbuddhistische Zeit

Nach alten, historischen Dokumenten soll Tibet in ferner Vergangenheit von einem großen Meer bedeckt gewesen sein. Als dieses sich Stück für Stück zurückzog, gab es Hügel, Ebenen und Täler frei. Man sagt, dass das tibetische Volk aus der Umarmung eines Bodhisattva-Affen und einer Menschenfresserin *(ogre)* hervorging.

Bereits sehr früh war Tibet von Menschen besiedelt. Um zu überleben, ernährten sie sich von rohem, kaltem, schwer verdaulichem Fleisch, von Blut, Pflanzen, Früchten und Wurzeln. Die dadurch bedingten Verdauungsprobleme besserten sich, als man das Feuer zu nutzen begann. Durch Rösten und Kochen wurde die ursprünglich rohe und kalte Nahrung leichter verdaulich. Diese beiden Methoden verbesserten die Verdauung, wärmten den Körper von innen heraus und halfen, Krankheiten wie etwa Erkältungen zu vermeiden. Deswegen sagen tibetische Historiker: »Das erste Arzneimittel war abgekochtes Wasser, und die erste Krankheit waren Verdauungsbeschwerden.« Dieses Wissen entstand aus Erfahrung.

Um ihr eigenes Heilwissen zu erweitern, hatten die Ureinwohner Tibets die Angewohnheit, verschiedene Tiere zu beobachten und das daraus gewonnene Wissen weiterzuentwickeln. Auf dieser Grundlage entstand die *Bcad-'byor*-Methode zur Zubereitung verschiedener medizinischer Substanzen. Sie wird bis auf den heutigen Tag genutzt, um Schnitte und Knochenbrüche zu heilen. Genau wie das moderne, wissenschaftliche Wissen der Medizin basiert auch dieses alte Wissen auf genauer Untersuchung und Beobachtung.

Auf der Basis von gesammelten Erfahrungen entwickelten die alten Tibeter weitere Techniken zur Bekämpfung zahlreicher Krankheiten. Moxibustion diente zur Behandlung von Wunden und Entzündungen, und scharfe Knöchelchen wurden benutzt,

S. 8: Medizinbuddha-Mandala. Thangka aus dem Museum des Men-Tsee-Khang, Dharamsala.

Steinhaufen mit Votivgaben erinnern an die vorbuddhistische, schamanistisch geprägte Kultur Zentralasiens (Terelji, Mongolei, 2003).

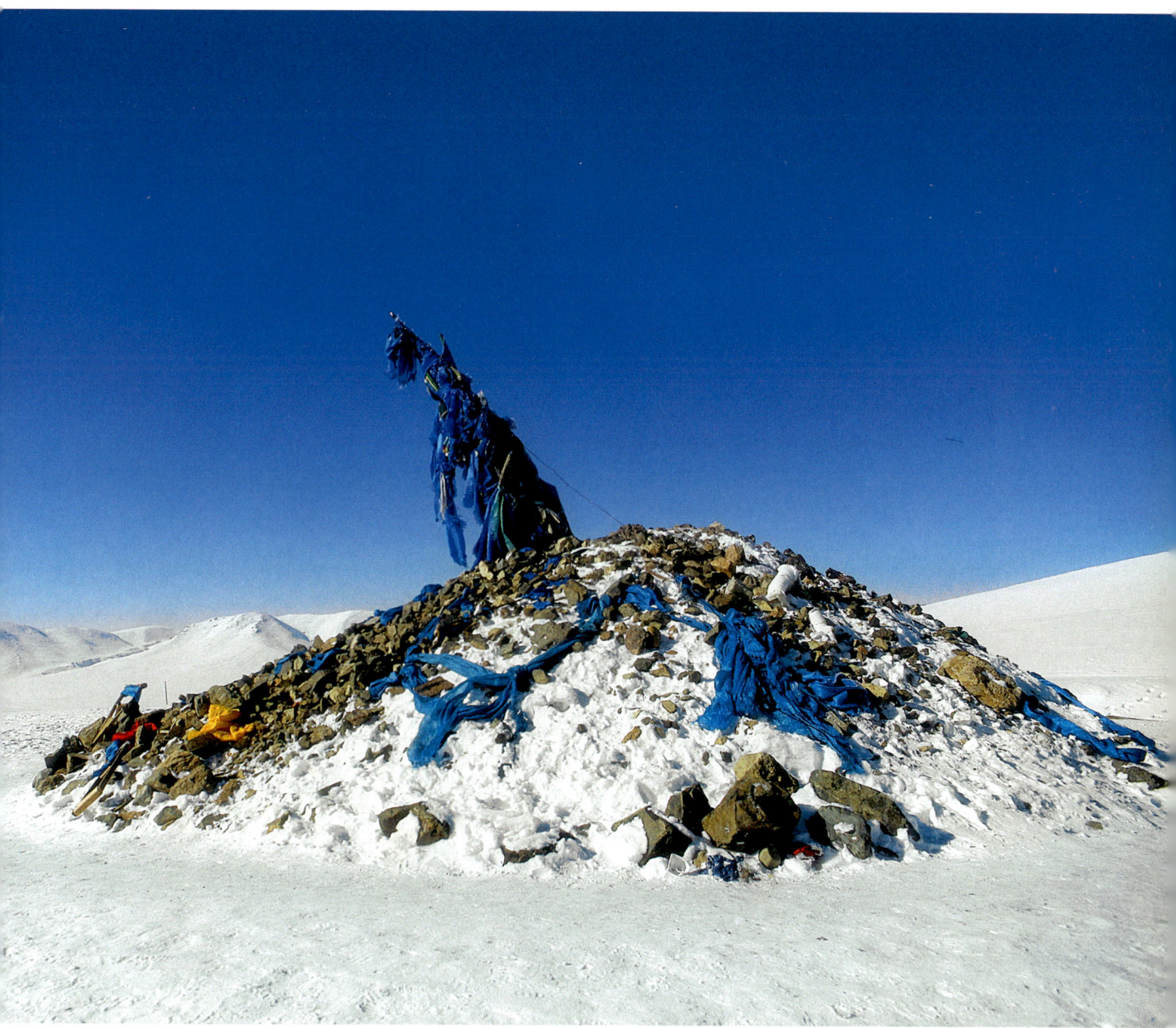

um Eiterbläschen aufzustechen. Kühlende Umschläge mit kalten Steinen aus Bächen linderten Hitzekrankheiten, und wärmende Umschläge wurden bei Kältekrankheiten eingesetzt. Butter aus der Milch des wildlebenden *Dri* (weibliches Yak) half bei offenen Wunden, und das Aufbringen von Maische *(sbang ma)* reduzierte Schwellungen.

Vor der Ausbreitung der Schrift in Tibet wurde dieses praktische Wissen mündlich von Generation zu Generation weitergegeben, verfeinert und weiterentwickelt. Dieses Wissen ist die ursprüngliche Quelle und die Grundlage der tibetischen Medizin.

Im Erde-Affenjahr 127 v. Chr. wurde Nyatri Tsenpo der erste König von Tibet. Bereits in der damaligen tibetischen Gesellschaft muss eine Wissenschaft vom Heilen existiert haben. Dafür gibt es in den »verborgenen Belehrungen« Padmasambhavas[1] klare Hinweise. Seine »Fünf Chroniken«, die der Schatzsucher *(gTer ton[2])* Ogyen Lingpa im 14. Jahrhundert entdeckte, besagen, dass König Nyatri Tsenpo sechs Vorbehalte geäußert habe, als er in die Region von Yarlung Tsentang Goshi gekommen sei. Diese bezogen sich darauf, dass im damaligen Tibet Räuber, Hass, Feinde, wilde Yaks, Gifte und Schwarze Magie existierten. Es wird gesagt, dass der Bön[3]-Gelehrte Tsilha Karma Yolde die Ängste des Königs zerstreuen konnte. Er tat kund, dass man den Räubern in Tibet auf die richtige Art und Weise begegne und Hass durch Mitgefühl besänftige. Feinde würden mit Verbündeten und wilde Yaks mit Waffen bekämpft. Giften wirke man mit Medizin und der Schwarzen Magie mit geeigneten Methoden entgegen. Diese Überlieferung zeigt, dass in Tibet schon vor mehr als zweitausend Jahren Arzneimittel existierten. Zusätzlich kann man daraus schließen, dass die damalige tibetische Gesellschaft ein gewisses Wissen über die sie umgebende Welt angesammelt hatte.

Während der Herrschaft von Nyatri Tsenpos Sohn Mutri Tsenpo wurden Gelehrte aus Zhangzhung[4] eingeladen – ein Hinweis, dass Tibet und Zhangzhung sich einer guten Nachbarschaft erfreuten. Von da an verbreitete sich das *Zhangzhung*-Heilsystem in ganz Tibet.

Buddhistische Zeit

Als Krönung der alten tibetischen Traditionen begann sich während der Regierungszeit von König Lha Thothori Nyentsen (254–274 n. Chr.) das indische Diagnose- und Behandlungssystem und parallel dazu der Buddhismus in Tibet auszubreiten. Deswegen betrachtet die tibetische Geschichtsforschung die Herrschaft König Lha Thothori Nyentsens als entscheidenden Wendepunkt in der Geschichte Tibets und seiner Medizin. Während dieser Zeit wurde Tibet von den beiden berühmten indischen Ärzten Biji Gaje und Bilha Gaze besucht. Bilha Gaze war eine Schwester von Biji (auch: Vijay) Gaje, und König Lha Thothori Nyentsen lud die beiden in seinen befestigten Palast Yumbu Lhakang ein, um das tibetische Heilsystem durch das indische bereichern zu lassen. Er versah Biji Gaje mit großen Mengen Gold und gab ihm seine Tochter, die Prinzessin Yiki Rolcha (»Musik für den Geist«), zur Frau. Sie gebar später den Sohn **Dungi Thorchogcan** (»der mit dem Muschelhaarknoten«). Von früher Jugend an lernte er von seinem Vater die wichtigen medizinischen Texte über Pulsdiagnose, Ernährung, Herstellung von Arzneimitteln, Aderlass, Moxi-

---

[1] Padmasambhava lebte im 8. – 9. Jh. Er gilt als Schlüsselfigur bei der Einführung des Buddhismus in Tibet (siehe Glossar).
[2] Padmasambhava versteckte wichtige Belehrungen z. B. in Felsen, damit sie die dunklen Perioden in der tibetischen Geschichte überstehen konnten und der Nachwelt erhalten blieben. Zahlreiche dieser spirituellen Schätze wurden in den folgenden Jahrhunderten von »Schatzsuchern« wieder aufgefunden.
[3] Hochentwickelte schamanistische Tradition Tibets, die vor der Einführung des Buddhismus während mehrerer tausend Jahre in Tibet vorherrschend war.
[4] Westliche Teile Zentralasiens oder Persiens.

bustion und das Heilen von Wunden. Ebenso studierte er die »Abhandlung über Medizin und Untersuchung« und die damit verbundenen Kommentare. Später wurde er ein berühmter Arzt. Als die Biji-Geschwister nach Indien zurückkehrten, wurde Dungi Thorchogcan Leibarzt seines Großvaters, des Königs Lha Thothori Nyentsen, und dessen Nachfolgers, König Trinyen Zungtsen. Aufgrund seiner großen Verdienste im Bereich der Medizin wird Dungi Thorchogcan als erster tibetischer Arzt angesehen, der zusätzlich zum tibetischen auch noch das indische Heilsystem beherrschte. Vor der Zeit Dungi Thorchogcans gab es die Bezeichnung *bla sman pa* (»Arzt für die Könige«) noch nicht; erst nach Dungi Thorchogcan wurde der Ausdruck benutzt. Manchmal heißt es auch, dass das System der tibetischen Medizin während der Zeit von König Lha Thothori Nyentsen eingeführt wurde. Dies bezieht sich auf das nun mit den Lehren Buddhas im Einklang stehende tibetische Medizinsystem; es bedeutet nicht, dass vor Lha Thothori Nyentsen in Tibet kein Medizinsystem existiert hätte.

Historische Berichte über den tibetischen Buddhismus und die tibetischen Könige erwähnen, dass mit Dungi Thorchogcan eine ungebrochene Überlieferungslinie der tibetischen Medizin beginnt, die parallel zur Linie der tibetischen Könige verläuft. Dungi Thorchogcans Sohn war Lodro Chenpo, dessen Sohn Lodro Tsungme, dessen Sohn wiederum Lodro Gyeze und sein Sohn Lodro Shenyen. Diese Ärzte waren die jeweiligen Leibärzte des 28. tibetischen Königs Lha Thothori Nyentse, des 29. Königs Trinyen Zungtsen, des 30. Königs Tagri Nyenzig, des 31. Königs Namri Songtsen und des berühmten 32. Königs Songtsen Gampo[5].

Yuthok Yonten Gonpo der Ältere (708–833 n.Chr.) wurde in Tolung Kyina geboren. Sein Vater war Yuthok Khyungpo Dorjee, seine Mutter Gyasa Choekyi Dronme. Yuthok Yonten Gonpos Name erhellt die tibetische Medizin wie das Licht von Sonne und Mond. Nachdem er früh von seinem Vater lesen und schreiben gelernt hatte, bemühte sich Yuthok Yonten Gonpo darum, das Medizinsystem vollkommen zu beherrschen und ein hervorragender Arzt zu werden. Um die traditionelle Medizin weiterzuentwickeln und damit zu Gesundheit und Wohlstand aller beizutragen, lud der berühmte Dharma-König Trisong Deutsen neun bedeutende Ärzte aus Indien, China und anderen benachbarten Ländern ein. Damit berief er die erste medizinische Konferenz in Samye ein[6]. Auch *Yuthok* Yonten Gonpo d. Ä. war geladen, um mit den anderen Ärzten zu diskutieren und zu debattieren. Es zeigte sich, dass sein Wissen hervorragend und seine Intelligenz unerreicht waren. König Trisong Detsen und seine Söhne waren außerordentlich beeindruckt und beriefen Yuthok Yonten Gonpo d. Ä. als Leibarzt.

Während der Konferenz erkundigte sich der indische Arzt nach der Herkunft des medizinischen Wissens in Tibet. Yuthok Yonten Gonpo d. Ä. antwortete: »Bereits in der Zhangzhung-Tradition finden sich Abhandlungen über Abführmittel, Tibet besitzt Abhandlungen über die vier Heilmethoden[7], Krankheiten zu bekämpfen, und die Yundrung-Bön-Tradition kennt sehr weit zurückreichende Abhandlungen über heiße Umschläge, medizinische Bäder und Massagen.« Unabhängig davon, ob diese Angaben nun im Detail stimmen oder nicht, ist es sicher, dass in Tibet zu sehr früher Zeit medizinische Behandlungen ausgeführt wurden und dass diesbezügliche schriftliche Überlieferungen exis-

5 Zur Zeit Songtsen Gampos war Tibet eines der mächtigsten Länder Zentralasiens. An seinem Hof wirkten die Ärzte Hen Weng Hang aus China, Vajradhava aus Indien und »Galenos aus Iran«. Galenos wurde als Erster mit dem Titel *Tso chey men-pa* (Heilerarzt) ausgezeichnet. Auch im darauf folgenden Jahrhundert wurde wiederum ein »Grieche aus dem Iran« zum Leibarzt des Königs ernannt.
6 Nach mündlichen Aussagen S. H. des 14. Dalai Lama dauerte sie etwa ein Jahr.
7 Angemessene Ernährung, richtiges Verhalten, Arzneimittel und ergänzende Therapien (wie Massage, Umschläge, Bäder, Moxibustion, Aderlass und Chirurgie).

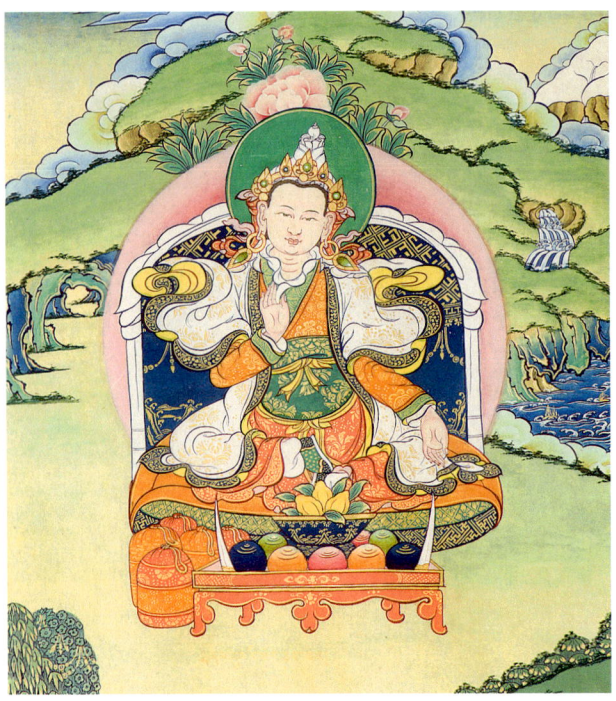
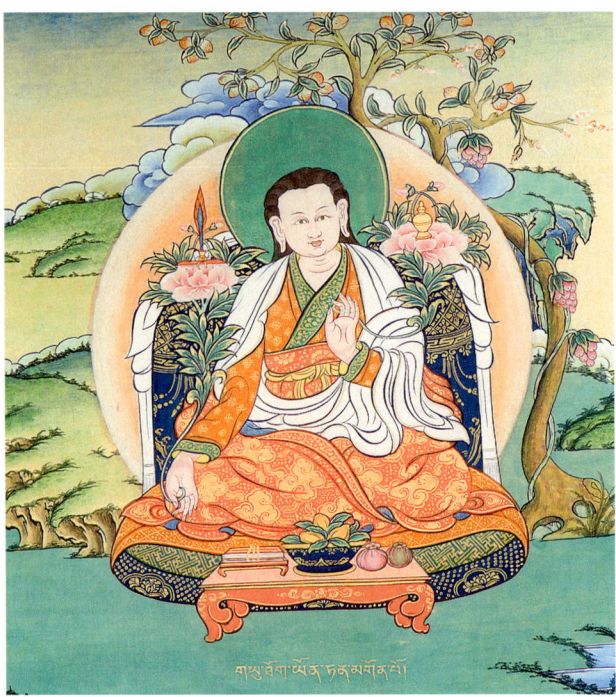

Vier der berühmtesten tibetischen Ärzte
(v.l.n.r.): Dungi Thorchogcan (4. Jh. n.
Chr.), Yuthok Yonten Gampo (708–833),
Jangpa Namgyal Daktsang (1295–1376)
und Zurkhar Nyamnyi Dorje (1439–1476).
Thangkas aus dem Museum des Men-
Tsee-Khang in Dharamsala.

tieren. Später übernahm Yuthok Yonten Gonpo d. Ä. die nutz-
bringenden Praktiken und verwarf die widersprüchlichen An-
wendungen. Daraus stellte er die Kapitel über die fünf Heilmethoden, die den Arzneimittelgebrauch einschließen[8], sowie über
die fünf Heilmethoden, die ohne Arzneimittel funktionieren[9], im
»Nachfolgenden Tantra« (eines der »Vier Tantras«) zusammen.
Bis auf den heutigen Tag studieren alle angehenden tibetischen
Ärzte diese Texte, die als wichtiger Teil des Grundstudiums angesehen werden. Deswegen kann man sagen, dass die tibetische
Medizin – ausgehend von der Herrschaft Nyatri Tsenpos – etwa
2350 Jahre zurückreicht.

Yuthok Yonten Gonpo d. Ä. widmete seine 125 Lebensjahre der
Heilung von kranken und schwachen Menschen. Um das tibetische Medizinsystem weiterzuentwickeln, nahm er große Mühen
auf sich. Er reiste durch benachbarte Länder, um dort seine Erfahrungen zu vertiefen. Er entdeckte, adaptierte und entwickelte
viele neue medizinische Verfahren und Heilmethoden. Später
wurde er der wichtigste Arzt Tibets und verfasste zahlreiche me-

dizinische Texte, u. a. die »Vier Medizinischen Tantras«, die für
tibetische Ärzte die wichtigste Grundlage des Studiums darstellen. Ebenso etablierte er die erste Medizinschule in Kongpo,
die bald zahlreiche Schüler anzog. Basierend auf den Ergebnissen der Abschlussprüfungen wurden die besten als *bumrampa*,
die nachfolgenden als *rabjampa, kachupa* und *dusrawa* bezeichnet. Damit führte er erstmals Standards in das Studium der
tibetischen Medizin ein. Yuthok Yonten Gonpos Beitrag zur tibetischen Medizin ist unermesslich, und er gilt als ihr bedeu-
tendster Arzt.

Yuthok Yonten Gonpo der Jüngere (1126–1202), dessen Ruf
die drei Ebenen[10] erfüllt, wurde in Goshi Retang im nördlichen
Nyang in der Provinz Tsang geboren; sein Vater war Yuthok
Khyungpo Dorjee, seine Mutter Pema Woden. Bereits in jungen
Jahren zeigte sich seine bemerkenswerte Intelligenz; er meisterte
alle Aspekte der traditionellen tibetischen Wissenschaften innerhalb kurzer Zeit und wurde ein berühmter Gelehrter und Sach-
kundiger. Wie Yuthok Yonten Gonpo d. Ä. widmete auch er sein
ganzes Leben der Fürsorge für Kranke. Später in seinem Leben
stellte er fest, dass die »Vier Medizinischen Tantras« von Yuthok
Yonten Gonpo d. Ä. das Kronjuwel des tibetischen Medizin-

[8] Abführende Methoden, Brechmittel (Emetika), nasale Arzneimittel, milde und
kraftvolle Einläufe.
[9] Umschläge, Bäder, Massage, Moxibustion, Aderlass.
[10] Überirdische, irdische und unterirdische Ebene.

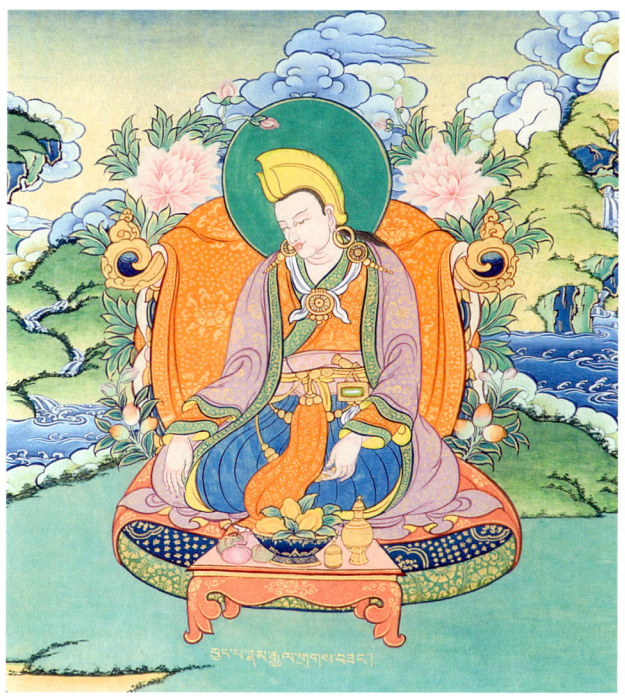
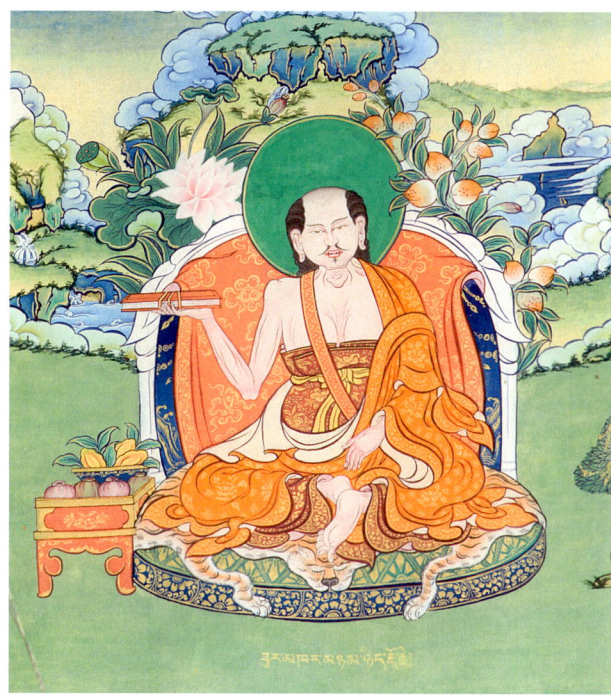

systems sind. Er ergänzte und editierte das große Werk, so dass die 156 Kapitel zu einem Schatz für die Menschheit – einschließlich zukünftiger Generationen – wurden. Um die »Vier Tantras« zu erklären, stellte er viele weitere Werke zusammen, darunter die »Achtzehn Ergänzungen« *(Cha lag bco brgyad)*. Die Kraft seines Geistes, die er durch zielstrebige Praxis geschult hatte, leuchtete die einzigartigen Qualitäten der tibetischen Medizin und Astrologie klar aus. Yuthok Yonten Gonpo d. J. war zugleich ein vollendeter buddhistischer Meister und bildete zahlreiche Schüler aus; die berühmtesten davon waren Yuthok Bumseng, Sumton Yeshe Zung und Geshe Rogchung. Dadurch gab er dem tibetischen Medizinsystem zusätzliche Impulse. Tibeter betrachten sowohl den älteren als auch den jüngeren Yuthok Yonten Gonpo als vollendete Meister der medizinischen Praxis. Beide gelten als Quelle von Segnungen[11] und als Grundlage für Vertrauen und spirituelle Verpflichtungen.

Jangpa Namgyal Daksang, der 1295 in Ngamring geboren wurde, gilt als Wegbereiter für die tibetische Medizin. Sein Vater war Chodak Palzang, seine Mutter Bumkyong Gyalmo. Schon früh zeigten sich bei ihm günstige karmische Anlagen, und bald wurde er in allen traditionellen Wissenschaften ein bedeutender Gelehrter. Speziell sein medizinisches Wissen war unübertroffen, und er verfasste eine Abhandlung in 120 Kapiteln mit dem Titel »Kostbares wunscherfüllendes Juwel: das Wesentliche der Acht Zweige«[12] *(Yan lag brgyad pa thams cad kyi snying po bsdus pa*

yin bzhin nor bu rin poche). Zusätzlich schrieb er erklärende Kommentare zu den schwierigen Punkten in den »Vier Medizinischen Tantras« von Yuthok Yonten Gonpo d. Ä. Ein Kommentar betrifft das »Grundlegende Tantra«[13], zwei weitere das »Erklärende Tantra«[14] und ein letzter das »Nachfolgende Tantra«[15]. Ebenso verfasste er eine »Erklärung zu den Vier Tantras« *(Rgyud bzhi'i dka' 'phrang mun sel)*, eine »Identifikation von 360 Heilmethoden« *(Gso thabs sum brgya drug cu'i ngos 'dzin)* und die »Lampe, die das Grundlegende Tantra und das Erklärende Tantra erhellt« *(Rtsa bshad gsal ba'i sgron me).*

Zurkhar Nyamnyi Dorjee, der berühmte Gründer der *Zur*-Medizintradition, wurde 1439 in Latog Zurkhar im Dagpo-Distrikt geboren. Er erhielt die Lehren des jüngeren Yuthok Yonten Gonpo, war unübertroffen in allen Tugenden und meisterte gründlich alle traditionellen Wissenschaften, speziell die Medizin. Seine schriftlichen Werke umfassen u. a. »Reliquien, die Millionen von essentiellen Anweisungen hervorbringen« *(Man ngag bye ba ring bsrel)*, eine Edition der »Vier Tantras« und »Feiner Bernstein: Der umfas-

---

[11] Hoch entwickelte tibetische Praktizierende können im Körper/Geist des Gesegneten die intensive Erfahrung eines heiligen und heilenden Energieflusses auslösen, deren Intensität dem sexuellen Höhepunkt vergleichbar ist. Sie hat aber eine wesentliche andere – eben heilige – Qualität.

[12] Die acht Fachgebiete der tibetischen Medizin.

[13] Erstes der »Vier Medizinischen Tantras«.

[14] Zweites der »Vier Medizinischen Tantras«.

[15] Letztes der »Vier Medizinischen Tantras«.

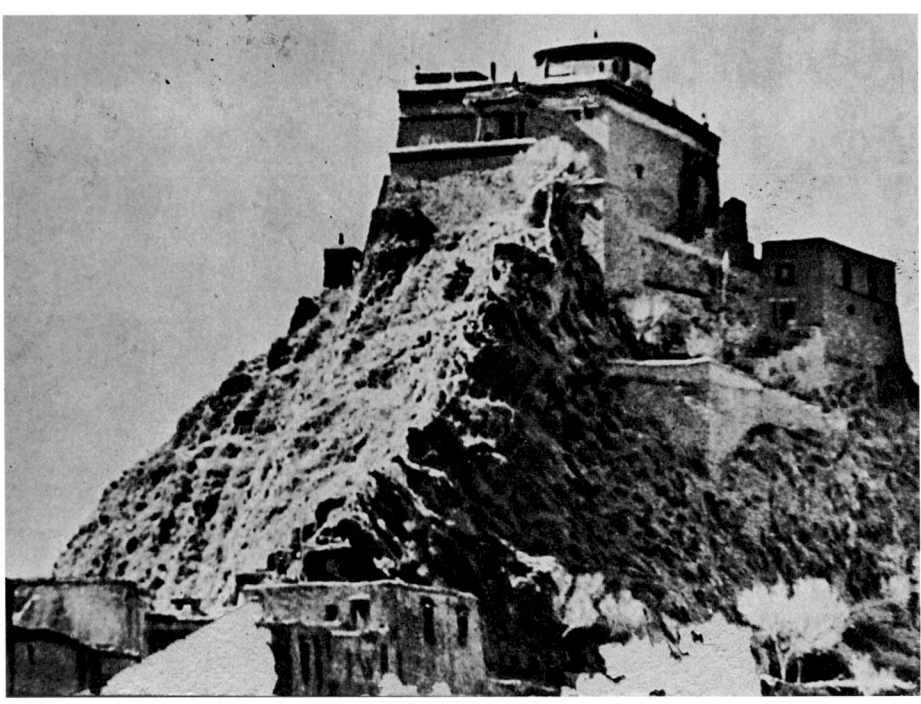

Der Chagpori (»Eisenhügel«) in Lhasa mit der 1696 vom Regenten Sangye Gyatso gegründeten klösterlichen Medizinschule.

sende Kommentar zu den Vier Tantras«. Durch seine zahlreichen Schriften, Belehrungen und Diskussionen über die Identifikation der medizinischen Rohstoffe, die in den »Vier Tantras« erwähnt werden, war er fähig, deren vorherrschende Geschmacksrichtung[16], die Wirkkräfte[17], den Geschmack nach der Verdauung[18] und die Wirkungsweise[19] zu definieren, sowie sie exakt zu beschreiben und zu bennenen. Dadurch erhellte und verfeinerte er das gesamte tibetische Medizinsystem, ganz speziell aber die Schriften und das Ideengut des älteren Yuthok Yonten Gonpo. Er bildete zahllose Schüler aus – einschließlich der sogenannten »vier perfekten Schüler auf dem Feld der medizinischen Praxis, des Aufrechterhaltens der Überlieferungslinie, der Schulung und der Ausbildung« – und begründete damit die *Zur*-Tradition der tibetischen Medizin. Die daraus hervorgegangene ungebrochene Überlieferungslinie von bedeutenden Ärzten entwickelte das tibetische Medizinsystem erfolgreich und zum Wohle aller Lebewesen fort. Die beiden oben erwähnten Traditionen – *Jang* und *Zur* – haben ihre eigene Art, die Inhalte der »Vier Tantras« zu entschlüsseln. Die Geschichtschreibung betrachtet die Begründer der beiden Traditionen – Jangpa Namgyal Daksang und Zurkhar Nyamnyi Dorjee – als Wegbereiter der tibetischen Medizin.

Der bedeutende tibetische Gelehrte **Desi Sangye Gyatso** (1653–1705) wurde in Kyishod in der Nachbarschaft von Lhasa geboren; sein Vater war Asuk und seine Mutter war Bhuti Gyalmo. Schon im Alter von acht Jahren begann er die Sutras, Tantras und an-

dere traditionelle Wissenschaften zu studieren. Vom großen fünften **Dalai Lama Ngawang Losang Gyatso** (1617–1682) selbst wurde er in der politischen Administration Tibets geschult, in der er unübertroffene Meisterschaft erlangte. Obwohl er nicht älter als 53 Jahre wurde, war sein politischer und akademischer Beitrag für Tibet immens. So editierte er die »Vier Tantras«, verfasste den »Blauen Beryll« (einen zweibändigen Kommentar zu den »Vier Tantras«), die »Anweisungen über Heilbehandlungen« *(Man ngag lhan thabs)*, einen außerordentlich wertvollen Leitfaden für die eigentliche Ausübung der tibetischen Medizin und eine Abhandlung über den Ursprung der tibetischen Medizin mit dem Titel »Geschichte der tibetischen Medizin« *(Gso rig khog 'bugs)*. Er erteilte auch den Auftrag, 79 medizinische Rollbilder *(Thangkas)* herzustellen, die den Inhalt der »Vier Tantras« so brillant illustrierten, dass nun jedermann sie leicht verstehen konnte[20].

[16] Die sechs Geschmacksrichtungen sind: süß, sauer, salzig, bitter, scharf, zusammenziehend.

[17] Die acht hauptsächlichen Wirkkräfte sind: Schwer, ölig, kühl und stumpf sowie (als jeweiliges Gegenteil) leicht, rau, wärmend und scharf.

[18] Damit ist der Geschmack der metabolisierten Nahrungsmittel und Wirkstoffe gemeint. Beispielsweise wird aus der Sicht der alten tibetischen Medizin Süßes zunächst (im Magen) sauer, um dann (vorwiegend in Leber und Galle) bitter, zusammenziehend oder scharf zu werden. Dieses Wissen deckt sich in den Grundzügen mit modernen naturwissenschaftlichen Erkenntnissen – allerdings bleibt aus westlicher Sicht schwierig zu erklären, woher dieses Wissen der alten Meister stammt.

[19] Die beiden Wirkungsweisen sind kühlend oder wärmend.

[20] Thangkas veröffentlicht in: Gyamtso, Sangye (1996).

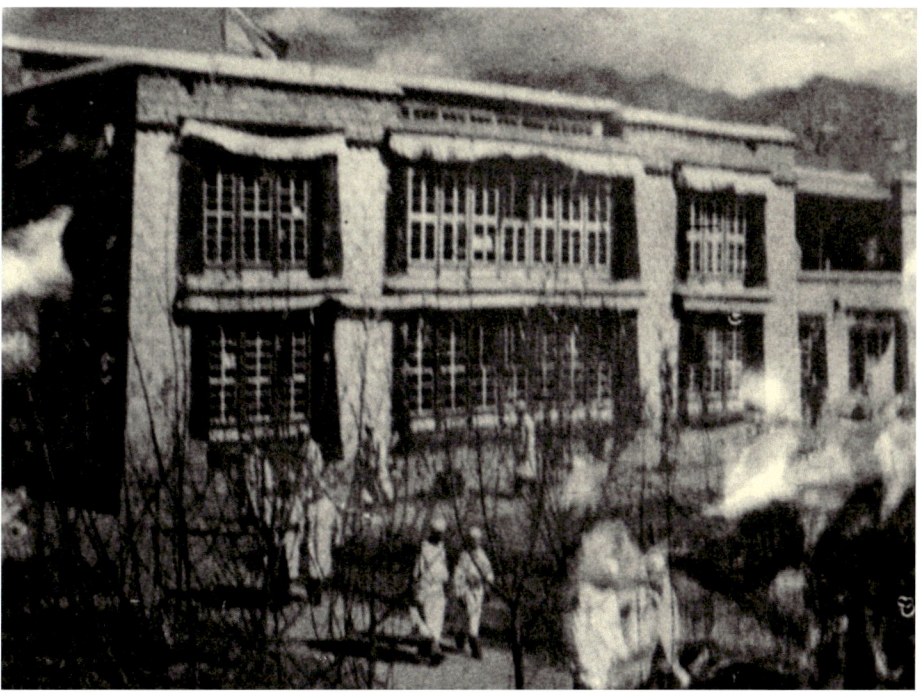

Der Mentsikhang in Lhasa, gegründet 1916. Historische Aufnahmen aus dem Archiv des Men-Tsee-Khang in Dharamsala.

In Übereinstimmung mit den Wünschen des fünften Dalai Lama etablierte Desi Sangye Gyatso eine medizinische Klosterhochschule am Eisenhügel *(Chagpori)* in Lhasa. Dadurch wurden die Lehren des tibetischen Medizinsystems im schneebedeckten Land Tibet öffentlich zugänglich. Die Studienschwerpunkte des heutigen *Men-Tsee-Khang* (tibetische medizinische und astrologische Hochschule in Dharamsala, Indien) basieren auf den Werken Desi Sangye Gyatsos und der auf ihn folgenden Überlieferungslinie. Weil Desi Sangye Gyatso die Praktiken der *Jang-* und der *Zur*-Tradition kombinierte und aufrechterhielt, bezeichnen Geschichtsforscher ihn als »denjenigen, der die beiden Flüsse von *Jang* und *Zur* vereinigte«.

Khenrab Norbu wurde 1883 in Tsetang im Distrikt Lhoka geboren. Er meisterte alle traditionellen Lehren – speziell Medizin und Astrologie – bereits in sehr jungen Jahren und wurde ein bedeutender Arzt. 1916 berief der 13. Dalai Lama ihn sowohl als Leibarzt als auch zum Leiter des neu gegründeten *Mentsikhang* (Tibetische Medizin- und Astrologie-Hochschule in Lhasa, Tibet). Khenrab Norbu widmete sein ganzes Leben der Anwendung und der Verbreitung der tibetischen Medizin und Astrologie. Durch sein Schreiben und seine Lehren scharte er bedeutende Schüler um sich, die wie Sterne am Nachthimmel leuchteten – beispielsweise **Tenzin Chödrak** (1923–2001) und **Lobsang Wangyal** (1920–2003). Beide wurden später Leibärzte Seiner Heiligkeit des 14. Dalai Lama Tenzin Gyatso (*1935).

Um das tibetische Medizinsystem weiterzuentwickeln, studierte Khenrab Norbu die medizinischen Schriften sehr gründlich, gab bestehende neu heraus und verfasste selbst zahlreiche weitere Werke. Einige davon wurden in den Lehrplan des Hauptstudiums am *Mentsikhang* in Lhasa und in Dharamsala aufgenommen. Er restaurierte die 79 medizinischen Rollbilder, die von Desi Sangye Gyatso in Auftrag gegeben worden waren, und zahlreiche weitere Illustrationen, die für die Lehre und das Studium der tibetischen Medizin von unschätzbarem Wert sind.

Um das Wissen seiner Meister über die korrekte Identifikation von medizinischen Pflanzen zu erhalten, führte Khenrab Norbu die neue Tradition ein, dass alle Ärzte und Studenten sich einem jährlichen Test zur Identifikation von medizinischen Pflanzen unterwerfen mussten. Diejenigen, die gute Resultate erzielten, wurden mit Preisen ausgezeichnet, und die fünf Schlechtesten mussten sich als Esel verkleiden. In Übereinstimmung mit dieser Tradition hält der *Men-Tsee-Khang* in Dharamsala es für sehr wichtig, dass Studierende die medizinischen Pflanzen korrekt und ohne Verwechslung identifizieren können und dass jeweils eine Sammlung von Pflanzen und weiterer *Materia medica* für die Identifikation bereitgestellt wird. Zusammenfassend kann gesagt werden, dass dieser bedeutende Arzt durch seine Kombination der Praxis von Medizin und Astrologie die Wünsche des 13. Dalai Lama Thubten Gyatso (1876–1933) verwirklichte und damit einen großen Beitrag zur Bewahrung und Förderung der tibetischen Medizin leistete.

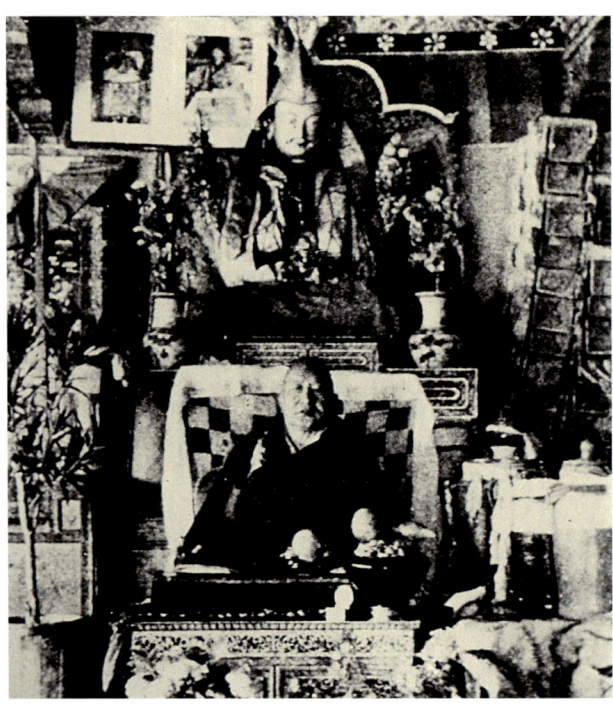

Ab 1949 begann die chinesische Volksbefreiungsarmee von den östlichen Grenzregionen aus nach Tibet einzudringen. 1959 besetzte das kommunistische China ganz Tibet. Zu dieser Zeit gingen Tenzin Gyatso, Seine Heiligkeit der 14. Dalai Lama, und etwa 100 000 Gefolgsleute ins indische Exil, weil sie außerstande waren, die grausamen und barbarischen Verbrechen der chinesischen Soldaten weiter zu ertragen.

Die Lebensumstände der Tibeter – sowohl innerhalb als auch außerhalb Tibets – waren zu jener Zeit äußerst tragisch. Seine Heiligkeit der Dalai Lama und diejenigen, die ihm folgten, verloren ihre Freiheit und ihre Rechte an die chinesischen Invasoren. Über die unzähligen Schwierigkeiten hinaus, die durch die Trennung der Familien entstanden, waren die Flüchtlinge mit einem ungewohnten Klima und existenziellen Nöten konfrontiert. Eine beträchtliche Anzahl der Exiltibeter starb. Noch erbärmlicher war die Situation innerhalb Tibets: Lamas[21], Tulkus[22], Geshes[23], gut gebildete Tibeter und all diejenigen, die Macht oder Wohlstand besaßen, wurden gefangen genommen, geschlagen, zermürbt, hingerichtet oder Schritt für Schritt in den Tod geschickt. Nur wenige überlebten. Auch gewöhnliche Leute wurden unmenschlich behandelt; sie starben an Krankheiten, Hungersnöten und Kälte, da geeignete Kleidung fehlte. Die Liste der Leiden ist endlos. Die Tibeter innerhalb und außerhalb Tibets sahen sich von 1959 bis etwa 1979 mit solchen größten Nöten konfrontiert.

Was die tibetische Religion und Kultur betrifft, so verschlimmerte sich die Situation dramatisch, als die Kulturrevolution begann. Im Verlauf der neuen Kampagne »Keine Götter, keine Religion« wurden die Zentren der Überlieferung traditionellen tibetischen Wissens mit fanatischer Wut zerstört – darunter zahlreiche heilige Klöster, etwa siebzig Bibliotheken sowie Druckereien. Auf diese Art und Weise setzte China seine Politik um, die zum Ziel hatte, die tiefsten Wurzeln der tibetischen Kultur zu zerstören. Wäre die tibetische Kultur eine Kultur der Täuschung und der Fehlinformationen gewesen, so gäbe es eine gewisse Berechtigung für dieses Vorgehen. Dem ist jedoch nicht so[24]. Die tibetische Kultur kam nicht nur den Tibetern zugute, sondern auch den benachbarten Völkern – speziell der Mongolei. Obwohl die tibetische Kultur nicht die indigene Kultur der Mongolen war, schätzten diese das tibetische Wissen um geistige und physische Glückseligkeit[25] sehr, so dass die tibetische Kultur innerhalb der mongolischen weite Verbreitung fand.

[21] Spiritueller Meister.
[22] Wiedergeburt eines alten Meisters.
[23] Doktor der buddhistischen Philosophie.
[24] »The essential part of Tibetan culture is – it seems – very very peaceful and compassionate … peace with environment, peace with fellow human being, peace with animals …« (S. H. der 14. Dalai Lama; CD »Tibet Impressions«, C. Hinze).
[25] Durch »Schmelzen der subtilen Tropfen« entsteht im Körper/Geist des Meditierenden eine durchdringende Glückseligkeit, die sowohl den Körper als auch den Geist von innen heraus reinigt (siehe S. 63).

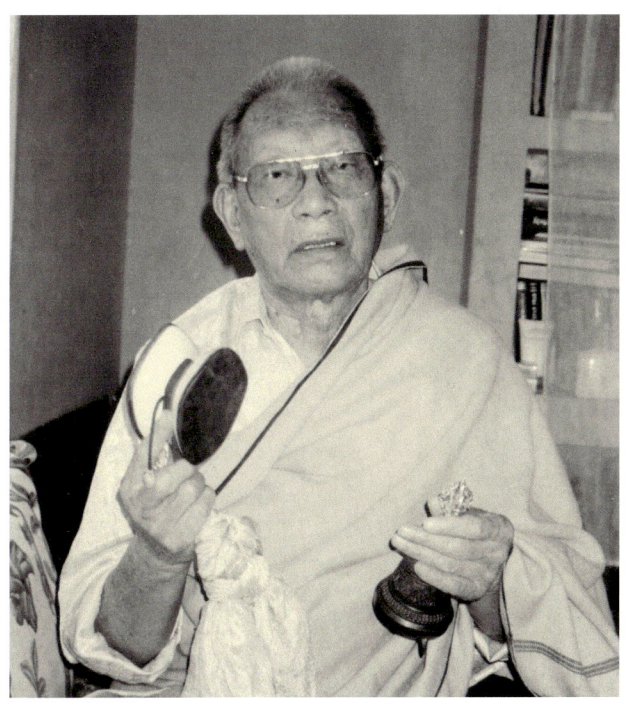
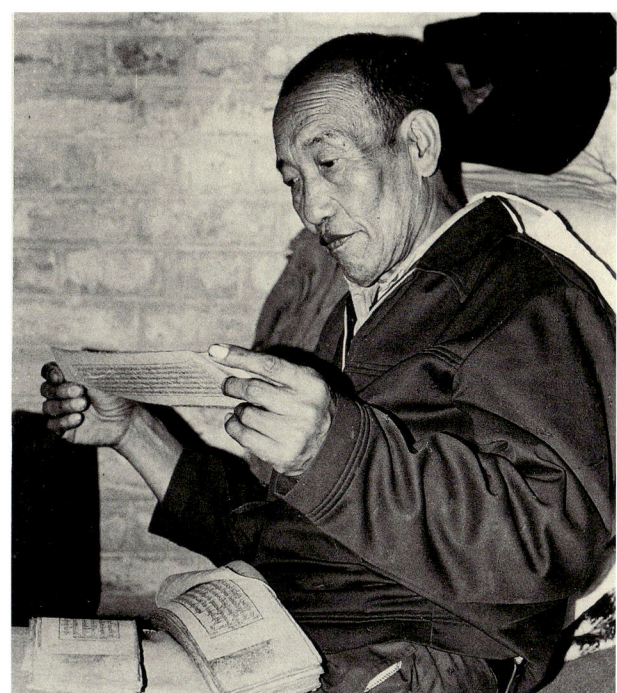

Die Güte und die Großzügigkeit S. H. des 14. Dalai Lama führen dazu, dass weltweit mehr und mehr Menschen Respekt für oder aktives Interesse am spirituellen und kulturellen Erbe Tibets zeigen. Dies zeigt deutlich, dass die tibetische Kultur nicht ohne jeden Wert ist. Unglücklicherweise leitete die chinesische Regierung ihre gnadenlose Politik der Auslöschung der tibetischen Kultur ein, um damit selbstsüchtige Ziele zu verfolgen.

Ähnlich einer verlöschenden Butterlampe erreichte in diesen dunklen Zeiten das traditionelle tibetische Medizinsystem beinahe den Punkt totaler Auslöschung. Um die Freiheit Tibets wieder zu erlangen, errichtete S. H. der Dalai Lama eine tibetische Exilregierung mit verschiedenen Ministerien und Instituten. Der *Men-Tsee-Khang*[26] wurde 1961 in Dharamsala neu gegründet, um das reiche Erbe des tibetischen Medizin- und Astrologiesystems zu erhalten und den geistigen und physischen Bedürfnissen aller fühlenden Wesen zu dienen.

Zu jener Zeit gab es in Dharamsala nur noch einen Arzt und zwei Studierende. Eine kleine Holzhütte diente als Behandlungszimmer, zur Arzneimittelfabrikation, als Klassen- und sogar als Schlafzimmer. Unter der konstanten wohlwollenden Führung S. H. des 14. Dalai Lama wurden medizinische Rohstoffe gesammelt, Arzneimittel hergestellt und Patienten behandelt. Schritt um Schritt begannen sich die Dinge zum Besseren zu wandeln, und in den vergangenen 45 Jahren bildete das Institut über 200 Ärzte und etwa 40 Astrologen aus. Das Institut hat insgesamt 47 Zweig-

stellen und Praxen in allen wichtigen exiltibetischen Gemeinschaften in Indien errichtet, aber auch in Nepal, den Niederlanden und in den USA. Überall werden nicht nur Tibeter, sondern auch zahlreiche nicht-tibetische Patienten behandelt. Entsprechend den Wünschen S. H. des Dalai Lama erhalten Arme, Studierende, Mönche und Nonnen, Betagte, neu angekommene Flüchtlinge aus Tibet sowie Offizielle der tibetischen Regierung kostenlose Behandlung. Der Umfang dieser Hilfsmaßnahmen erreicht 130 000 $ pro Jahr. Durch den Neuaufbau des *Men-Tsee-Khang* in Dharamsala konnte das tibetische Medizinsystem erfolgreich erhalten werden, ganz im Dienste der Schwächeren der Gesellschaft.

Unter dem verwaltenden Gremium[27], das vom Kabinett der exiltibetischen Regierung ernannt wird, arbeiten der Direktor, der stellvertretende Direktor und der Sekretär. Die verschiedenen Abteilungen stehen unter ihrer Leitung – so die Medizinhochschule, die verschiedenen Forschungsabteilungen, die Direktion der Zweigstellen, die Astrologie, das Museum und die Bibliothek. Auf diese Weise bewahrt der *Men-Tsee-Khang* das tibetische Medizin- und Astrologiesystem, damit es sich allmählich weltweit verbreiten kann.

[26] Der Mentsikhang in Lhasa war 1959 durch chinesische Bombenangriffe zerstört worden.
[27] Etwa zehn Mitglieder, darunter der Gesundheitsminister, sein Sekretär und der Sekretär des Bildungsministeriums.

Tibetische Medizin und Buddhismus

Im Jahr 127 v. Chr. begann der erste König Tibets, Nyatri Tsenpo, seine Regentschaft. Bis zur Regentschaft des Königs Lha Thothori Nyentsen, dem achten König derselben Dynastie, konnte die traditionelle tibetische Medizin noch nicht von den Erfahrungen des Buddhismus profitieren, da sich bis dahin in Tibet weder das traditionelle indische Heilsystem noch der Buddhismus ausgebreitet hatten. Während der Regentschaft Lha Thothori Nyentsens zeichneten sich günstige Umstände für die Ausbreitung des Buddhismus ab. Zusätzlich begann eines der beiden indischen Medizinsysteme, nämlich die vom Buddhismus beeinflusste Tradition, in das tibetische Medizinsystem einzufließen. Wie Tara prophezeit hatte, wurden die indischen Arztgeschwister Biji und Bilha vom damaligen Regenten nach Tibet eingeladen. Der Bruder erhielt die Hand von Prinzessin Yiki Rolcha und heiratete sie. Ihnen wurde der große Arzt Dungi Thorchogcan geboren. Als dieser alt genug war, begann er alle medizinischen Traditionen zu studieren und wurde ein bedeutender Gelehrter. Er verfasste Abhandlungen darüber, wie das tibetische Medizinsystem in Übereinstimmung mit der Tradition, der Lebensweise und dem Klima Tibets anzuwenden sei.

Im 7. Jahrhundert, während der Herrschaft des Dharma-Königs Songtsen Gampo, entwickelte der Minister Thonmi Sambota die tibetische Schrift. Darauf aufbauend begann die Übersetzung von Buddhas Lehren sowie der Kommentare der späteren indischen Meister. Im 8. Jahrhundert organisierte der Dharma-König Trisong Detsen eine internationale medizinische Konferenz, an der zahlreiche Ärzte und Gelehrte aus Tibet und aus benachbarten Ländern zusammenkamen, um über die jeweiligen medizinischen Systeme und Praktiken zu diskutieren – darunter auch Yuthok Yonten Gonpo, der damalige königliche Leibarzt. In der Folge verfasste er unter dem Titel *Bla ti smug po* ein medizinisches Grundlagenwerk. Später wurden auch die medizinischen Schriften von indischen Meistern wie Kumarajivaka und Nagarjuna ins Tibetische übersetzt.

Parallel zur Ausbreitung des Buddhismus in Tibet wurden die Ärzte und ihre medizinischen Schriften stark vom Buddhismus beeinflusst. Wenn man die »Vier Tantras« studiert, wird man feststellen, dass Prävention, die Behandlung von Krankheiten, die Formulierung und Ermächtigung von Arzneimitteln sowie die Anweisungen zum angemessenen Verhalten eines Arztes auf den Prinzipien des Buddhismus basieren. Dies ist der hauptsächliche Grund dafür, dass das tibetische Medizinsystem so einzigartig ist. Im Folgenden soll diese innere Beziehung mit einigen Beispielen aus den »Vier Tantras« erläutert werden.

Die Entstehung der »Vier Tantras« aus der vollkommenen meditativen Konzentration

Die »Vier Tantras« sind das Resultat der Anstrengungen des älteren und des jüngeren Yuthok Yonten Gonpo. Sie sind das maßgebende tibetische medizinische Grundlagenwerk. Gleichzeitig dienen sie seit jeher als Grundlage des Lehrplans. Wer auch immer die »Vier Tantras« liest, wird überzeugt sein, dass dies eine medizinische Schrift ist, die vom Medizinbuddha im Zustand vollendeter meditativer Versenkung[28] gesprochen wurde. Es kann Ver-

---

[28] Samatha (Pali) oder zhi gnas (tib.), auch als »ruhiges Verweilen« übersetzt. Durch Schulung der Konzentration in neun Schritten wird ein vollkommen ruhiger Geist erreicht, der – einer spiegelglatten Wasseroberfläche gleich – die Realität umfassend reflektiert. Es wird gesagt, dass ein solcher Bewusstseinszustand, basierend auf präzisen Anweisungen, innerhalb einiger Monate entwickelt werden kann; äußerlich wahrnehmbare Resultate sind z. B. eine spezielle Flexibilität und Weichheit von Körper und Geist sowie die Fähigkeit, praktisch ohne Nahrung und ganz ohne Stuhlgang auszukommen. Aus der Sicht des Buddhismus ist die so erreichte »Klarheit des Geistes« notwendig, um anderen Lebewesen wirklich helfen zu können.

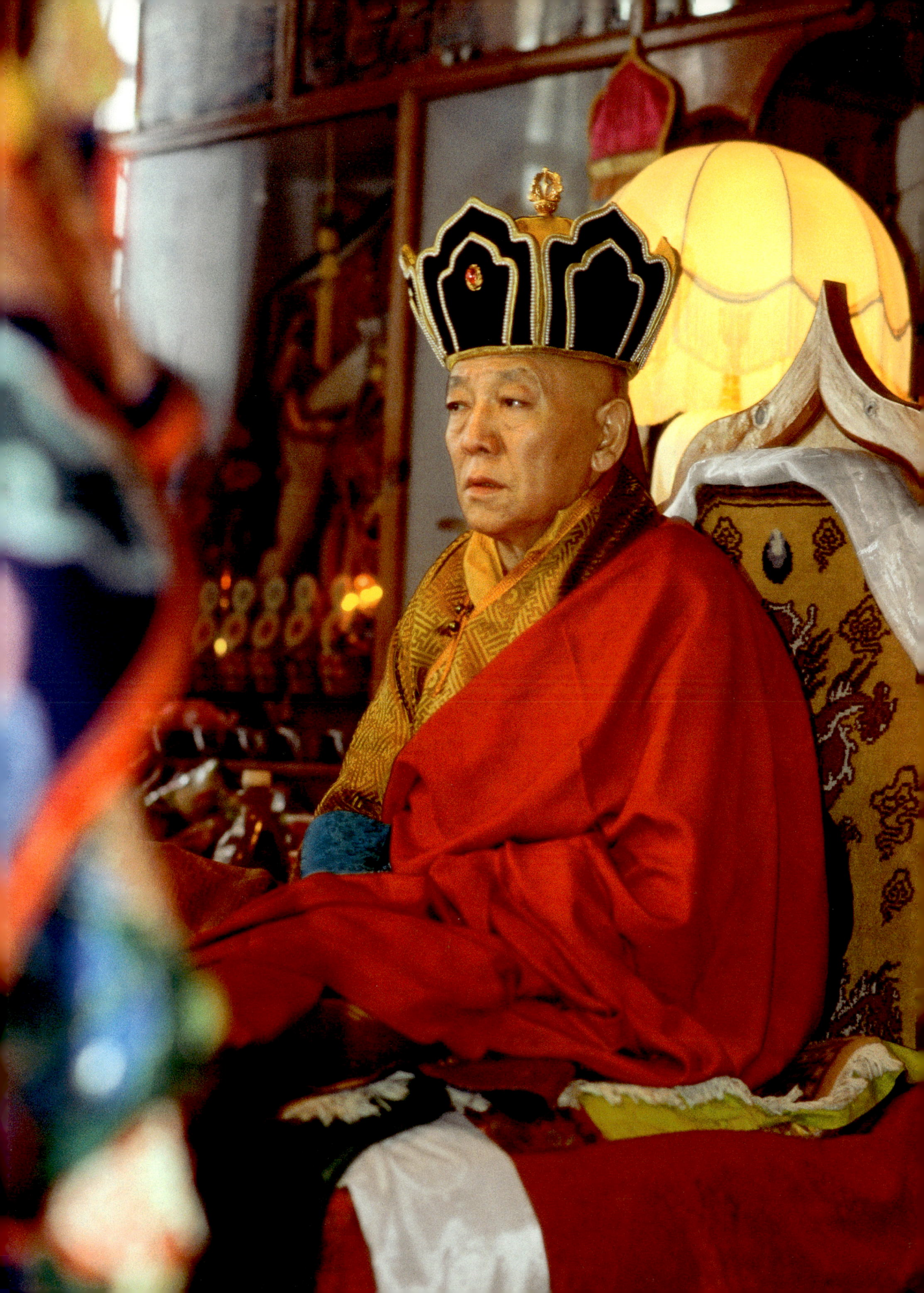

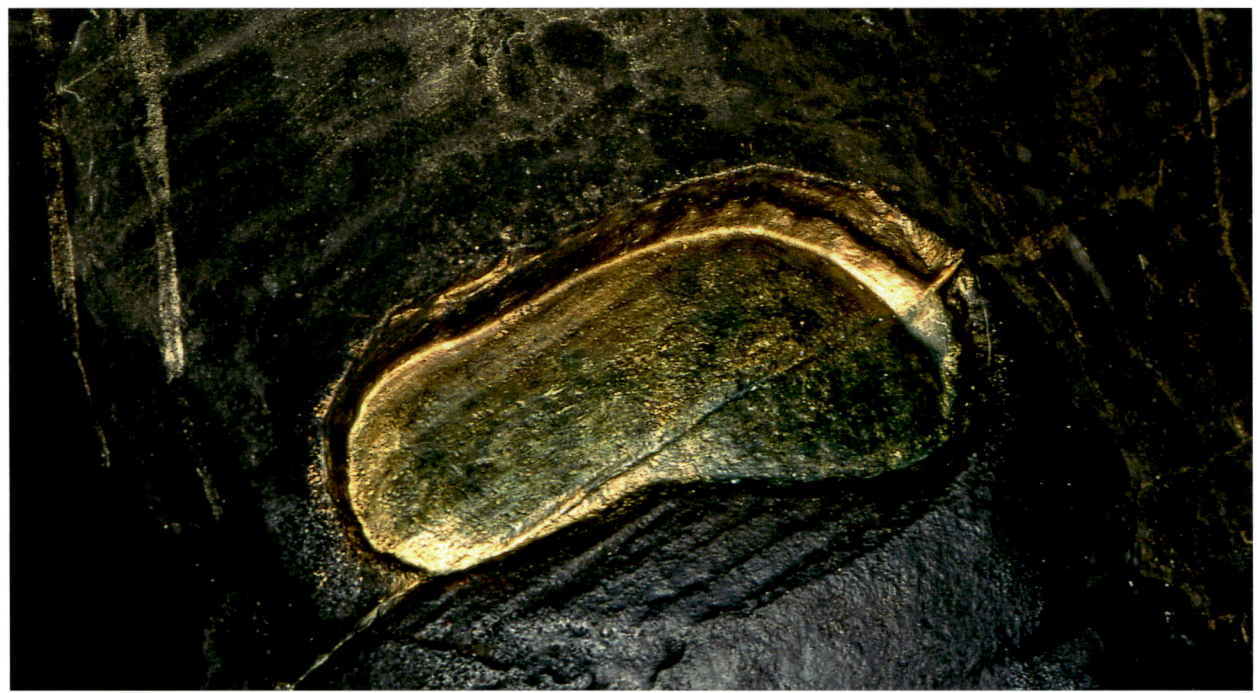

Vorherige Seite: Khalkha Jetsün Dhampa, höchster mongolischer Lama. Er stammt aus einer Familie aus Lhasa und flüchtete 1959 nach Indien. Durch das Wiedererstarken des Buddhismus in der Mongolei und in Russland wurde sein Haus in Dharamsala ein wichtiges Zentrum (Dharamsala, 2003).

Links: Fußabdruck Padmasambhavas in den Bergen oberhalb von Tso Pema, Rewalsar. Mehrere weitere solche Abdrücke wurden auf Geheiß der indischen Regierung zerstört (Rewalsar, 2004).

Rechts: In Stein gemeißelte Mantren. Norbulingka (Dharamsala, 2004).

wirrung stiften, wenn gesagt wird, dass die »Vier Tantras« ein von tibetischen Meistern geschriebener Kommentar seien, und gleichzeitig behauptet wird, dass dieser Kommentar vom Medizinbuddha im Zustand vollkommener Versenkung verfasst worden sei. Diese Verwirrung ist begreiflich. Sie lässt sich jedoch leicht mithilfe der Information klären, dass die Yuthok-Meister als Medizinbuddhas angesehen werden[29].

Gemäß dem »Sutra der zauberhaften meditativen Versenkung« verwirklichen sich zahllose physische Manifestationen Buddhas, um die Fehler der Schüler zu bezwingen. Aus den Sutras und Tantras geht klar hervor, dass Buddha zahlreiche Ausstrahlungskörper hervorbrachte, um fühlende Wesen auf dem Weg zur umfassenden Einheit (Erleuchtung) zu leiten – Menschen von verschiedener Herkunft, sogar Tiere, und dies während verschiedener Epochen. So gingen aus dem Medizinbuddha auch der ältere und der jüngere Yuthok Yonten Gonpo hervor, um nach Tibet zu kommen; aus diesem Grund sind die *Yuthok*-Meister gemeinhin als *Yuthok*-Medizinbuddhas oder als Zweite Medizinbuddhas bekannt.

Die Yuthok-Meister nahmen im Lande Tibet menschliche Form an. Nachdem sie die grundlegenden Lehren ihrer berühmten Vorfahren gemeistert hatten, studierten sie zusätzlich die medizinischen Traditionen der benachbarten Länder und arbeiteten ohne jede Diskriminierung für das Wohl aller Lebewesen. Speziell zum Wohle aller nachfolgenden Generationen versenkten sie sich in die tiefe meditative Konzentration der direkten Schau der Realität. In der Form von Frage und Antwort verfassten sie die »Vier Tantras«, ein verbindliches medizinisches Grundlagenwerk. Dies geschah folgendermaßen: Als Yuthok Yonten Gonpo in der inneren Versenkung alle Potenziale, Gedanken und latenten Tendenzen seiner Schüler wunderbar verstanden hatte und darüber nachdachte, das Rad der medizinischen Lehre zu drehen, setzte er sich in die spezielle »meditative Versenkung des Medizinkönigs, der alle 404 Krankheiten befrieden kann«. Ein Lichtstrahl mit Myriaden von Farben strahlte aus seinem Herzen in die zehn Richtungen und

---

[29] Die eine Sichtweise ist die des »normalen« Beobachters (welche dazu führt, dass man Yuthok Yonten Gonpo als Autor ansieht), während die andere Sichtweise die innere Erfahrung des Praktizierenden beschreibt, der die Realität in vollendeter Klarheit erkennt und erfährt.

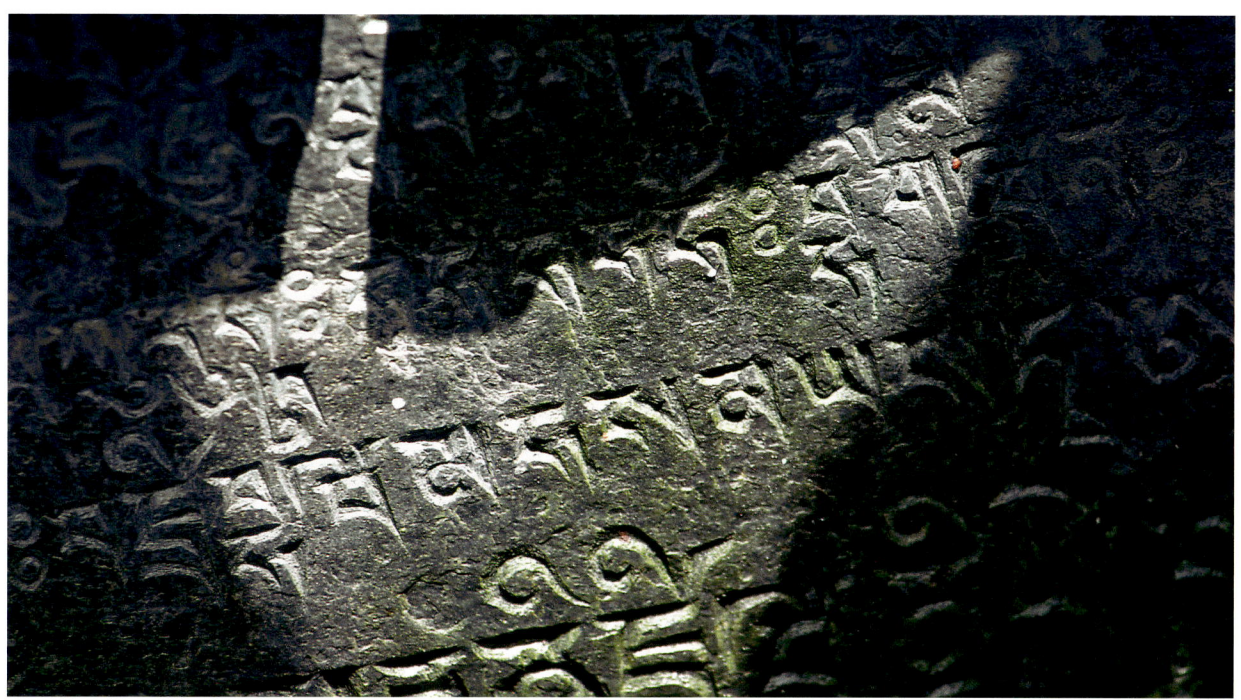

löste die Fehler aller lebenden Wesen in Licht auf[30]. Nachdem er in sich selbst die aus Unwissenheit hervorgegangenen Fehler Gier, Hass und Verblendung befriedet hatte wie auch die daraus resultierenden Ungleichgewichte in *rLung, mKhris pa* und *Bad kan*, zog sich das Licht wieder in das Herz des Medizinbuddha zurück. Daraus ging der Weise Rigpei Yeshe hervor, die Verkörperung der Spiegelgleichen Weisheit in Form von **Akshobya.**

»Freunde! Hört zu! Wer wünscht, dass die fühlenden Wesen keine langen Krankheiten mehr erleiden müssen, und wer Kranke leicht heilen können will, soll die mündlichen Anweisungen des Wissens vom Heilen *(Gso ba rig pa)* erlernen. Wer langes Leben für sich und die anderen wünscht, soll die mündlichen Anweisungen des Wissens vom Heilen erlernen. Wer die vier Überflüsse – nämlich spirituelle Erfahrung, Erleuchtung, materiellen Wohlstand und die fünf sinnlichen Vergnügungen – erlangen will, soll die mündlichen Anweisungen des Wissens vom Heilen studieren! Wer wünscht, dass die Lebewesen von den geistigen Störungen der Anhaftung, des Hasses und der Verblendung sowie dem physischen Schmerz eines Ungleichgewichts von *rLung, mKhris pa* und *Bad kan* befreit werden, und wer von den Hohen und Mächtigen dieser Welt respektiert werden will, soll das Wissen vom Heilen studieren!«

Zusätzlich lehrte der Weise Rigpei Yeshe die grundlegende Bedeutung des tibetischen Medizinsystems in den sechs Kapiteln des »Grundlegenden Tantra«. Schlussendlich löste sich der Weise

Rigpei Yeshe wieder in einem Lichtball im Herzen des Medizinbuddha auf.

Danach versetzte sich Yuthok Yonten Gonpo in die »meditative Versenkung des majestätischen Löwen«. Licht strahlte aus seinem Kopf, und nachdem es die Fehler aller Lebewesen gereinigt hatte, zog es sich wieder in den Ort seines Ursprungs zurück. Dann entstand daraus der Weise Yilekye, die Verkörperung der Dharmadhathu-Weisheit des Buddha, in Gestalt von **Vairocana.** Nachdem er die 31 Kapitel des »Erklärenden Tantra« gelehrt hatte, zog sich der Weise in die Krone/Schädelspitze des Medizinbuddha zurück und löste sich darin auf.

Hiernach trat der Medizinbuddha in die »meditative Versenkung des erfüllten Begehrens« ein, und augenblicklich bildeten sich im Nabel Strahlen von Licht, die das Leiden aller Menschen auflösten und die sich anschließend wieder in den Nabel des Buddha zurückzogen. Daraufhin entwickelte sich der Weise Rigpei Yeshe in Gestalt des Buddha **Ratnasambhava,** der Verkörperung der

---

[30] Mit westlichen naturwissenschaftlichen Methoden, die das Gleichgewicht der Neurotransmitter verschieben, lassen sich kurzzeitig ähnliche Erfahrungen herbeiführen. Die Versuchsperson kann z. B. mit äußerster Klarheit feinste psychische und körperliche Prozesse wahrnehmen, die sich üblicherweise der direkten Wahrnehmung entziehen. Dazu gehören Prozesse auf Zell- und Nervenebene, aber auch die jeweilige psychische und körperliche Verfassung und die Interaktionen von Mitmenschen. Dabei kann auch die subjektive Wahrnehmung eines intensiven, reinigenden Energiestrahls, der vom Herzchakra ausgeht, auftreten. Siehe Adamson, Sophia (1986).

Weisheit des Gleichmuts. Nachdem er die 92 Kapitel des »Tantras der mündlichen Anweisung« gelehrt hatte, zog er sich zurück ins Licht im Nabel des Buddha.

Als Nächstes saß der Medizinbuddha in der »meditativen Versenkung ohne Hindernis«. Aus dem »Geheimnis des Körpers« (Sexualorgan) bildeten sich Lichtstrahlen, die in alle zehn Richtungen strahlten und die Leiden aller Lebewesen entfernten. Dann emanierte er den Weisen Yilekye in Gestalt von **Amoghasiddhi,** der Verkörperung von tatkräftiger Weisheit. Der Weise lehrte die 25 Kapitel des »Nachfolgenden Tantras«, das abschließende Kapitel sowie das Kapitel, das erklärt, welchen Studenten dieses Wissen vermittelt werden darf und welchen nicht. Schlussendlich löste sich der Weise in einer Lichtkugel im geheimen Ort des Buddha auf.

Die obige Schilderung gibt einen Einblick, wie der ältere und der jüngere Yuthok Yonten Gonpo als Verkörperung des vollkommenen Heilers (des Medizinbuddha) die »Vier Tantras« lehrten. Dies geschah aus dem vollendeten Verständnis heraus, das in der meditativen Versenkung erreicht wird. Wesentliche Teile der »Vier Tantras« erschließen sich erst im Zustand vollendeter Konzentration (Samatha); sie sind im gewöhnlichen Bewusstseinszustand nur schwer zugänglich. Eine weitere Erforschung der »Vier Tantras« ist deswegen sowohl aus tibetischer als auch aus westlicher Sicht von großer Bedeutung.

Beispiele für die Beziehung zwischen tibetischer Medizin und Buddhismus

Die Schriften des tibetischen Medizinsystems stimmen mit den Lehren Buddhas überein. Sie befassen sich mit den Objekten des Heilungsprozesses (nämlich Körper und Krankheit), den Heilme-

Kloster am Tso Pema (»Lotus-See«).
Die zahlreichen Höhlen in den
Gebirgen um den »Lotusteich« dienten
Padmasambhava und seinen Gefährtinnen
im 8. Jahrhundert als Rückzugs-
und Meditationsort. In den Höhlen leben
heute noch über 50 teils hoch verwirklichte
Yogis und Yoginis (Rewalsar, 2004).

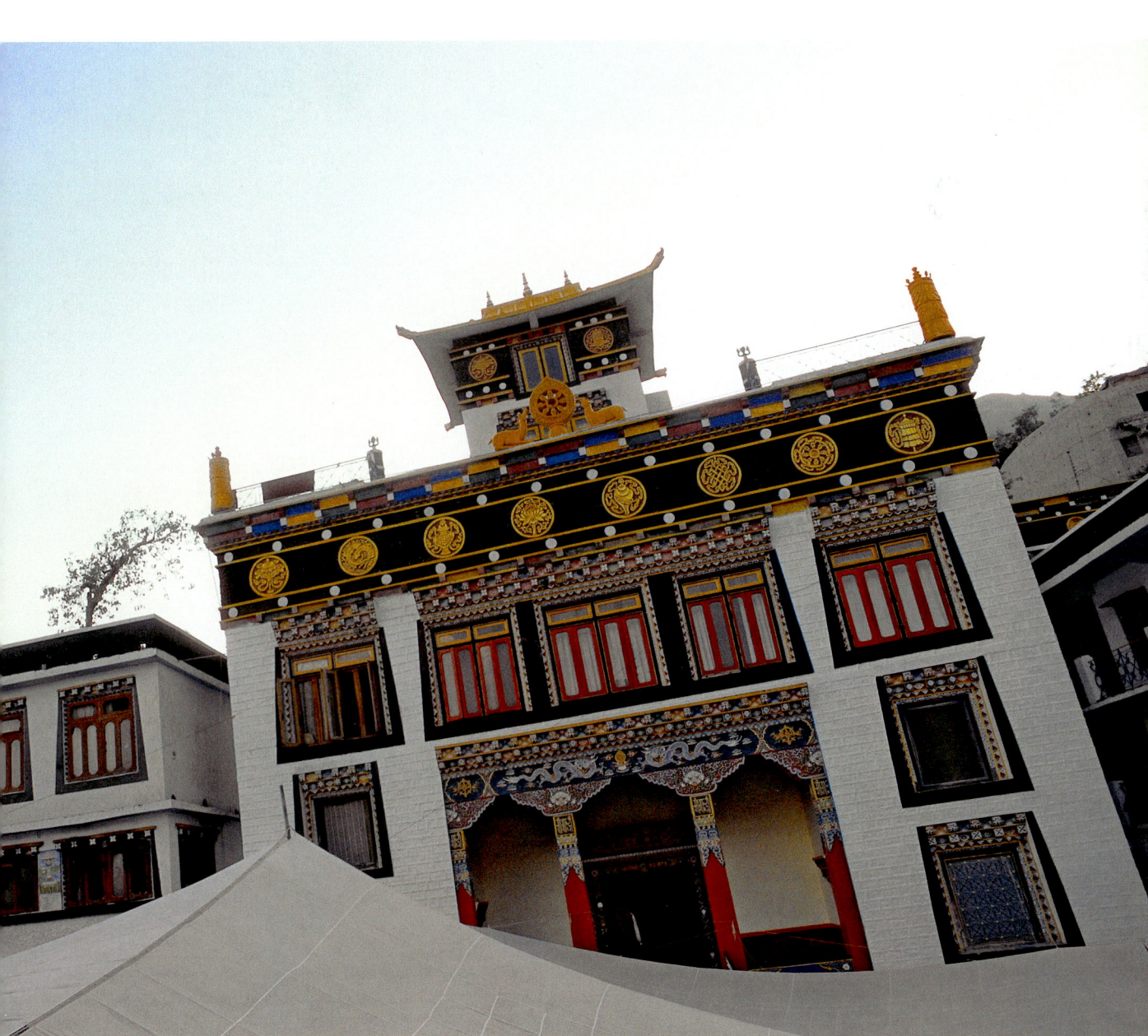

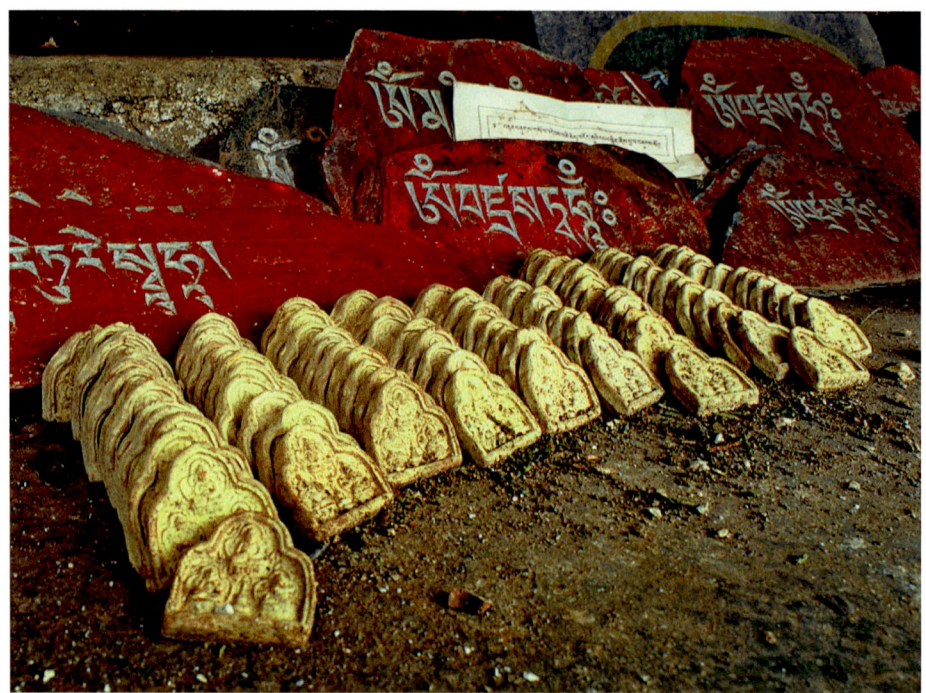

Opfergaben am Rundweg (Khora) um die Residenz S. H. des 14. Dalai Lama (Dharamsala, 2006).

Links: Tsatsas, aus Ton gepresste kleine buddhistische Statuen.

Rechts: Mani-Steine mit eingehauenen tibetischen Mantras.

thoden, dem Heilungsprozess an sich und dem Verhalten des Arztes. Hier sollen einige Beispiele für die Beziehung zwischen Buddhismus und tibetischer Medizin gegeben werden.

Bezüglich der **Objekte des Heilungsprozesses** können wir zwischen dem Körper und der Krankheit unterscheiden. Das tibetische Medizinsystem schildert, dass der menschliche Körper aus den noch Ego-losen Samen- und Eizellen von Vater und Mutter entsteht, wenn das Bardo-Wesen[31] (getrieben von den Energien seiner Leid verursachenden Emotionen) sowie Samen- und Eizelle sich im selben Moment vereinen. Falls ein Ungleichgewicht bezüglich der Verdienste von Eltern und Bardo-Wesen besteht, kommt es – trotz fehlerloser Samen- und Eizelle – nicht zur Zeugung. In den »Vier Tantras« werden die Ursachen und fördernden Umstände für das Wachstum des Embryos beschrieben, ebenso Methoden zur Umwandlung des Geschlechts des Embryos. Weiter finden sich Angaben über das Fisch-, Schildkröten- und Schweine-Stadium des Fötus[32] sowie über die spezifischen Veränderungen, die in jeder Schwangerschaftswoche stattfinden. Zu guter Letzt werden die verschiedenen Emotionen des Fötus, z. B. Glück und Trauer, erklärt. All dies steht in enger Beziehung zum Buddhismus.

Was die **Kanäle im menschlichen Körper** angeht, beschreiben die medizinischen Schriften die grobstofflichen weißen, roten und schwarzen Kanäle (d. h. Nervensystem, Arterien und Venen). Dazu kommen die drei wichtigsten subtilen Kanäle, namentlich der rechte, der linke und der zentrale Kanal. Ebenso wird beschrieben, wie sich diese Kanäle am Anfang des Lebens bilden und wie daraus die vier (bzw. sechs, wenn man nach den buddhistischen Schriften des Höchsten Yogatantra geht) hauptsächlichen Chakren (»Kanal-Räder«) entstehen. Obwohl diese Phänomene im menschlichen Körper dem gewöhnlichen Auge verborgen bleiben, heißt das nicht, dass sie nicht existieren würden. Jemand, der die buddhistischen spirituellen Praktiken der subtilen Kanäle, Winde und Tropfen beherrscht[33], kann ein langes Leben ohne Krankheiten genießen, ohne auf wirkliche Hindernisse zu treffen; die spirituellen Realisationen bis hin zur vollen Erleuchtung basieren auf diesen Praktiken.

Was die **Krankheiten** angeht, die den menschlichen Körper betreffen, lehrt Buddha, dass die Unwissenheit die primäre Ursache aller Krankheiten ist. Ähnlich heißt es in den »Vier Tantras«: »Die einzige Ursache aller Krankheiten ist das Nicht-Erkennen der grundlegenden Selbstlosigkeit«. Nicht-Erkennen bedeutet hier die sich ans Ego klammernde Unwissenheit, die aus der Dominanz der Leid verursachenden Emotionen im eigenen Geist entsteht.

[31] Die Seele im Zwischenzustand zwischen vorherigem und nächstem Leben.
[32] Analog zu den Erkenntnissen der modernen Medizin, die ebenfalls Parallelen zwischen Embryogenese und Phylogenese beschreibt (siehe Abb. S. 89).
[33] Diese sehr tiefgehenden Praktiken des Vajrayana-Buddhismus führen u. a. zu einer bewussten Kontrolle über subtile Körperprozesse im Hormon- und Nervensystem.

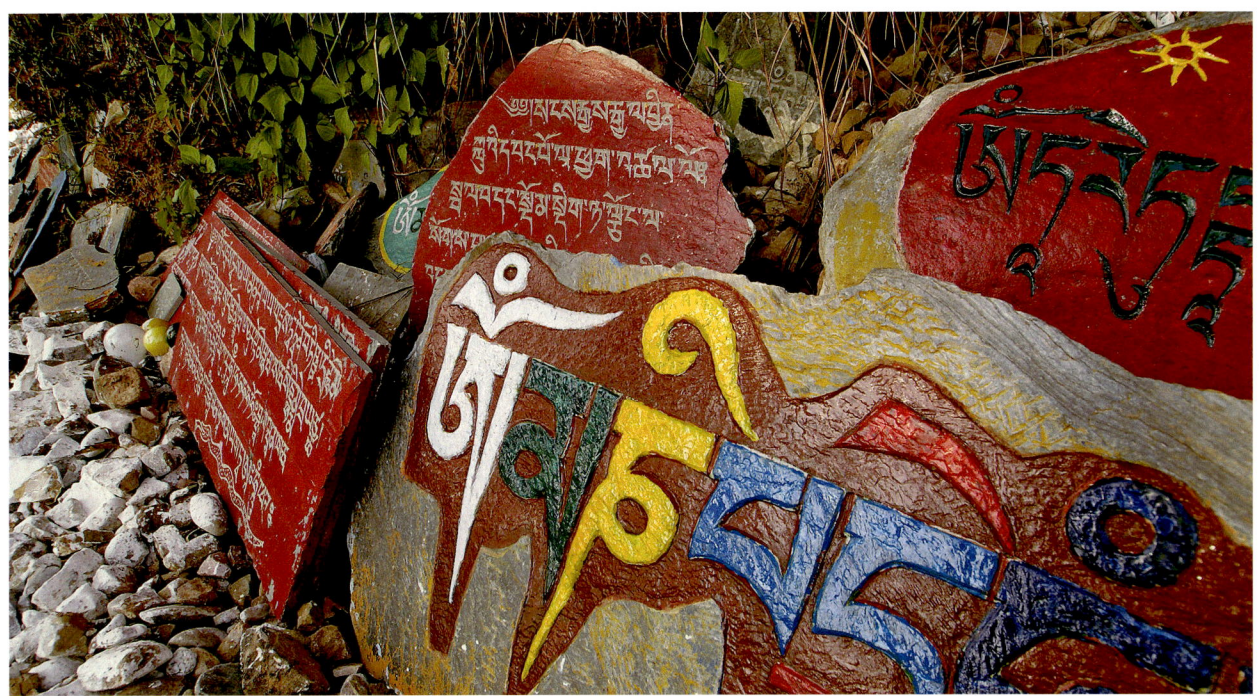

Aus dieser Unwissenheit entstehen die drei grundlegenden Geistesgifte von Gier[34], Hass[35] und Verblendung[36]. Diese drei Geistesgifte verfestigen und materialisieren sich weiter zu *rLung*-Krankheiten (»Wind«, Gier), zu *mKhris pa*-Krankheiten (»Galle«, Hass) und zu *Bad Kan*-Krankheiten (»Schleim«, Verblendung). Daraus wiederum entstehen die 404 Krankheiten, die den menschlichen Körper heimsuchen. Auch hier bezieht sich das tibetische Medizinsystem auf den Buddhismus.

Am Beispiel der **fördernden Umstände einer Krankheit** kann die Übereinstimmung mit den Lehren des Buddhismus wie folgt gezeigt werden: Die medizinischen Schriften beschreiben als mögliche Ursachen für eine Störung der elementaren Prozesse z. B. unangebrachte Verhaltensweisen und unangemessene Ernährung oder die Reifung karmischer Ursachen aus früheren Leben. Ähnliche Wirkungen haben das Ausführen von gesetzeswidrigen Missetaten aufgrund von Gier, das Herbeiführen von Spaltungen innerhalb des Buddhismus, das Säen von Zwietracht zwischen den Religionen, das Ausführen von zerstörenden Handlungen mit falscher Motivation, die Zerstörung der Umwelt, der Meineid auf die heiligen Drei Juwelen, das Verursachen von Leid an Tieren und – daraus hervorgehend – das Auslösen von desaströsen Epidemien, die das Leben zahlreicher Menschen fordern. Wenn man manche der heutigen traurigen Umstände in unserer Welt betrachtet, kommt man nicht umhin, anzuerkennen, wie wahr die Worte der medizinischen Schriften sind.

Die **Behandlungsmethoden** der tibetischen Medizin werden in vier Klassen unterteilt: Ernährung, Verhalten, Arzneimittel und ergänzende Therapien. Anhand der Beispiele von Verhalten und Arzneimitteln sollen kurz die Beziehungen zum Buddhismus aufgezeigt werden.

Die Ratschläge das Verhalten betreffend kennen drei Unterklassen: das alltägliche, das jahreszeitliche und das gelegentliche Verhalten. Zum alltäglichen Verhalten sagen die medizinischen Schriften, dass menschliches Leid verhindert werden kann, indem man spezielle medizinische Substanzen verwendet, indem man Talismane und verborgene Mantren trägt und untugendhaftes Verhalten vermeidet. All dies steht in engem Zusammenhang mit der Ausprägung des Buddhismus, der von den Tibetern praktiziert wird. In der zwölften Zusammenfassung wird dargestellt, wie jemand in dieser Welt ethisch handelt und damit Friede und Glück für sich selbst und andere erreicht. In der dreizehnten Zusammenfassung ist die Rede davon, dass man bei jeder Handlung die zehn untugendhaften Handlungen von Körper, Rede und Geist[37]

---

[34] Etwas wollen, das in der Realität nicht da ist.
[35] Etwas nicht wollen, das in der Realität da ist.
[36] Fehlende Klarheit bei der Wahrnehmung der Realität; dies führt zu Überraschungen und Leid.
[37] Die zehn untugendhaften Handlungen sind: Töten, stehlen, sexuelles Fehlverhalten (Körper); lügen, hart reden, Zwietracht säen, leeres Geschwätz (Sprache); Gier, Hass und das Festhalten an falschen Vorstellungen von der Realität (Geist).

Padmasambhava, der im 8. Jahrhundert
den Vajrayana-Buddhismus nach Tibet
brachte. Große Statue in einer der
Meditationshöhlen Padmasambhavas
oberhalb des Tso Pema (Rewalsar, 2004).

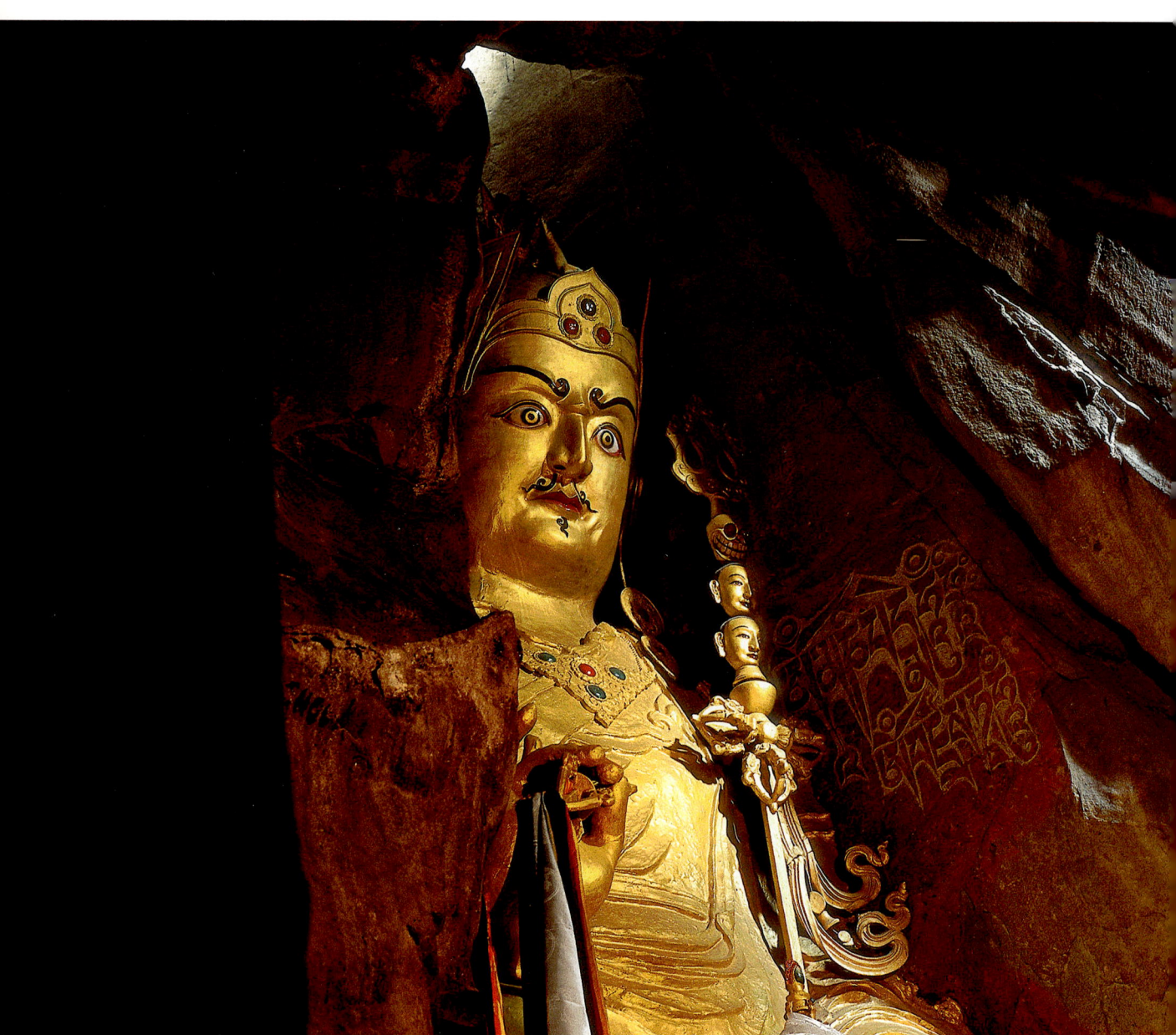

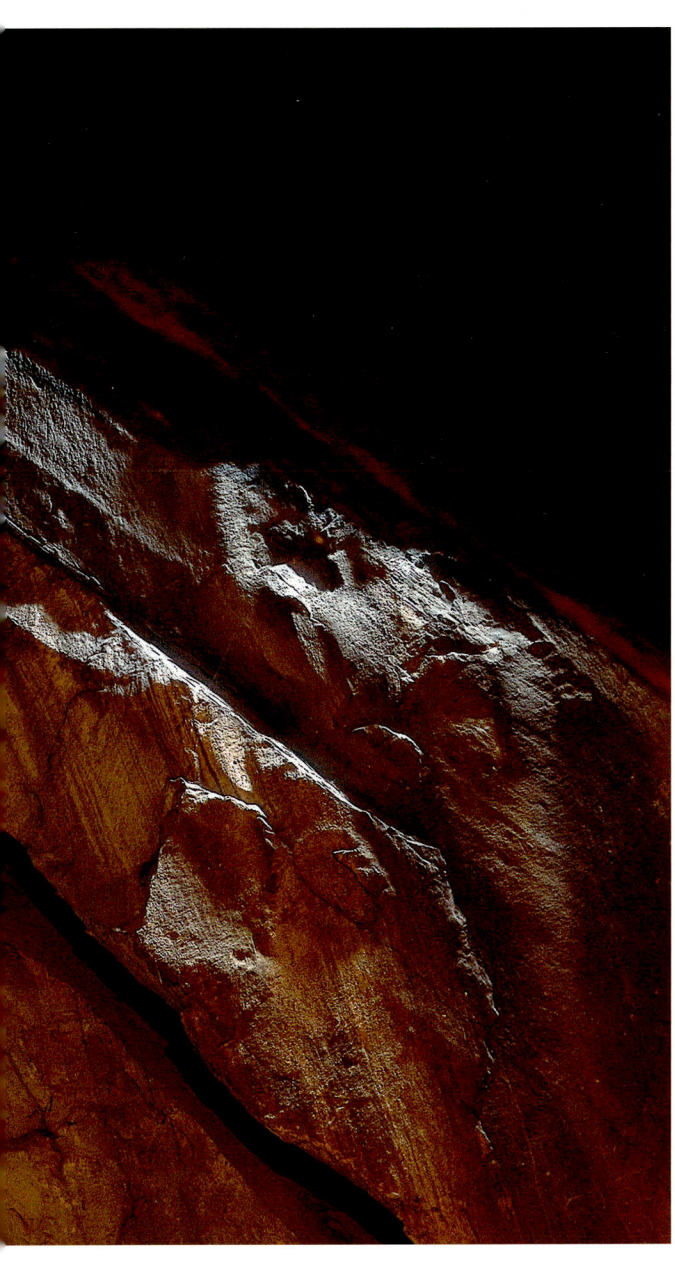

vermeiden soll. Ebenso wird die Notwendigkeit betont, durch die Schulung des Bodhicitta-Geistes die Erleuchtung anzustreben.

Was die **Arzneimittel** des tibetischen Medizinsystems angeht, wird betont, dass jene Pflanzen, die in buddhistisch geprägten Gegenden wachsen, eine stärkere Heilkraft haben. Wer Heilpflanzen sammeln geht, soll zu Beginn Gebete sprechen und sich dabei an die Leiden der Kranken, Armen und Schwachen erinnern. Die Sammelnden sollten die lokalen Gottheiten und andere übernatürliche Wesen durch Ausführen von reinigenden Ritualen um Erlaubnis bitten, Pflanzen zu sammeln. Wenn die Heilmittel zusammengestellt werden, sollte dies an einem geeigneten Datum geschehen, welches in Übereinstimmung mit den Berechnungen der *Kalachakra*-Tradition bestimmt wurde. Dadurch gewinnen die Arzneimittel an Kraft und Effektivität.

Man sagt, dass Arzneimittel durch das Ritual der Nektar-Befähigung (z. B. *Tsog*-Opferungen) die Qualität von Krankheiten heilendem Nektar erhalten. Ebenso werden Arzneimittel dadurch zu einer göttlichen Opfergabe und zu einem wunscherfüllenden Juwel, das jegliche Wünsche erfüllen kann. Diese Praktiken werden auch heute noch befolgt; an jedem zehnten Tag des tibetischen Monats werden religiöse Zeremonien abgehalten – für die Buddhas der zehn Richtungen, für die Medizinlamas, für die Weisen, die Wissens-Halter und für die Beschützer der Medizin. Alle diese Rituale dienen dazu, dem tibetischen Medizinsystem zur Blüte zu verhelfen. Werden sie korrekt praktiziert, so besteht keine Notwendigkeit mehr, zusätzliche buddhistische Praktiken auszuführen. Die *Yuthok*-Meister haben gelehrt, dass man in einem einzigen Leben Erleuchtung erlangen kann, wenn man die medizinischen Praktiken korrekt ausführt.

Bezüglich der **Behandlung von Krankheiten** heißt es, dass die Leiden der einzelnen Menschen unterschiedlich sind, je nach karmischer Situation und der jeweiligen Verdienste. Es wird erklärt,

dass jedermann Verdienste anhäufen soll, indem er oder sie tugendhafte Handlungen ausführt, um dadurch Krankheiten zu vermeiden.
Selbst wenn man an Krankheiten leidet – so wird betont –, soll man
religiöse Praktiken ausführen, Mantren rezitieren, großzügig sein,
Rituale zur Besänftigung von Geistern[38] durchführen, Opferkuchen
für die *Nagas*[39] bereitstellen und die Praktiken des Höchsten Yogatantra ausführen, um so als Verbündeter bei der Bekämpfung
der Krankheit mitzuhelfen, unter der man leidet.

In Bezug auf die **Ärzte** gibt es ein Kapitel in den »Vier Tantras«,
das die sechs notwendigen Eigenschaften eines Arztes schildert.
Diese sechs Eigenschaften sollten mit den Idealen in den »Stufen auf dem Weg zur Erleuchtung« *(Lam rim[40])* übereinstimmen.
Ein Arzt sollte mit ganzer Wachheit von Körper, Rede und Geist
bei der Ausführung seiner Berufung sein, ebenso wie jemand, der
Ideale der Lehren Buddhas anstrebt. Wer also ein qualifizierter tibetischer Arzt werden will, muss die Inhalte dieses Kapitels in
seine Lebensweise integrieren und die grundlegenden menschlichen Qualitäten wie liebevolle Zuneigung und Mitgefühl entwickeln.

[38] Die Übersetzung des entsprechenden tibetischen Terms ist nicht einfach; statt
   von »Geistern« müsste man eher von »subtilen schädlichen Einflüssen« sprechen, da z. B. gewisse Bakterien oder Viren hier eingeschlossen sind.
[39] Nagas sind subtile Lebewesen (»Geister«), die mit Wasser assoziiert werden.
   Manche Nagas bewohnen Bäume, andere gelten als Auslöser der Lepra, und wieder andere sind für die Wolken- und Regenbildung mitverantwortlich. Auch hier
   bestehen eindeutige Parallelen zum westlichen Konzept der Bakterien: Gewisse
   Bakterien verursachen Lepra, andere führen als riesige Schwärme zur Kondensation von Luftfeuchtigkeit und damit zur Wolkenbildung. Im tibetischen Weltbild
   betrachtet man einen solchen Bakterienschwarm allerdings als *eine* Wesenheit,
   die – analog einem aggressiven Bienenschwarm – koordiniert und willentlich
   handelt bzw. schadet.
[40] Siehe: Gyatso, Tenzin, 14. Dalai Lama (1995) und (1998).

Ein tibetischer Praktizierender sitzt während der großen Frühjahrsbelehrungen S. H. des Dalai Lama am Straßenrand und hält Störungen von den zahlreichen anwesenden Pilgern fern, indem er kraftvolle Mantren und Gebete rezitiert (Dharamsala, 2001).

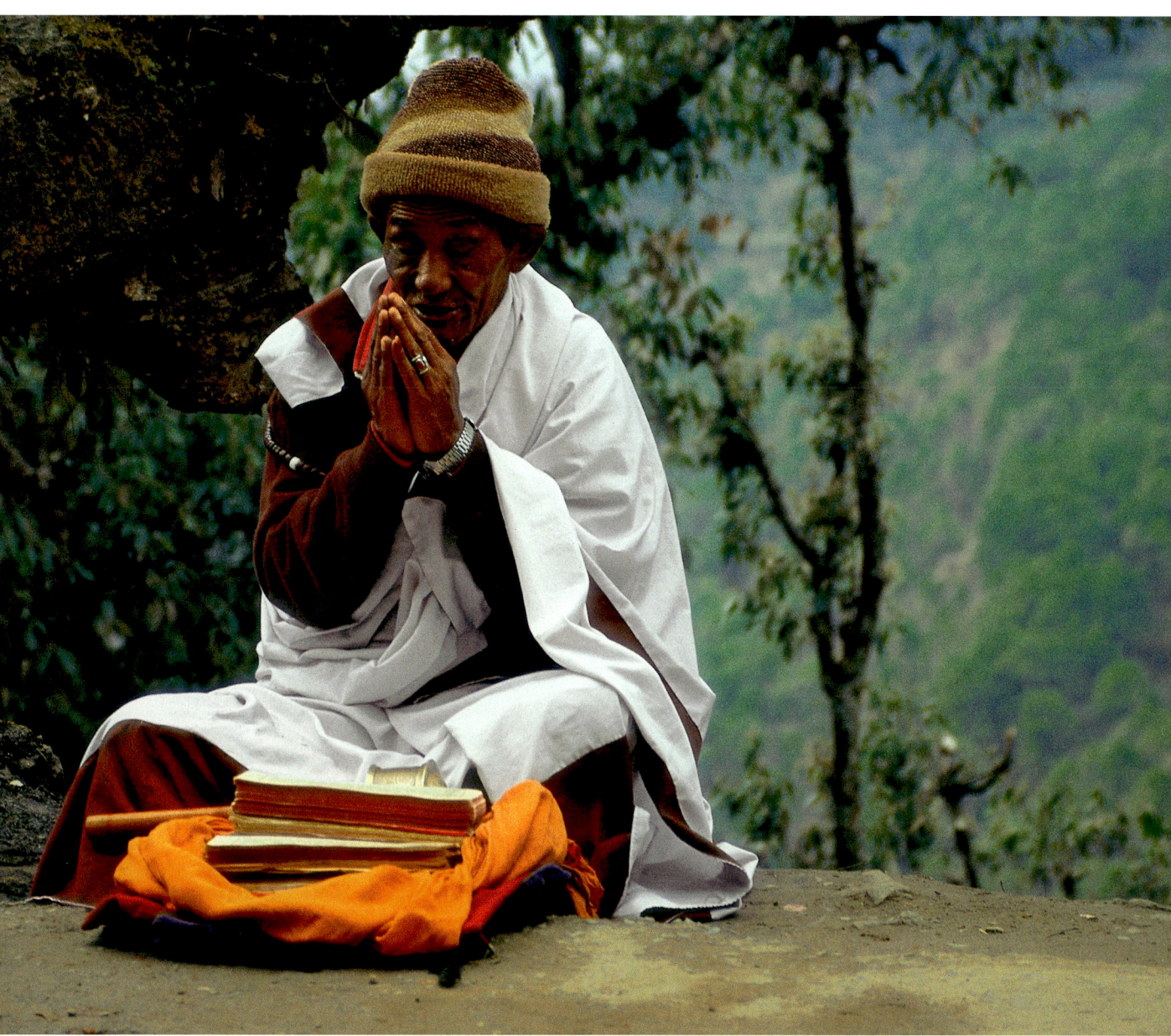

Einführung in die »Vier Tantras« (Gyü shi)

Die »Vier Tantras« *(rGyud bzhi)* sind die berühmteste Abhandlung des tibetischen Medizinsystems. Geschrieben im 8. Jahrhundert von Yuthok Yonten Gonpo d. Ä., wurden sie im 12. Jahrhundert von Yuthok Yonten Gonpo d. J. erweitert und neu herausgegeben[41]. Dabei konnte der jüngere Yuthok Yonten Gonpo sich auf die Hilfe tibetischer und ausländischer Gelehrter stützen. Zusätzlich ließ er eigene Erfahrungen einfließen. Speziell erwähnenswert sind dabei jene Einsichten und Erkenntnisse, die er in tiefer meditativer Versenkung durch die direkte Wahrnehmung subtiler Körperprozesse gewonnen hatte. Die »Vier Tantras« enthalten alle Themenbereiche, die in der Vergangenheit mit tibetischer Medizin in Verbindung gebracht wurden. Diese umfangreiche und tiefgehende medizinische Abhandlung blieb im Verlauf der Jahrhunderte unübertroffen. Tibetische Ärzte und am tibetischen Medizinsystem Interessierte betrachten die »Vier Tantras« gleichzeitig als ein Vorbild und als das Höchste, als den Ursprung aller mündlichen Instruktionen und als die wichtigste Grundlage ihrer Studien. Die einzigartige Art und Weise, mit der man Praxis und Segen der früheren Lamas und Meister aufrechterhält und weitergibt, wird von Generation zu Generation übermittelt. Damit das tibetische Medizinsystem den Bedürfnissen aller fühlenden Wesen nützen kann, muss jeder tibetische Arzt die »vorgelesene Überlieferung«[42] *(rlung rgyun)*, die »Überlieferung der Erklärung«

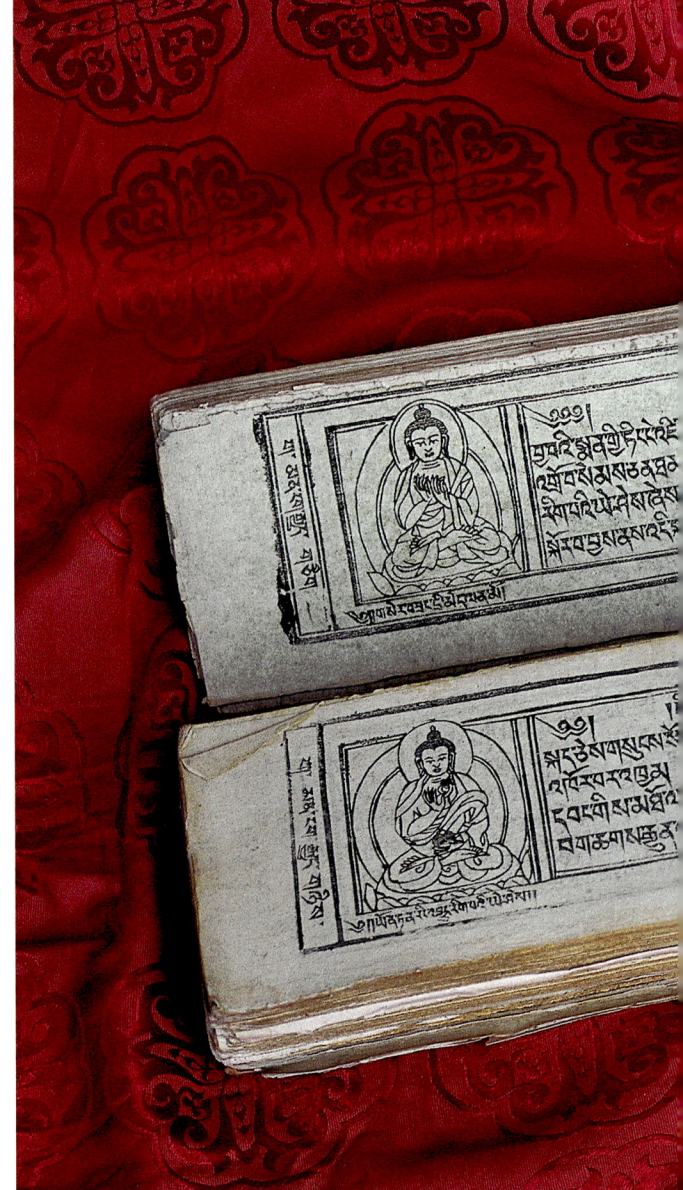

[41] Die Herkunft der »Vier Tantras« ist kontrovers. Nach gewissen Quellen sollen Teile davon auf Buddha Shakyamuni zurückgehen und über eine Reihe von mündlichen Überlieferungen, die Jivaka, Nagarjuna, Ashvagosha und Chandranandrana einschließen, an Vairocana, einen Schüler Padmasambhavas, weitergegeben worden sein. Dieser habe sie erstmals aufgeschrieben und auch an Yuthok Yonten Gonpo übermittelt. Viele tibetische Gelehrte teilen diese Auffassung nicht; siehe Qusar (1997) und Drungtso (2004).
[42] Der Lehrer oder Lama liest den ursprünglichen Text und übermittelt dabei – da er die Bedeutung versteht – dessen eigentlichen Sinn.

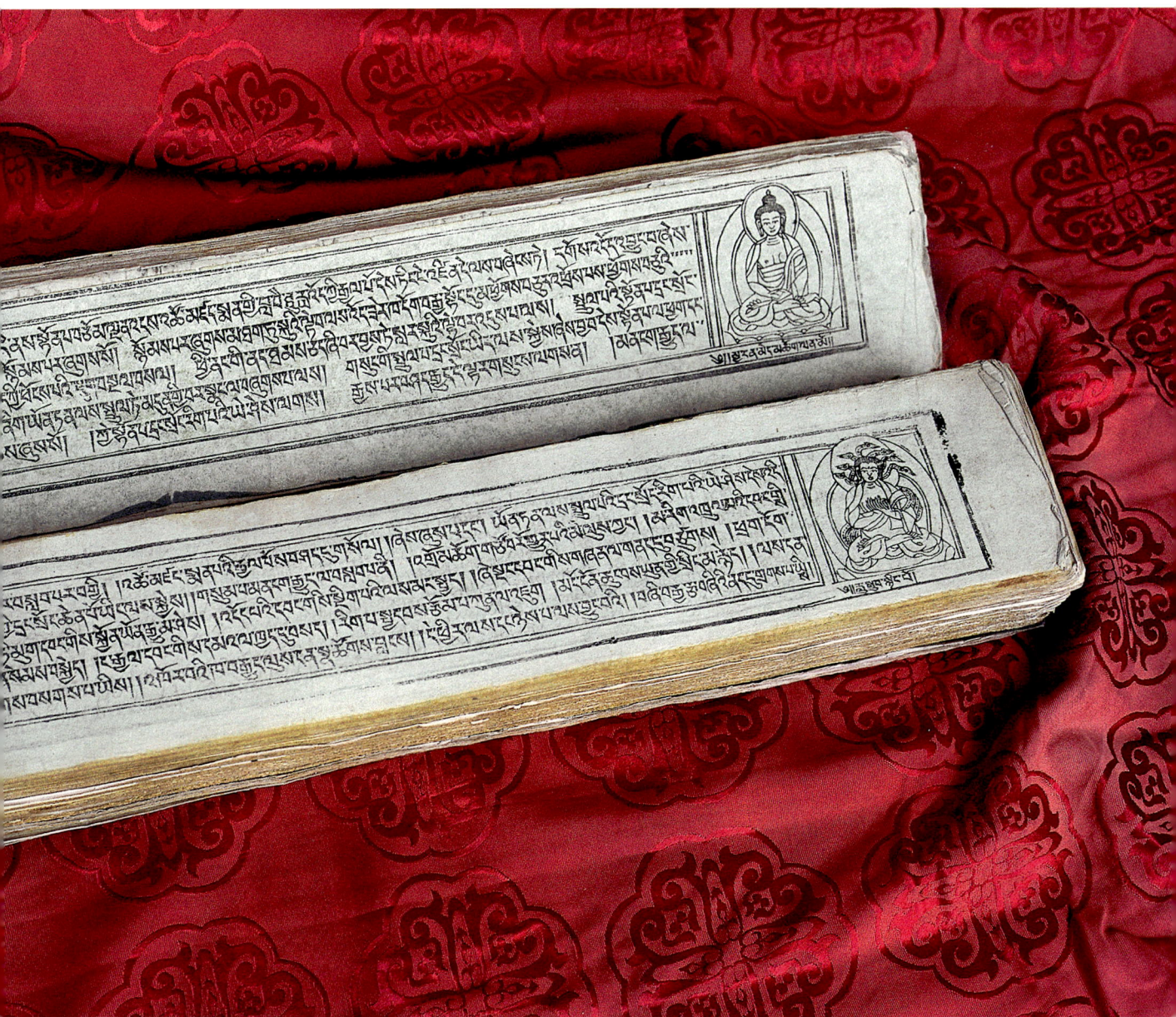

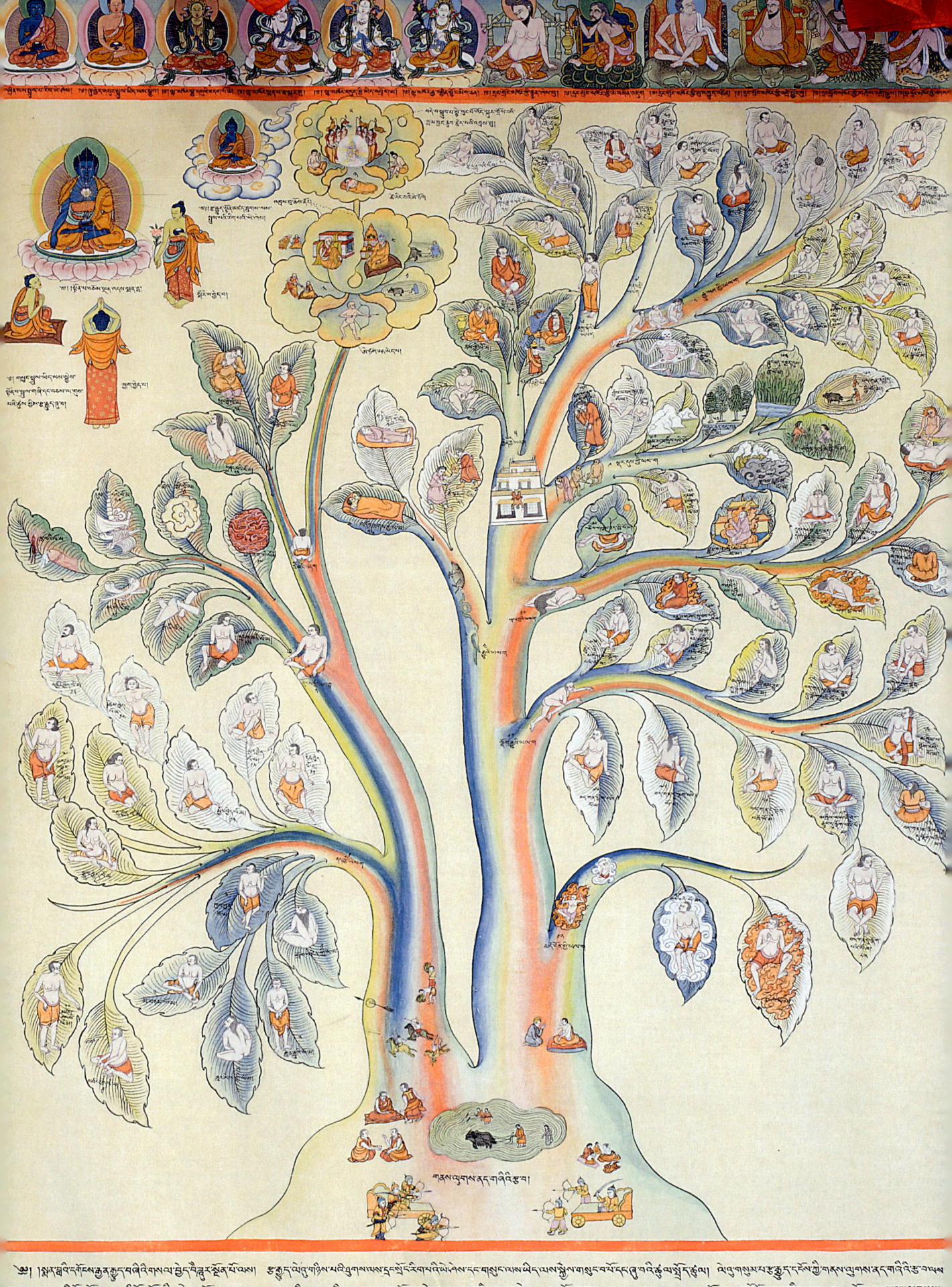

(khrid rgyun) sowie eine Einweihung[43] durch jene Lehrer und Lamas erhalten, deren Überlieferungslinie der »Vier Tantras« gültig und ungebrochen ist.

Die »Vier Tantras« bestehen aus vier Teilen: dem »Grundlegenden Tantra«, dem »Erklärenden Tantra«, dem »Tantra der mündlichen Anweisung« und dem »Nachfolgenden Tantra«; auch der Name *»rGyud bzhi«* (»Vier Tantras«) bezieht sich darauf. Alle vier Tantras decken im Wesentlichen die gleichen Bereiche ab, unterscheiden sich aber in der Form der Darlegung. Das »Grundlegende Tantra« wurde von Buddha für die intelligentesten Studierenden und Praktizierenden verfasst. Das »Erklärende Tantra« richtet sich an diejenigen mit mittleren Fähigkeiten, das »Tantra der mündlichen Anweisung« an jene mit geringeren Möglichkeiten, und das »Nachfolgende Tantra« an jene mit der geringsten Intelligenz. Die »Vier Tantras« zeichnen sich dadurch aus, dass im ersten Tantra eine kurze Zusammenfassung und im zweiten deren detaillierte Erklärung gegeben wird. Im dritten Tantra folgt eine umfassendere allgemeine Darlegung, und im vierten schließlich die spezifischen Erläuterungen dazu.

Grundlegendes Tantra

Das »Grundlegende Tantra« erklärt mit wenigen Worten, die von sehr tiefgründiger Bedeutung sind, die Essenz des tibetischen Medizinsystems. Das erste und das zweite Kapitel des »Grundlegenden Tantras« erläutern die Bedeutung und den Inhalt der »Vier Tantras«. Das dritte Kapitel zeigt kurz zusammengefasst den Zustand des menschlichen Körpers auf, wenn die Prozesse von *rLung* (Bewegung, Transport), *mKhris pa* (Abbau, Verbrennung) und *Bad kan* (Aufbau, Ansammlung von Masse) ungestört ablaufen (Gesundheit) bzw. wenn sie beeinträchtigt sind (Krank-

heit). Das vierte Kapitel beschäftigt sich zusammenfassend mit der Diagnose der verschiedenen Krankheiten. Das fünfte Kapitel zeigt die Methoden zur Heilung auf. Das sechste Kapitel wiederholt die Inhalte der Kapitel drei bis fünf, indem die Analogie des wunscherfüllenden Baumes (*dPag bsam ljon shing*) gebraucht wird. Die wesentlichen Punkte werden mit der Wurzel verglichen, die Punkte von mittlerer Bedeutung mit dem Stamm und die weniger wichtigen mit Ästen, Blättern, Blüten und Früchten. Um den Lernenden das Verständnis zu erleichtern, wird der Baum auch in Form einer Illustration präsentiert.

Erklärendes Tantra

Das zweite Tantra erschließt dem Leser die tiefe Bedeutung des tibetischen Medizinsystems, die im ersten Tantra zutage trat. Das erste Kapitel erklärt zusammenfassend die 31 Kapitel des »Erklärenden Tantras«. Die Kapitel zwei bis sieben gehen detailliert auf den menschlichen Körper und dessen Aufbau ein. Die Kapitel acht bis zwölf zeigen die Natur der Krankheiten in den Stadien der Entstehung und des Abklingens auf. Die Kapitel 13 bis 15 befassen sich mit der Bedeutung des Verhaltens auf das körperliche und psychische Wohlergehen des Menschen. In den Kapiteln 16 bis 18 wird die Bedeutung der individuellen Ernährungsgewohnheiten für die Gesundheit gelehrt. Die Kapitel 19 bis 21 befassen sich mit der Wissenschaft der Formulierung und Herstellung von Arzneimitteln. Kapitel 22 erklärt die medizinischen Gerätschaften sowie deren Anwendung im Verlauf einer medizi-

---

[43] Bei der Einweihung geht es darum, die »verborgenen« (gefühlsmäßigen) Elemente einer Lehre zu übertragen, die stark an grundlegende biochemische Prozesse im Körper/Geist-Kontinuum gebunden sind.

nischen Behandlung. Kapitel 23 zeigt den Pfad zur Erhaltung des gesunden Körpers auf, während die Kapitel 24 bis 26 der Wissenschaft der Diagnose gewidmet sind. Die Kapitel 27 bis 30 erklären die Methoden des Heilens, und das Kapitel 31 beschreibt das angemessene Verhalten eines tibetischen Arztes. Damit entschlüsselt das »Erklärende Tantra« die allgemeinen Inhalte des tibetischen Medizinsystems.

Tantra der mündlichen Anweisung

Dieses Tantra zeigt praktisch und detailliert die allgemeinen und spezifischen Ursachen der Krankheiten sowie die Bedingungen für ihr Fortbestehen auf. Die Krankheiten werden klassifiziert und ihre Symptome sowie die Behandlungsmethoden beschrieben. Damit gleicht dieses Tantra den Fingern einer alten Frau, die einem Kind alles erklären. Die existierenden Krankheitstypen werden in 15 Klassen unterteilt und in 92 Kapiteln erklärt. Zunächst werden die drei grundlegenden Körperprozesse *(Nyes pas)*[44] und die komplexen Wechselwirkungen zwischen ihnen in vier Kapiteln dargestellt. Dieser Teil wird »Abschnitt über das Heilen von Ungleichgewichten der drei *Nyes pas*« genannt.

In den sechs Kapiteln des Abschnitts über das Heilen von **inneren Krankheiten** werden Verdauungsschwierigkeiten und die chronischen inneren Krankheiten (innere Tumore, Ödeme im ersten, zweiten und dritten Stadium, Tuberkulose usw.) behandelt. Die siebzehn Kapitel über das Behandeln von **Fieberkrankheiten** befassen sich mit dem allgemeinen Wesen von Fieber und der Klassifikation der verschiedenen Fieberarten sowie mit Kontraindikationen, die zu Fehlern bei der Behandlung führen können. Darin eingeschlossen sind allgemeine Fieberkrankheiten, das »Hügeltrifft-Ebene«-Syndrom (wo *rLung* bläst, Fieber entfacht und eine

mKhris pa-Krankheit vortäuscht; das Syndrom muss aber als *rLung*-Krankheit behandelt werden), ungereifte Fieber, hohe Fieber, leere Fieber, versteckte Fieber, chronische Fieber, trübe Fieber, sich ausbreitende oder verstreute Fieber, unruhige Fieber, ansteckende Fieber[45], Pocken, Koliken, Diphtherie, gewöhnliche Erkältungen sowie alle weiteren mit Fieber assoziierten Krankheiten.

Der Abschnitt über die Heilung von **Krankheiten der oberen Körperpartien** umfasst acht Kapitel. Darin werden Kopfschmerzen sowie die Krankheiten von Augen, Ohren, Nase und Mund beschrieben. Die acht Kapitel über die **Vital- und Hohlorgane** schließen Krankheiten von Herz, Lunge, Leber, Milz, Nieren, Magen und Dünndarm mit ein. Zwei Kapitel befassen sich mit **Geschlechtskrankheiten;** dieser Teil wird »Abschnitt über das Heilen der intimen Teile« genannt.

Verschiedene **weitere Krankheiten** wie Asthma, Gicht, Arthritis, Nervenkrankheiten, Störungen am Lymphsystem, Diabetes usw. sind in den neunzehn Kapiteln des »Abschnitts über die Heilung von weiteren Krankheiten« enthalten. Krankheiten wie wunde Stellen und Abszesse, metastasierende Krebsleiden, Elephantiasis, Hämorrhoiden, anale Fisteln, Hodenbruch sowie vom Lymphsystem verursachte krebsähnliche Störungen werden in den acht Kapiteln über die Behandlung von **wunden Stellen und Geschwüren** beschrieben.

Der Teil über die Behandlung von **Kinderkrankheiten** (Pädiatrie) umfasst drei Kapitel, welche den Behandlungen zum Schutz des Fötus, den Kinderkrankheiten und sowie den von subtilen schädlichen Einflüssen verursachten Störungen gewidmet sind. Die drei

---

[44] rLung, mKrhis pa und Bad kan. Stark vereinfachend könnte man sie als Transport-, Abbau- und Aufbauprozesse im Körper umschreiben (siehe S. 68–87).
[45] Die genaue medizinische Übersetzung dieser tibetischen Termini bleibt späteren Veröffentlichungen vorbehalten.

Kapitel über die Behandlung von **Frauenkrankheiten** (Gynäkologie) befassen sich mit allgemeiner Gynäkologie, mit spezieller Gynäkologie und mit verbreiteten Frauenkrankheiten. Die Heilung von Krankheiten, welche durch **subtile schädliche Einflüsse** (»Geister«) verursacht werden, wird in den fünf entsprechenden Kapiteln abgehandelt. Es geht hierbei um Geisteskrankheiten, Epilepsie und Krankheiten, die durch *Nagas* verursacht werden. Der Abschnitt über das »Heilen von **Wunden verursacht durch Waffen**« umfasst fünf Kapitel und beinhaltet Wunden, die durch Unfälle und Waffen verursacht wurden, so Kopfwunden und Verletzungen des Nackens, der Brust und der Glieder. Komplex zusammengesetzte Gifte, Nahrungsmittelvergiftungen und natürliche Vergiftungen (wie Schlangenbisse) werden in den drei Kapiteln des Abschnitts über das Heilen von **Vergiftungen** beschrieben. Krankheiten des **fortgeschrittenen Alters** (Geriatrie) sowie Potenzstörungen sind in den drei Kapiteln über das »Behandeln von geriatrischen Störungen und Impotenz« beschrieben. Für denjenigen, der die praktische Behandlung von Krankheiten perfekt beherrschen will, ist das Studium dieses dritten Tantras ein absolutes Muss.

Nachfolgendes Tantra

Das »Nachfolgende Tantra« erklärt die praktische Anwendung der tibetischen Medizin und die tibetischen Arzneimittel auf eine leicht verständliche Art und Weise. Das tibetische Medizinsystem wird hier in vier grundlegenden Punkten zusammengefasst, die weder zu umfassend noch zu knapp formuliert sind. Das »Nachfolgende Tantra« gibt praktische Richtlinien und vermittelt anschaulich alle Aspekte der tibetischen Medizin. Die vier grundlegenden Punkte sind:

1) **Puls- und Urindiagnose**, in zwei Kapiteln (siehe S. 114–129)
2) das **Besänftigen von Krankheiten** durch die zehn verschiedenen Arzneimittelformen, nämlich Dekokte *(thang)*, pulverförmige Arzneimittel *(phye)*, Pillen *(ril bu)*, Pasten *(lde gu)*, medizinische Butter *(sman mar)*, konzentrierte Extrakte *(khan da)*, medizinische Biere *(sman chang)*, medizinische Aschen oder kalzinierte Arzneimittel *(thal sman)*, Kräuterformulierungen *(sngo sbyor)* und kostbare Juwelenpillen *(rin poche)*, in zehn Kapiteln (siehe S. 167–174)
3) das **Ausleiten von Krankheiten** durch die Anwendung von medizinischen Ölen, Abführmitteln, Brechmitteln, nasalen Arzneimitteln, milde und starke Einläufe und durch das Reinigen der Kanäle, in sieben Kapiteln (siehe S. 174–177)
4) das **Entfernen von Krankheiten** mittels milder und drastischer äußerlichen Therapien, d. h. durch Massagen, Umschläge, medizinische Bäder, Aderlass, Moxibustion und kleine Chirurgie mittels Hohlnadeln, in sechs Kapiteln (siehe S. 183–187)

Damit umfassen die vier grundlegenden Punkte des »Nachfolgenden Tantras« 25 Kapitel. Im Anschluss daran finden sich noch zwei Kapitel mit Schlussfolgerungen und dem Anvertrauen der Lehren in die Obhut der Schüler, so dass das »Nachfolgende Tantra« insgesamt aus 27 Kapiteln besteht. Dieses Tantra vermittelt die praktische Essenz dessen, was in den vorhergehenden Tantras erklärt wurde, namentlich die Zubereitung von Arzneimitteln und die praktische Behandlung von Krankheiten.

Das tibetische Medizinsystem diskriminiert weder nach Rasse noch nach Geschlecht, und es unterscheidet nicht zwischen dem eigenen Leiden und dem der andern. Die »Vier Tantras« sagen zudem, dass man das tibetische Medizinsystem nach eigenem Ermessen studieren und erforschen kann, um zeitliche oder aber nicht bedingte und damit immerfort andauernde innere Zufriedenheit zu erreichen.

Das Studium der tibetischen Medizin

So wie jedes Volk dieser Welt seine Tradition hat, die eigene Kultur von Generation zu Generation weiterzugeben und sie damit der Nachwelt zu erhalten, haben auch die Tibeter ihre eigene charakteristische Methode, ihre medizinische Literatur und Praxis zu studieren. Zudem variiert die Art und Weise, wie man tibetische Medizin studiert, leicht – je nachdem in welchem Gebiet Tibets man sich befindet. Wenn man kurz darüber berichten will, unterscheidet man am besten zwischen dem Studium der tibetischen Medizin im alten Tibet und der jetzigen modernen Methode.

Das Studium der tibetischen Medizin im alten Tibet

In der alten tibetischen Gesellschaft breitete sich das medizinische Wissen dadurch aus, dass es von den Ärzten, die als Linienhalter bekannt waren, direkt (d. h. eins zu eins) an die Schüler weitergegeben wurde. Dieser Weg wird als »geflüsterte Linie der mündlichen Überlieferung« bezeichnet.

Seit Tausenden von Jahren existiert in Tibet die Tradition, wesentliches Wissen mündlich vom Lehrer an einen oder zwei Hauptschüler weiterzugeben. Ein berühmtes Beispiel dafür ist Chebu Tishe, ein Praktizierender des vorbuddhistischen Bön-Schamanismus, der in längst vergangenen Zeiten – mit Sicherheit vor dem ersten König Tibets[46] – lebte. In der Geschichte der tibetischen Medizin treffen wir auf verschiedene Kategorien der mündlichen Überlieferung – so die »goldenen Anmerkungen« für den Sohn, die »silbernen Anmerkungen« für den Neffen und »gewöhnliche Anmerkungen« für die weiteren Schüler. Indem der jeweilige Lehrer auf Linienhalter setzte, sicherte er sich im alten

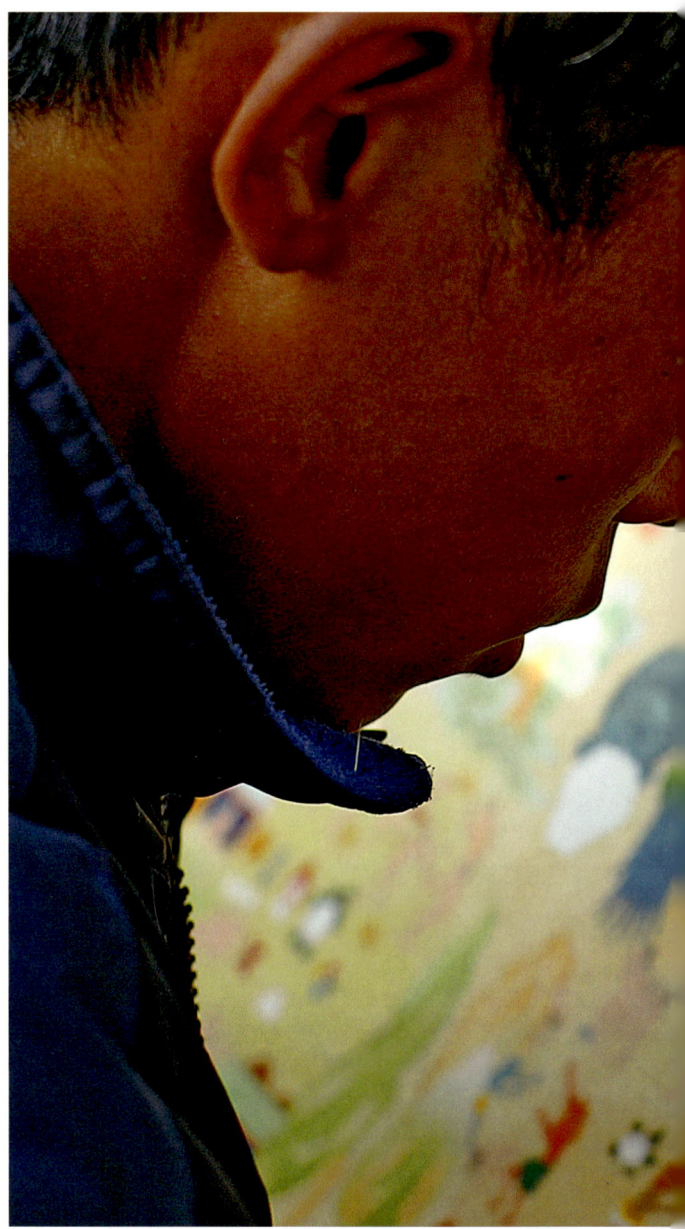

---

[46] D. h. vor 127 v. Chr.

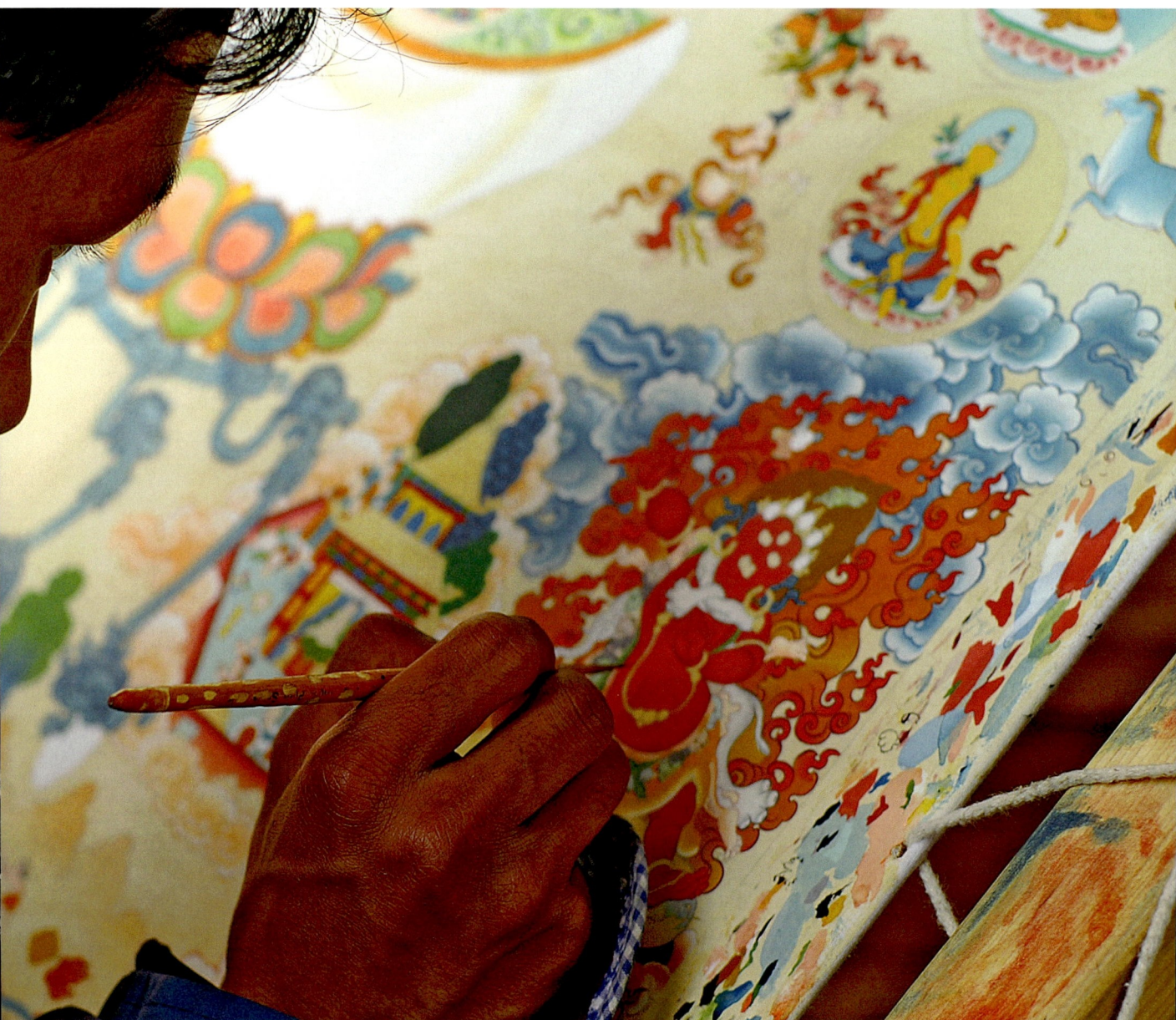

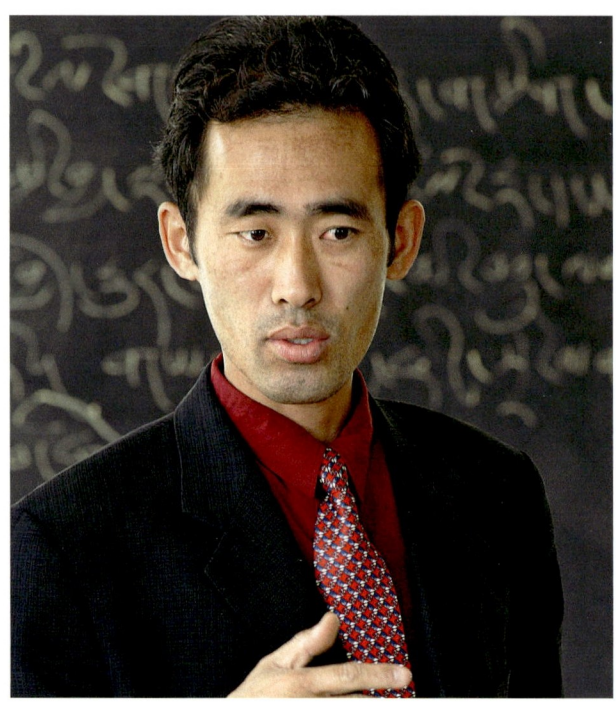

Tibet den Fortbestand seiner eigenen Tradition. Aus diesem Grund und aufgrund der unterschiedlichen Praktiken der einzelnen, berühmten Ärzte bildeten sich im Verlauf der Geschichte der tibetischen Medizin verschiedene eigenständige Wege heraus. Es gab in der alten tibetischen Gesellschaft also noch keinen standardisierten Weg für Lehre und Studium der Medizin.

Im 8. Jahrhundert etablierte Yuthok Yonten Gonpo d. Ä. in Kongpo die *Yuthok Menling*-Medizinschule, um ein standardisiertes System von Studium und Praxis der tibetischen Medizin einzuführen und es zu verbreiten. Dem Wissen der jeweiligen Studenten entsprechend führte er verschiedene Lehrpläne ein, die zu den entsprechenden Abschlüssen führten. Beispiele sind *menpa dusrawa (sman pa sdus rva ba)*, *kachupa (dka' bcu ba)*, *bumrampa ('bum rams pa)* und *tsojed lopon ('tsho byed slob dpon)*. Yuthok Yonten Gonpo d. Ä. lehrte selbst. Ungefähr dreihundert Ärzte graduierten unter ihm, um später in ganz Tibet zu praktizieren und an ihre Schüler weiterzugeben, was sie gelernt hatten. Auf diese Art und Weise fand das tibetische Medizinsystem weite Verbreitung. Einige von Yuthoks Schülern wurden sehr berühmt und gelehrt. Sie schrieben medizinische Texte, lehrten und begründeten sogar eigenständige Traditionen. Beispiele sind die *Drangti*-Tradition, die *Jang*-Tradition und die *Zur*-Tradition. Alles dies entstand aus den mündlichen Anweisungen der »direkten« und der »geflüsterten« Überlieferung heraus. Direkte Überlieferung bedeutet, dass das Wissen von einer Person zur anderen übertragen wird. Geflüs-

terte Überlieferung heißt, dass das Wissen nur mündlich »von Ohr zu Ohr« weitergegeben wird – ohne auf Papier oder anderweitig festgehalten zu werden. Selbstverständlich waren diese Methoden der Wissensüberlieferung nicht sehr verbreitet.

Aufgrund der Wünsche des großen fünften Dalai Lama gründete Desi Sangye Gyatso die *Chagpori*-Medizinhochschule in Lhasa[47]. Von diesem Zeitpunkt an konnten alle Mönche – unabhängig davon, welchem Orden sie angehörten – hier Medizin studieren. Allmählich etablierten auch die großen Klöster in den östlichen Teilen Tibets ihre eigenen Medizinhochschulen. Dies führte dazu, dass die Mönche nun in ganz Tibet das tibetische Medizinsystem studieren konnten. Trotzdem waren Nonnen und Laien immer noch vom Medizinstudium ausgeschlossen.

Während der Zeit des 13. Dalai Lama wurde der *Mentsikhang* in Lhasa etabliert. In dieser Medizinschule wurden nicht nur Mönche, Nonnen und Laien, sondern auch Mongolen und Angehörige anderer Nationen ausgebildet. Die Zulassung zum Studium erfolgte aufgrund der Intelligenz, und es gab keine Diskriminierung aufgrund von fehlendem Wohlstand oder familiärer Herkunft. Da die Zulassung zur Schule auf einem gerechten und standardisierten Verfahren beruhte, hatten die Absolventen dieser Schule einen sehr guten Ruf. Zahlreiche Ärzte graduierten in den darauf folgenden Jahren, angefangen mit dem *dusrawa*-Rang bis hin zum

[47] Gegründet 1696.

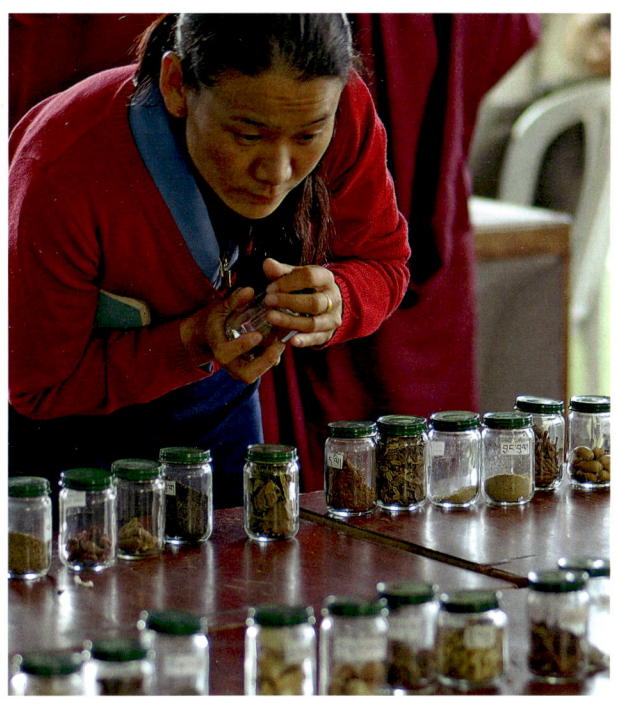
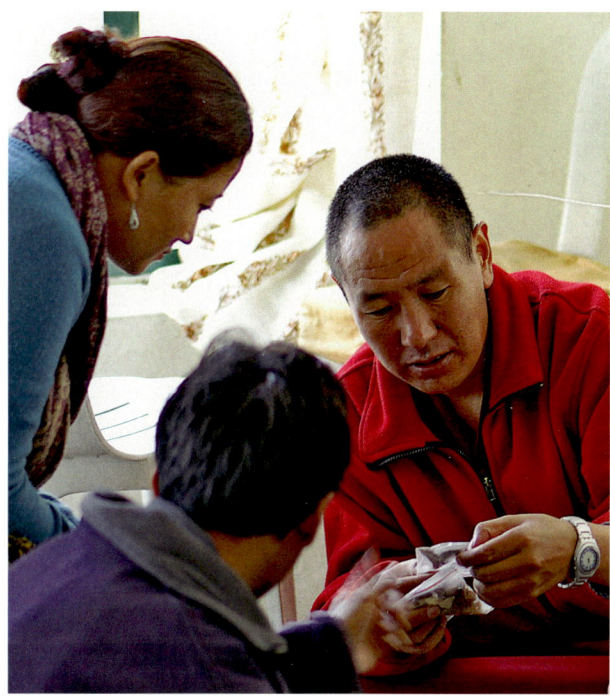

tsojed lopon-Rang. Es gelang dieser Schule auch, das Studium der Texte wieder zu beleben, so wie es Yuthokpa vorgegeben hatte. So strahlte das tibetische Medizinsystem wie eine Sonne im Lande Tibet.

Das Studium der tibetischen Medizin in der Gegenwart

Von 1959 an, unter der gewaltsamen Besetzung durch die Volksrepublik China, wurden das tibetische Volk und seine Kultur in einem lodernden Feuer beinahe vollständig zu Asche verbrannt. Nach der gewaltsamen Besetzung durch die chinesischen Kommunisten floh S. H. der 14. Dalai Lama mit etwa 100 000 engen Vertrauten ins indische Exil. Diese tragische Situation der Tibeter und ihrer Kultur in Tibet wurde bereits geschildert und muss hier nicht wiederholt werden. Während sich weltweit die Situation der Völker auf allen Ebenen verbesserte, verloren die Tibeter gleichzeitig ihre Freiheit und ihre Kultur. Hauptsächlich durch den Segen der beiden großen Führungspersönlichkeiten – S. H. des 14. Dalai Lama und dem Panchen Lama – konnte die tibetische Kultur aus der Asche eines verlöschenden Feuers wieder auferstehen. Zahlreiche berühmte Intellektuelle und Gelehrte, die sich tatkräftig für die tibetische Nation einsetzten, und das tibetische Volk selbst trugen innerhalb und außerhalb Tibets viel dazu bei.

1961 etablierte S. H. der 14. Dalai Lama in Dharamsala im indischen Exil den neuen *Men-Tsee-Khang*, während der Panchen Lama und der bedeutende Arzt Khenrab Norbu den *Mentsikhang* in Lhasa restaurierten. Zu jener Zeit hatte sich die Situation in und außerhalb Tibets dermaßen verschlimmert, dass es in Dharamsala nur noch ein oder zwei überlebende Ärzte und einige Studenten gab[48]. Unter diesen schwierigen Umständen wurden allmählich neue Studenten rekrutiert und die medizinische Literatur gelehrt. Andere Facetten des tibetischen Gesundheitssystems wurden sanft an westliche Gegebenheiten angepasst. Gegenwärtig existieren in Tibet 20 bis 30 Institutionen mittleren oder höheren Grades, an denen die tibetische Medizin gelehrt wird, einschließlich der wieder aufgebauten *Mentsikhang*-Medizinhochschule von Lhasa. Die »Vier Tantras«, zusammengestellt von Yuthok Yonten Gonpo d. Ä., bilden in allen diesen Schulen und Hochschulen das Gerüst der Studien. Abhängig von der Qualifikation, die die entsprechenden Studiengänge anstreben, und von der Dauer der Ausbildung werden die Themen mit unterschiedlicher Ausführlichkeit behandelt. Falls es sich um eine mittlere Schule handelt, können die Studenten bereits nach dem achten Schuljahr eintreten. Diesen Schülern wird eine vergleichsweise detaillierte Einführung ins tibetische Heilsystem, in

---

[48] Zwei Ärzte waren für die neue Etablierung der tibetischen Medizin verantwortlich: Yeshe Dhönden in Dharamsala und Khenrab Norbu in Lhasa.

die Krankheitsdiagnose und die weiteren Dinge gegeben, die für die alltäglichen Pflichten eines praktischen Arztes notwendig sind. Eine solche Ausbildung dauert drei Jahre. Der Fortgeschrittenenkurs, der Universitätsniveau erreicht, dauert fünf Jahre. Während dieser Zeit wird sowohl die allgemeine Bedeutung der »Vier Tantras« als auch die praktische Anwendung des tibetischen Medizinsystems umfassend gelehrt. Trotzdem gibt es in Tibet Praktizierende, die sich nur oberflächlich mit tibetischer Medizin vertraut gemacht haben und dann vorgeben, qualifizierte Ärzte zu sein. Sie sind als »Dorfärzte« oder »Barfußdoktoren« bekannt. Diese unqualifizierten Ärzte haben nicht die erforderliche Ausbildung und Erfahrung, die ein voll qualifizierter Arzt hat, der seine Studien an einer anerkannten Medizinschule oder Universität abgeschlossen hat.

In der exiltibetischen Gemeinschaft existieren einige unabhängige Schulen, an denen tibetische Medizin gelehrt wird, namentlich die *Dialectics School* in Ladakh, das *Central Institute for Higher Tibetan Studies* in Varanasi und das *Chagpori Medical Institute* in Darjeeling. Auch an einigen Klöstern wird tibetische Medizin gelehrt. Das qualifizierteste aller dieser Institute ist jedoch der *Men-Tsee-Khang*, der speziell von S. H. dem Dalai Lama im Exil errichtet wurde. Studenten, die zugelassen werden wollen, müssen das zwölfte Schuljahr erfolgreich abgeschlossen haben. Alle Bewerber müssen einen Eintrittstest bestehen, um die besten zu selektieren. Einige Plätze bleiben jenen Bewerbern vorbehalten, die keine Möglichkeit hatten, eine westlich ausgerichtete Schule zu besuchen (so etwa Flüchtlinge, die vor kurzem aus Tibet eintrafen). Weitere Plätze sind für Mönche und Nonnen sowie für Ausländer, die Kenntnisse in der tibetischen Sprache haben, reserviert. Dieses System schließt niemanden vom Studium der tibetischen Medizin aus, der dazu qualifiziert ist. Schon die »Vier Tantras« – verfasst im 8. Jahrhundert – sagten: »Das Beherrschen

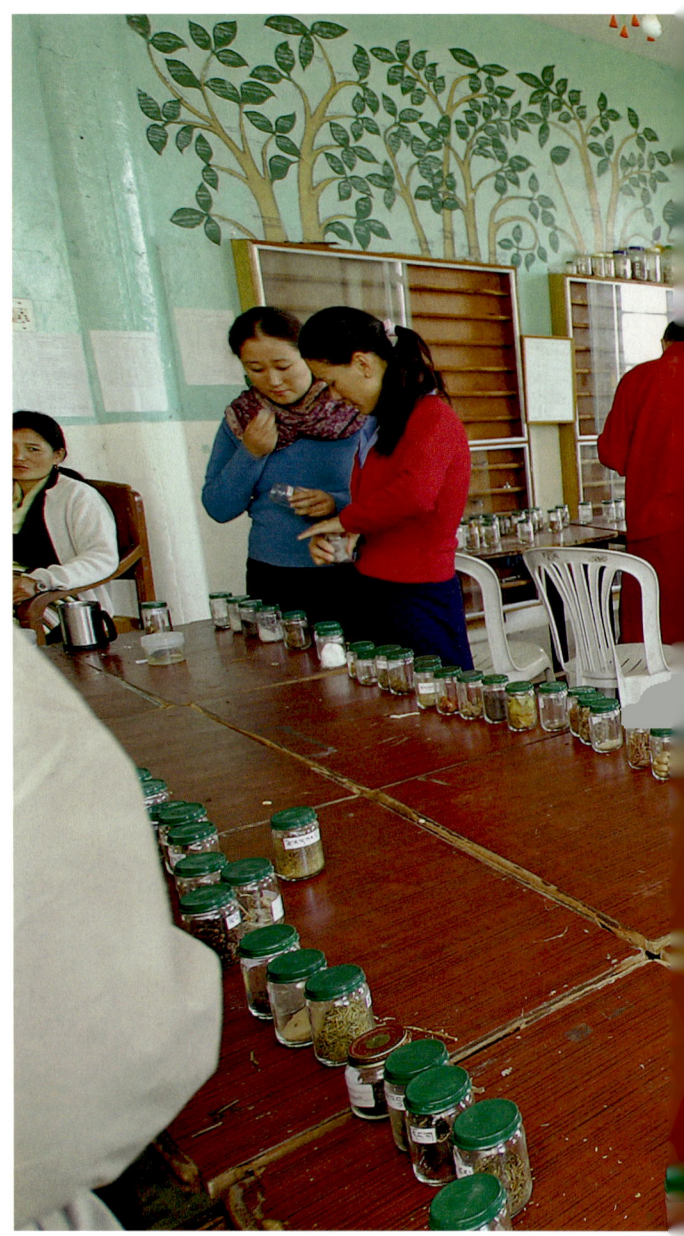

Ausbildung zur praktischen
Identifikation von medizinischen Rohstoffen am Men-Tsee-Khang.
Die kleine Medizinhochschule kämpft
immer noch mit beträchtlichen
materiellen und personellen Schwierigkeiten, und oft sind sowohl Dozenten
als auch Studierende bis an ihre Grenzen
gefordert, um das bedeutende alte
tibetische Wissen für zukünftige
Generationen am Leben zu erhalten
(Dharamsala, 2006).

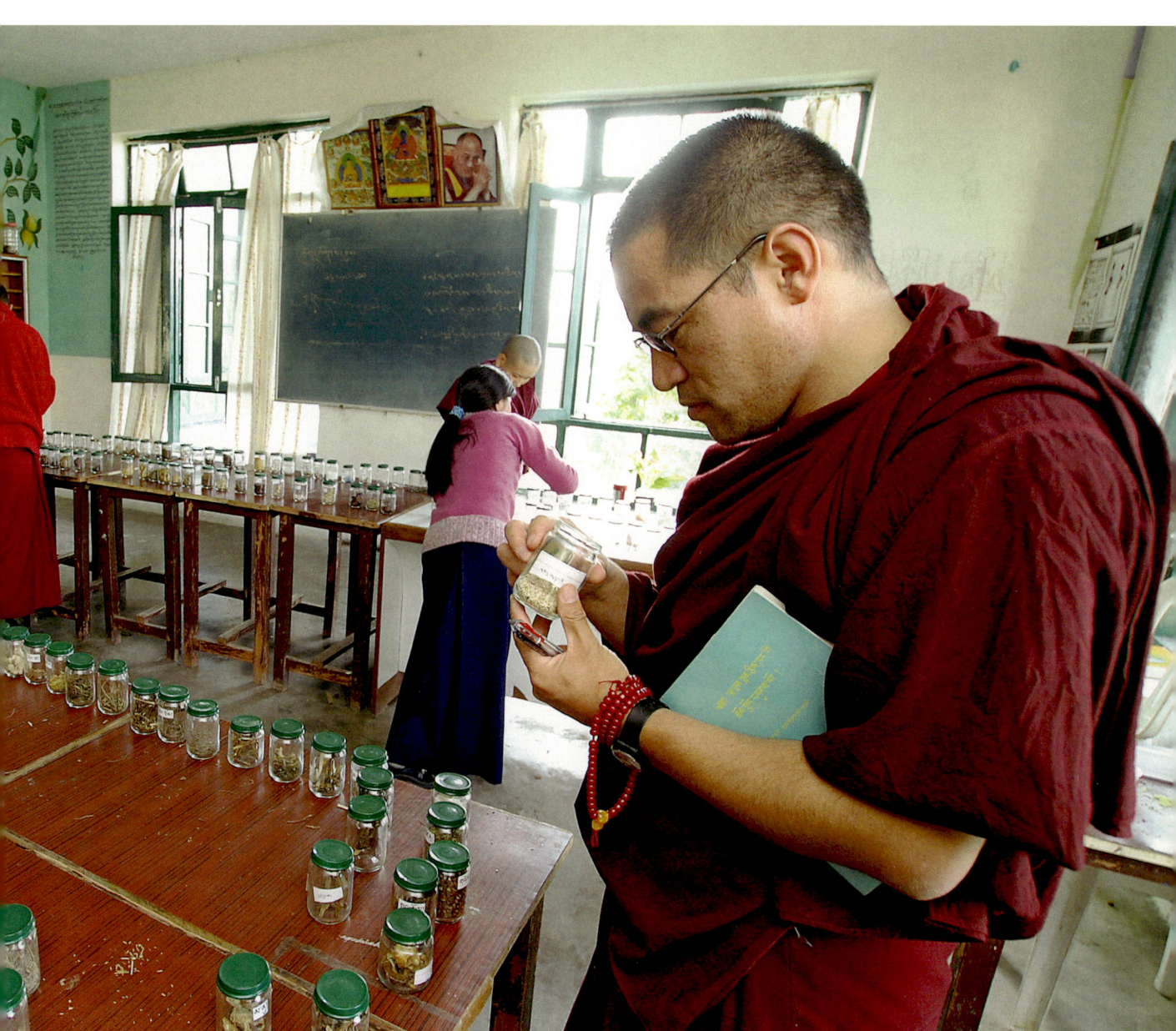

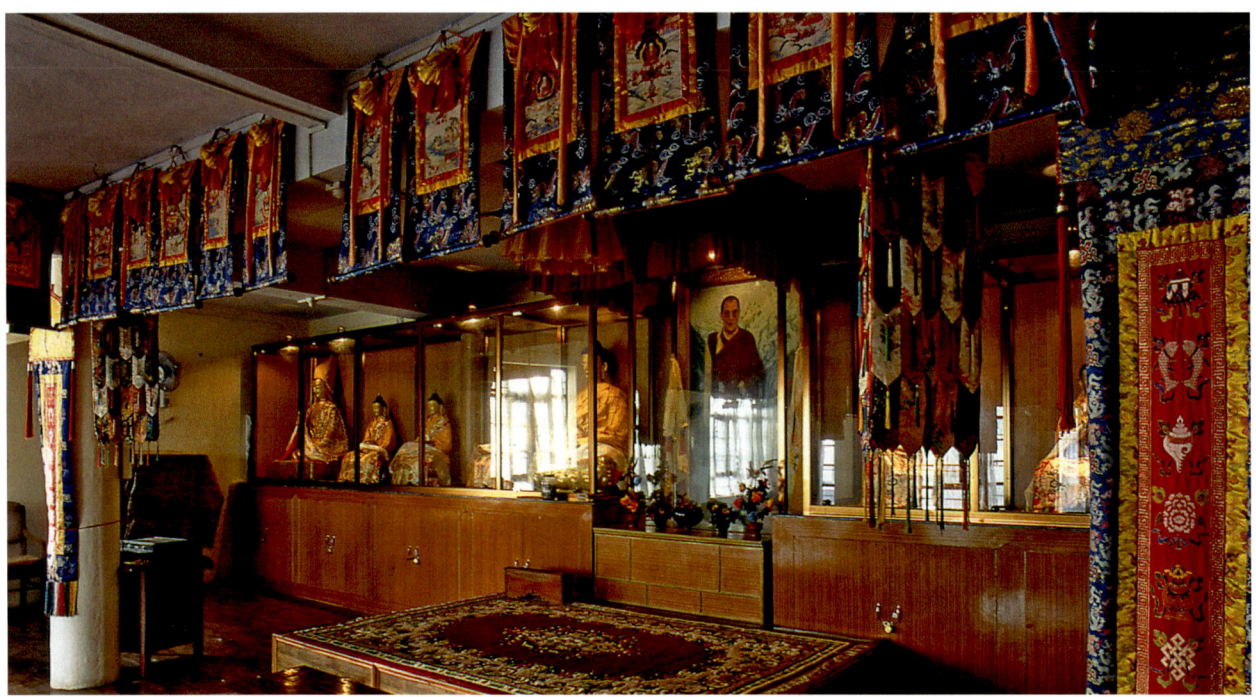

Oben: Der Gebetsraum der tibetischen Medizinhochschule ist mit den Bildnissen wichtiger tibetischer Ärzte geschmückt.

Rechts: Eingang der tibetischen Medizinhochschule (Men-Tsee-Khang, Dharamsala, 2004).

von Schreiben und Lesen ist die Grundlage; ob man graduieren wird oder nicht, hängt von dieser Grundlage ab.«

Das Zulassungssystem des *Men-Tsee-Khang* im indischen Exil stimmt mit der Essenz des obigen Ratschlags ebenso überein wie mit dem Zulassungssystem an modernen Universitäten.

Die medizinische Hochschule in Dharamsala wurde von S. H. dem Dalai Lama gegründet. Alle Studierenden besitzen die notwendigen Voraussetzungen zum Studium der tibetischen Medizinalschriften. Das Studium dauert – in Übereinstimmung mit der Tradition der tibetischen Medizin – bis zum *Kachupa*-Abschluss fünf Jahre. Die Hochschule kann sich rühmen, eine reich ausgestattete Bibliothek, eine Forschungsabteilung, einen Fabrikationsbetrieb zur Herstellung von Arzneimitteln und eine kleine stationäre Abteilung mit 15 Betten zu haben. Hier sammeln die Studenten praktische Erfahrung in der Anwendung dessen, was in den Klassenzimmern gelehrt wurde.

Im ersten Jahr des oben erwähnten fünfjährigen Studiums zum *Kachupa* wird zunächst die Geschichte der tibetischen Medizin gelehrt. Anschließend folgen die sechs Kapitel des »Grundlegenden Tantras«[49], in denen die allgemeine Bedeutung der tibetischen Medizin aufgezeigt wird und die zwölf Kapitel über die Entstehung des menschlichen Körpers durchgenommen werden. Dann folgen die 31 Kapitel des »Erklärenden Tantras«[50], welche die tiefe innere Bedeutung des »Grundlegenden Tantras« enthüllen. Praktisch alle Grundlagentexte müssen auswendig gelernt werden. Zu guter Letzt muss der »Illustrierte Baum« *(sdong 'grems)* – eine Analogie für das »Grundlegende Tantra« – sowie die Hälfte des *sNgo sman 'khrungs dpe* (ein Buch über *Materia medica*, d. h. die Rohstoffe zur Arzneimittelproduktion) verstanden und auswendig gelernt werden. All dieses Wissen wird in der jährlichen Prüfung getestet.

Im zweiten Jahr werden die Studierenden über Ernährung und Verhalten, über die Zubereitung von Arzneimitteln, über allgemeine Eigenschaften der Arzneimittelrohstoffe *(Materia medica)* und über medizinische Instrumente belehrt. Sie erhalten ein grundlegendes Wissen über die Diagnose von Krankheiten und Wege zur Heilung und Belehrungen über das korrekte Verhalten eines traditionellen tibetischen Arztes. Wiederum müssen sie alle zuge-

[49] Das erste der »Vier Tantras«.
[50] Das zweite der »Vier Tantras«.

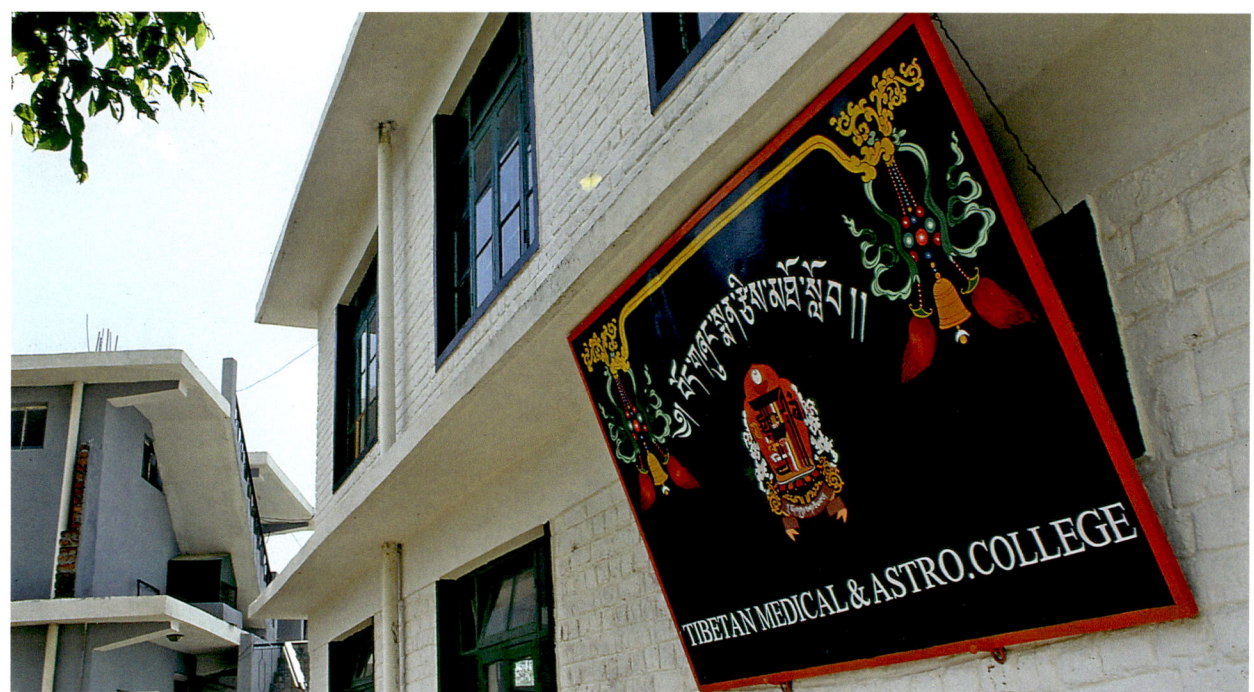

hörigen Grundlagentexte auswendig lernen; auch dies wird geprüft. Zusätzlich müssen sie den Rest des *sNgo sman 'khrungs dpe* und den »Illustrierten Baum« des »Erklärenden Tantras« studieren; auch dies wird während des jährlichen Examens getestet.

Im dritten Jahr erlernen die Studenten die medizinischen Texte über die Behandlung von Krankheiten. Es sind dies die Kapitel 1 bis 70 des 92 Kapitel umfassenden »Tantra der mündlichen Anweisung«. In jedem Kapitel werden die einzelnen Krankheiten detailliert besprochen, indem die Bedingungen für ihr Entstehen, die verschiedenen Typen, die Symptome und die Behandlungsmethoden erklärt werden. So werden z. B. im Kapitel über die Erkältungen fünf verschiedene Erkältungstypen beschrieben, darunter die Erkältung mit Husten *(glo cham)* und die Erkältung mit entzündetem Hals *(gre cham)*. Darauf folgen eine Beschreibung der allgemeinen Symptome einer Erkältung sowie die spezifischen Symptome der fünf Typen von Erkältungen. Dann wird die allgemeine Behandlung durch Ernährungs- und Verhaltensänderung, durch Einnahme von Arzeimitteln sowie mittels ergänzender Therapien beschrieben. Schließlich folgt das Ausführen der spezifischen Behandlung durch die Herstellung entsprechender Arzneimittel. Auf diese Art und Weise müssen die Studierenden mehr als 1600 Krankheiten lernen, was zeigt, wie umfassend dieses Wissensgebiet ist. Die meisten schwierigen Punkte müssen auswendig gelernt werden. Zusätzlich muss der »Illustrierte Baum« erlernt werden, der die allgemeine Bedeutung des »Tantra der

mündlichen Anweisung« erklärt. Als Letztes folgt das Auswendiglernen des Grundlagentextes über das »anatomische Netz« *(Byang khog yul thig)*. Indem man Linien auf das Äußere des Körpers legt, kann man anhand dieses Textes Lage und Größe der inneren Organe identifizieren. Das dritte Studienjahr gilt als das schwierigste.

Während des vierten Jahres lernen die Studierenden die restlichen Kapitel (Kap. 70 bis 92) des »Tantra der mündlichen Anweisung« und die Kapitel 1 bis 25 des insgesamt 27 Kapitel umfassenden »Nachfolgenden Tantra«. Das erste Kapitel des »Nachfolgenden Tantra« erklärt die Methode der Pulsdiagnose, das zweite die Urindiagnose. Die Kapitel 3 bis 12 erklären die Methoden zur Befriedung[51] von Krankheiten. Dies kann durch Gabe von Dekokten, medizinischen Pulvern, Pillen, Salben, medizinischer Butter, konzentrierten Extrakten, medizinischen Bieren, medizinischen Aschen, Kräuterformulierungen und kostbaren Juwelenpillen geschehen. In den Kapiteln 13 bis 19 wird das Ausleiten von Krankheiten durch die »fünf Heilmethoden mit Medizin« (Abführmittel und Brechmittel, nasale Arzneimittel, milde und starke Einläufe sowie die Methode zur Reinigung der Kanäle) erklärt. Bevor man die »Fünf Heilmethoden mit Medizin« anwendet, muss eine Öltherapie korrekt angewendet werden. Dazu

[51] Damit ist gemeint, dass Krankheiten sich am Ort ihrer Entstehung wieder zurückbilden (siehe S. 167–174).

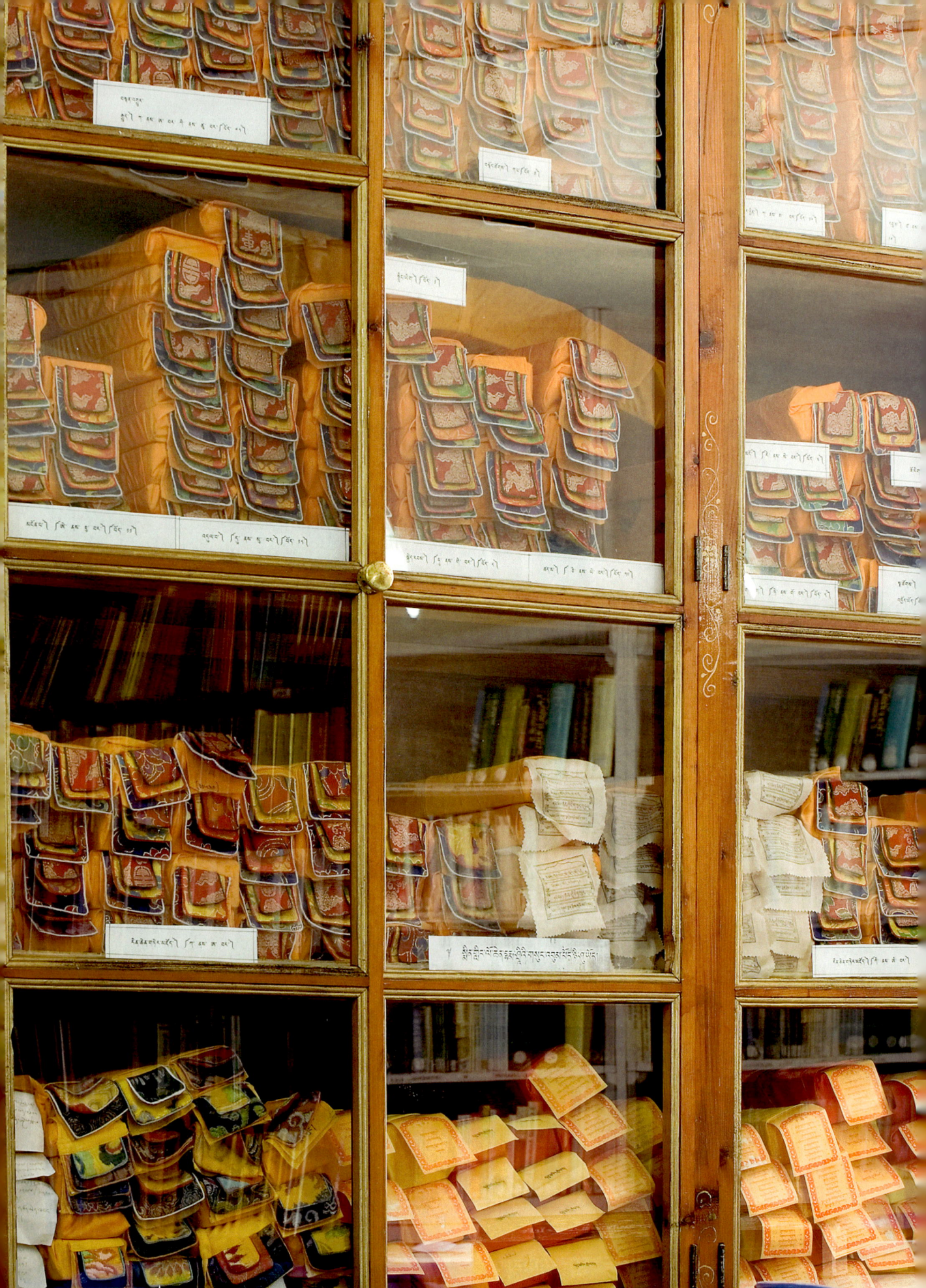

Alte Blockdrucke, sorgfältig eingewickelt in kostbare Tücher. Die meisten dieser Schriften – darunter auch die klassische tibetische Pharmakopöe Shel-gong und der Kommentar Shel-phreng – sind der westlichen Forschung nur auf Tibetisch zugänglich (Bibliothek des Men-Tsee-Khang, Dharamsala, 2005).

werden die Methoden gelehrt, die zur Herstellung der erwähnten Arzneimittel dienen. In den Kapiteln 20 bis 25 werden die »drastische ergänzende Therapien« genannten Behandlungsmethoden erklärt, die auf dem Gebrauch medizinischer Instrumente aufbauen. Sie umfassen Aderlass, Moxibustion und kleine Chirurgie mittels Hohlnadeln. In denselben Kapiteln werden auch die »milden ergänzenden Therapien« gelehrt, welche heiße und kalte Umschläge, medizinische Bäder sowie Massagetherapien umfassen. Alle diese Therapieformen müssen sorgfältig studiert werden; die Grundlagentexte und die entsprechenden »illustrierten Bäume« müssen auswendig gelernt werden. Zusätzlich werden jeweils im August Expeditionen in verschiedene Himalaya-Regionen durchgeführt, an denen alle Studenten vom ersten bis zum letzten Jahr teilnehmen müssen; sie werden dabei von ihren Lehrern begleitet. Während dieser Expeditionen werden Heilpflanzen gesammelt, und die Studierenden lernen, die verschiedenen Arten zu bestimmen. Die Studenten müssen jedes Jahr eine diesbezügliche Prüfung bestehen.

Im fünften Jahr lernen die Studenten die 15 Kapitel der »18 Epidemien« *(gNyan rims bco brgyad)*, eine prophetische Schrift früherer Meisterärzte über die kommenden Epidemien im jetzigen Zeitalter der Degeneration[52]. Darüber hinaus wird das Schlusskapitel der »Vier Tantras« gelehrt: das »Anvertrauungs-Kapitel«[53]. Zusätzlich müssen das *sMan sbyor las grub pa'i sman sna rigs brgya phrag lhag gi nus pa phyogs bsdus* (eine Zusammenstellung der Wirkungen von über hundert komplex zusammengesetzten Arzneimitteln) sowie die illustrierten Bäume der »Vier Tantras« studiert werden. Die Studierenden müssen nun alles wiederholen, was sie in den letzten Jahren gelernt haben, und die notwendigen Schriften gründlich meistern, um ein Arzt im Rang eines *Kachupa* zu werden. Am Ende des fünften Jahres werden sie einer Prüfung unterzogen. Danach sendet man die Studenten für ein Jahr in unterschiedliche Zweigstellen des *Men-Tsee-Khang*, um ihnen praktische Erfahrung zu vermitteln. Erst nach diesem letzten Ausbildungsschritt wird ihnen der Titel eines *Kachupa*-Arztes zuerkannt. Ein Student, der diesen Ausbildungszyklus erfolgreich abgeschlossen hat, ist als traditioneller tibetischer Arzt qualifiziert und kann sein Wissen nutzbringend für die Gesellschaft anwenden. Dieses System stimmt mit den modernen Anforderungen an eine systematische Ausbildung überein.

---

[52] Dazu gehört z. B. SARS (nicht aber AIDS); im Allgemeinen handelt es sich dabei um Viruserkrankungen, Fieber und rLung-Störungen.
[53] Dieses Kapitel enthält Anweisungen, wie jede Generation das Wissen und die Tradition der tibetischen Medizin aufrechterhalten und weitergeben soll.

Verhaltenskodex für tibetische Ärzte

Ein Arzt, der das tibetische Medizinsystem studiert hat, sollte in Übereinstimmung mit der buddhistischen Lehre und Praxis handeln. Die Gründe dafür werden einsichtig, sobald wir das Kapitel der »Vier Tantras« im Detail studieren, das sich speziell dem angemessenen Verhalten eines tibetischen Arztes widmet. Wir werden sehen, dass alle essenziellen Punkte der »Stufen des Pfades zur Erleuchtung« *(Lam rim)* sich in den Anweisungen zum richtigen geistigen und körperlichen Verhalten eines Arztes widerspiegeln. Aus diesem Grund können die entsprechenden Kapitel in den »Vier Tantras« als ein Stufenweg zur Realisation der Erlangung eines Medizinbuddhas (eines vollkommenen Heilers) betrachtet werden. Die »Stufen des Pfades zur Erleuchtung« sind eine schrittweise Anleitung, um vollkommene Erleuchtung zu erlangen, so dass man danach selbst alle fühlenden Wesen befreien und sie auf dem Weg zur Erleuchtung führen kann. Die Praxis der »Stufen des Pfades zur Erleuchtung« umfasst schrittweise die weltlichen und spirituellen Pfade, so etwa die Zufluchtnahme, die Hervorbringung des Erleuchtungsgeistes (Bodhicitta[54]), das Verständnis von Karma[55] und die Sechs Vollkommenheiten[56]. In den »Vier Tantras« wird gelehrt, dass alle Ärzte während ihrer Heilungsarbeit über diese Themen reflektieren und dementsprechend handeln sollen. In den »Vier Tantras« werden die sechs Qualitäten und das Wesen eines tibetischen Arztes *(rgyu drug)* detailliert beschrieben. Ebenso finden sich dort die verbale Definition eines Arztes sowie die Eigenschaften eines guten bzw. minderwertigen Arztes. Weltliche und spirituelle Handlungen im Zusammenhang mit der Sichtweise des Buddhismus sowie Meditation und Verhalten bei der Arbeit des Arztes werden gelehrt. Der materielle Reichtum des Arztes, der vorübergehend ist und mit dem Tode des Arztes enden wird, wird beschrieben. Schließlich wird die zeitlose Frucht erläutert, die daraus erwächst, dass man den Weg zum überlegenen Zustand eines Medizinbuddhas vollendet. Eine detaillierte Erklärung all die-

ser Punkte ist hier nicht nötig; wir werden uns in die sechs Qualitäten eines guten tibetischen Arztes vertiefen und die 13 Fehler eines minderwertigen Arztes beschreiben.

Die sechs Eigenschaften eines guten Arztes

1. Intelligenz

Obwohl jedermann ohne Rücksicht auf Rasse, Geschlecht und Herkunft tibetische Medizin studieren kann, sollten Ärzte weder mentale Probleme haben noch von sehr geringer Intelligenz sein. Sie sollten die notwendige Scharfsinnigkeit aufweisen, um das medizinische Wissen zu verstehen, das sie gelernt haben. Ärzte brauchen einen kraftvollen Geist, um ihr medizinisches Wissen fehlerlos anzuwenden und weiterzugeben. Man sagt auch, dass Ärzte einen klaren Verstand haben müssen, um die medizinischen Schriften und Praktiken durch ihre eigene analytische Intelligenz verstehen zu können. Kurzum – da das Leben eines Patienten vom Arzt abhängt, muss der Arzt intelligent sein.

2. Liebevolle Zuneigung (»Weißer Geist«)

Es wird gesagt, dass ein Arzt freundlich sein soll. Seine liebevolle Zuneigung und sein gutes Wesen sollten sich darin zeigen, dass

---

[54] Der Wunsch nach Erleuchtung zum Wohle aller fühlenden Wesen (relatives Bodhicitta) bzw. das tatsächliche, durch Meditation stabilisierte Erleben einer intensiven Glückseligkeit; dies führt zum spontanen Wunsch, dass alle Lebewesen diese Glückseligkeit erfahren mögen (absolutes Bodhicitta).
[55] Gesetzmässigkeit von Ursache und Wirkung in Bezug auf die Absichten, mit denen eine Handlung ausgeführt wird.
[56] Freigebigkeit, ethisches Verhalten, Geduld, Tatkraft, Geistige Ruhe (Konzentration) und Weisheit.

er in seinem eigenen Geist ohne Voreingenommenheiten ruht – egal ob der Patient reich oder arm, hochgestellt oder einfach, Freund oder Feind, Bekannter oder Fremder ist. Ein guter Arzt sollte erkennen, dass das Erleiden einer Krankheit für jeden Einzelnen gleichermaßen belastend ist. Mit dieser Haltung sollte er versuchen, den Patienten mit Hingabe und Einsatz zu heilen. Die »Vier Unermesslichen« – Liebe, Mitgefühl, Freude und innere Ausgeglichenheit – sollten gegenüber allen Patienten praktiziert werden, um sie von ihrem Leiden zu heilen.

3. Den medizinischen Schriften gegenüber verpflichtet

Wenn jemand zum Wohle aller Wesen handeln will, sollten seine Taten in Übereinstimmung mit den Erkenntnissen des Buddhismus sein. Ebenso muss man in Übereinstimmung mit den medizinischen Grundtexten handeln, wenn man Patienten heilen will; deswegen sollten sich alle Ärzte den medizinischen Schriften entschieden und kraftvoll verpflichtet fühlen. Diesbezüglich gibt es sechs Versprechen, die man in seinem Geist halten muss, zwei Gegenstände, die man in der Hand hält, und drei Punkte, die man verstehen muss. Die **sechs Versprechen,** die ein Arzt im Geiste behalten muss, sind die folgenden:

1) Er sollte seinen Lehrer als gütigen, freundlichen Menschen ansehen, ähnlich einem erleuchteten Wesen oder einem Weisen.
2) Er sollte seine Lehren als die eines erleuchteten Wesens ansehen.
3) Er sollte die medizinischen Textbücher als direkte Worte Buddhas auffassen.
4) Ein angehender Arzt sollte seine Mitstudenten als Brüder und Schwestern und als spirituelle Freunde betrachten.
5) Ein Arzt sollte seine Patienten als seine eigenen Söhne und Neffen betrachten.

6) Ein Arzt sollte keine Abneigung empfinden gegenüber Blut und Eiter und wie Hund und Schwein sich nicht durch eine schmutzige Umgebung stören lassen.

Wo immer auch ein Arzt praktiziert, muss er nicht nur Arzneimittel zur Hand haben, sondern die folgenden **zwei Gegenstände:**
1) Er soll Darstellungen von Körper, Rede und Geist der Medizinbuddhas mit sich führen.
2) Er muss alle notwendigen medizinischen Instrumente bei sich haben, wenn er sich an verschiedene Orte begibt, um seine Tätigkeit auszuüben.

Die **drei Punkte,** die der Arzt wissen muss, sind:
1) Mit Hilfe von Arzneimitteln können die Wünsche eines jeden ohne viel Anstrengung und beinahe auf wundersame Weise erfüllt werden können. Deshalb muss der Arzt die Fähigkeit haben, wichtige und seltene medizinische Rohstoffe zu identifizieren und zu sammeln, wo immer er sie auch findet.
2) Die wichtigste Methode, um die Leiden der Krankheiten zu beseitigen, basiert auf Arzneimitteln, die aus verschiedenen Rohstoffen zusammengesetzt werden. Diese Arzneimittel müssen danach durch Mantra-Rezitationen »ermächtigt« werden[57] – etwa vor dem Medizinbuddha, vor Weisen, vor Wissens-Haltern oder tantrischen Praktizierenden, die mit der tibetischen Medizin in Beziehung stehen.
3) Tibeter haben die Tradition, das Beste und Reinste der buddhistischen Dreieinigkeit[58] darzubringen. Was immer auch darge-

---

[57] Auch heute noch werden die am Men-Tsee-Khang in Dharamsala zubereiteten Arzneimittel ins Namgyal-Kloster S. H. des Dalai Lama gebracht. Durch Mantra-Rezitationen projizieren die Mönche ihre spirituelle Energie in die frisch zubereiteten Arzneimittel.

[58] Buddha, seine Lehren und seine Schüler (bzw. Geist, Rede und Körper eines Buddha).

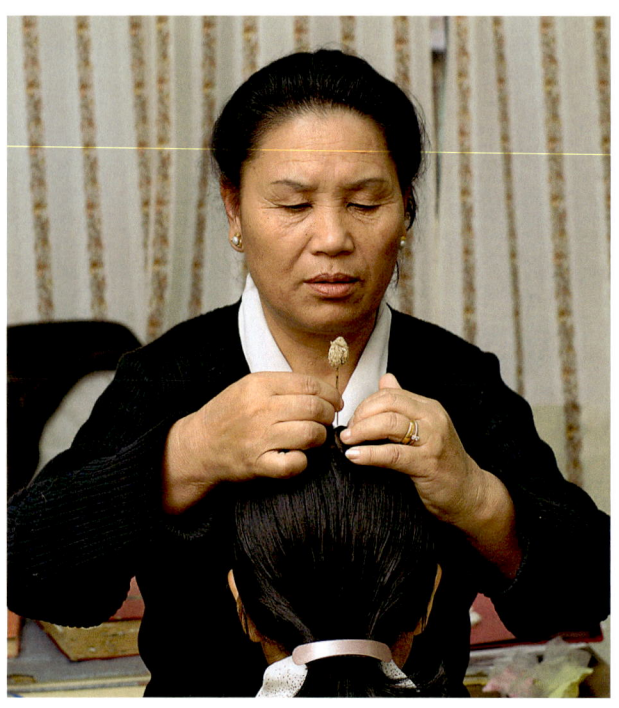
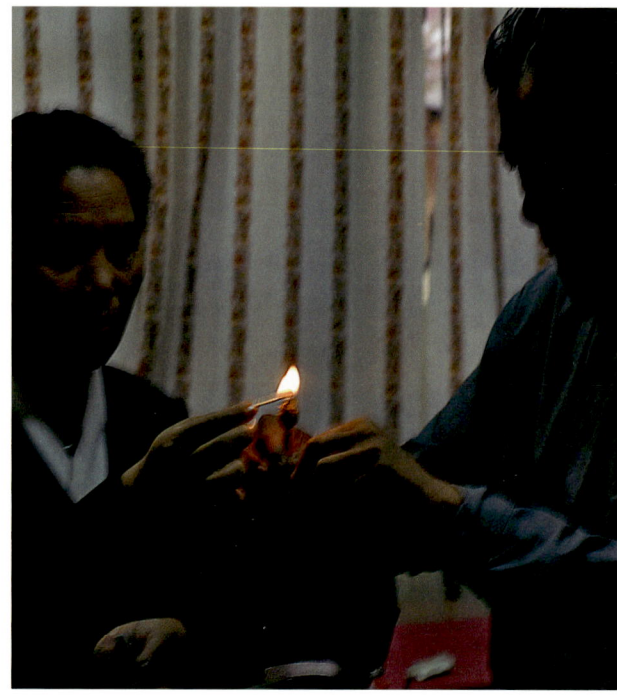

bracht wurde, wird als heilig angesehen. Ebenso müssen Arzneimittel nach der Herstellung und Ermächtigung anschließend dem Medizinbuddha und verwirklichten Weisen dargebracht und dadurch gesegnet werden. Die so gesegneten Arzneimittel sollen als Opfergaben angesehen werden, welche Krankheiten, subtile schädliche Ursachen und Hindernisse entfernen können.

Dies sind die drei Verpflichtungen, die der tibetische Arzt kennen soll; dabei soll er sich immer am Buddhismus orientieren.

4. Wie ein geschickter Handwerker

Die Handlungen von Körper, Rede und Geist eines Arztes sollen tugendhaft ausgeübt werden und denen eines geschickten Handwerkers gleichen. Die Hände eines Arztes müssen geschickt sein, um Arzneimittel und medizinische Instrumente herstellen zu können. Die Sprache eines Arztes soll sanft und beruhigend sein und den Patienten Freude bringen. Der Geist des Arztes soll wach und klar sein, und er sollte seine medizinischen Praktiken präzise, gründlich und in Übereinstimmung mit den jeweiligen medizinischen Schriften ausführen. Kurz – ein Arzt muss geschickt praktizieren, und wenn ihm dies nicht möglich ist, so muss er die richtige Geisteshaltung und das angemessene Handeln eines Arztes erlernen, um danach zum Wohle aller fühlenden Wesen zu wirken.

5. Hart arbeitend

Ärzte müssen an sich selbst hart arbeiten, um ihre eigenen geistigen und körperlichen Handlungen zu verbessern und zu verfeinern, und sie müssen für andere hart arbeiten.

Mit hart an sich selbst arbeiten ist gemeint, dass die Ärzte voll qualifiziert sein müssen, denn es geht um das Leben der Patienten. Dieser Punkt ist von großer Bedeutung. Um qualifiziert zu sein, sollen Ärzte eine umfassende Erfahrung bei der Beurteilung der **Ursachen** von Krankheiten, den für ihre Entstehung **förderlichen Umständen** sowie bei den Praktiken zur **Heilung** haben. Dieses Wissen soll in Übereinstimmung mit den medizinischen Schriften sein, die bereits zuvor in sechs Punkten erklärt worden sind. Ärzte sollten immer danach streben, dies jederzeit zu erreichen. Soviel zu den Bedingungen, die der Arzt selbst erfüllen muss.

Was die Arbeit zum Wohle anderer angeht, müssen Ärzte zum Wohle ihrer Patienten arbeiten. Unbesehen davon, ob ein Patient schwer krank ist oder nicht – der Arzt darf weder träge sein, noch die Sache zu verschieben suchen oder einfache verkürzte Lösungen wählen. Er muss den Patienten sofort behandeln und die Leiden des Patienten beenden, indem er all seine Energie und sein Wissen in die Behandlung steckt. Diese Bemühungen des Arztes werden erklärt, indem Beispiele der *Sechs Vollkommenheiten* zitiert werden. Darüber hinaus führt die Arbeit des Arztes, die er zu seinem eigenen Wohl und zu dem der anderen ausführt, zur

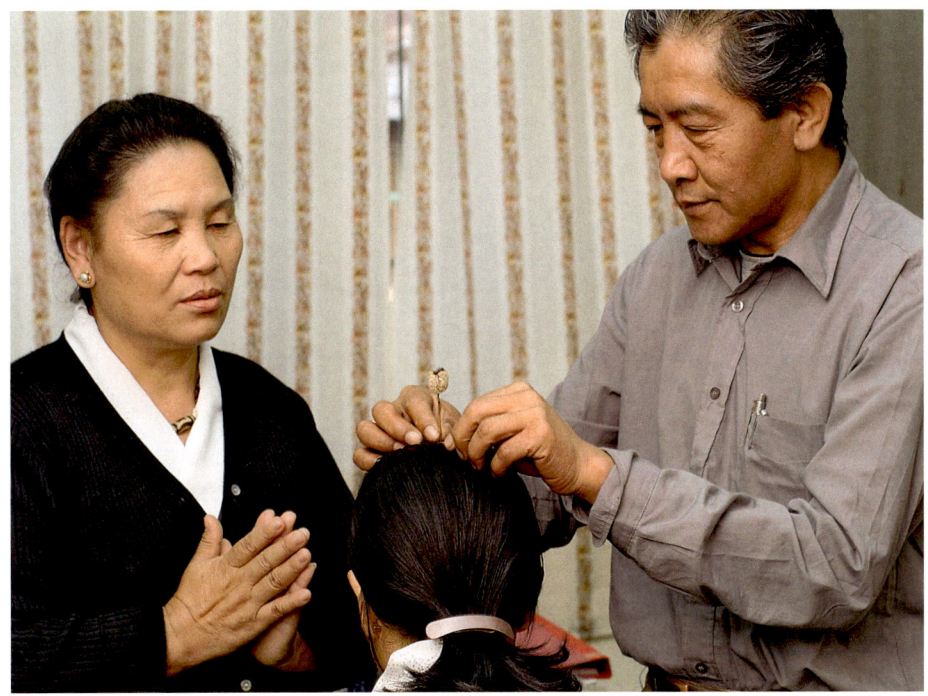

Bei der Moxibustion wird Hitze von verglühendem Edelweiß direkt oder – wie hier – indirekt via Goldnadeln auf bestimmte Körperpunkte übertragen (vgl. Abb. S. 182). Gebete begleiten die Anwendung der Therapie (Dr. Dawa Dölma und Dr. Tenpa Chöphel, Dharamsala, 2006).

wunderbaren Realisierung von Überfluss in seinem eigenen Leben und zur umfassenden Anhäufung von tugendhaften Taten und Verdiensten, die letzten Endes zur Verwirklichung des Zustandes eines allwissenden Buddha führen. Auf diese Art und Weise werden zugleich die eigenen Wünsche des Arztes erfüllt, und wenn seine geistige Ausrichtung korrekt ist, muss er nicht weitere religiöse Handlungen ausführen. Seine eigene Arbeit gipfelt in Verdiensten für sich selbst und Glück für alle anderen. Deshalb ist die Arbeit eines Arztes sehr wichtig und ein ausgezeichneter Weg, anderen zu helfen.

6. Weise in weltlichen Dingen

Eine Person, die inmitten der fühlenden Wesen dieser Welt lebt und mit den tugendhaften Qualitäten aus allen Richtungen geschmückt ist, sollte weise in weltlichen Dingen sein. Da der Arzt mit Menschen zu tun hat – seien sie nun von niedrigem Status oder hochgestellt –, sollte er sich in weltlichen Dingen auskennen. Diese Forderung ist darin begründet, weil ein ungesitteter, starrköpfiger, stolzer, eifersüchtiger, arroganter, träger, gieriger oder unehrlicher Arzt auch dann keine Patienten finden wird, wenn er das medizinische Wissen und die Praxis vollkommen beherrscht. Ein solcher Arzt wird unfähig sein, irgendetwas zum Wohlergehen der Lebewesen beizutragen. Man wird ihm nicht vertrauen, und ein schlechter Ruf verfolgt ihn. Aus diesem Grund ist es wichtig, dass ein Arzt lernt, weise in weltlichen Dingen zu handeln.

Die »Vier Tantras« erklären im Detail die einzelnen Wege, die ein Arzt lernen muss, um sich sowohl nach weltlichen als auch nach spirituellen Maßstäben richtig zu verhalten und auf eine Art und Weise zu leben, dass beides im Einklang ist.

Die 13 Fehler von minderwertigen Ärzten

Die Zeit scheint reif, dass westliche Interessierte und Forscher das tibetische Medizinsystem auf eine korrekte Art und Weise erlernen bzw. untersuchen. Dazu muss der Unterschied zwischen einem qualifizierten und einem unqualifizierten tibetischen Arzt bekannt sein und beachtet werden. Dies gilt für alle Beteiligten, die Interesse am tibetischen Medizinsystem haben – seien sie nun Tibeter oder nicht. Der Grund dafür ist, dass ein Arzt, der in Praxis und Theorie nicht bewandert ist, kaum zum Wohlergehen des Patienten beiträgt. Gleiches gilt für jene »Barfußdoktoren«, die einige Tage oder auch einige Monate lang ein oder zwei Kapitel der »Vier Tantras« studieren und dann kundtun, alles zu wissen. Einige Ärzte, die auf Ruhm oder Reichtum aus sind, vermischen das tibetische Medizinsystem mit anderen Therapieformen. Sie kommen zu falschen Schlussfolgerungen, und dies führt zu unschönen Diskussionen, zu einem verzerrten Bild und schließlich zu einem schlechten Ruf der tibetischen Medizin. Solche Fälle sind geschehen, und sie können auch in Zu-

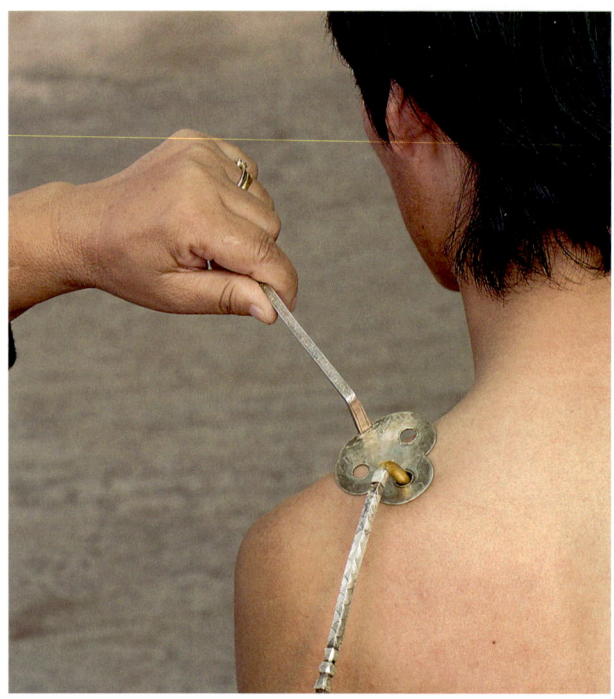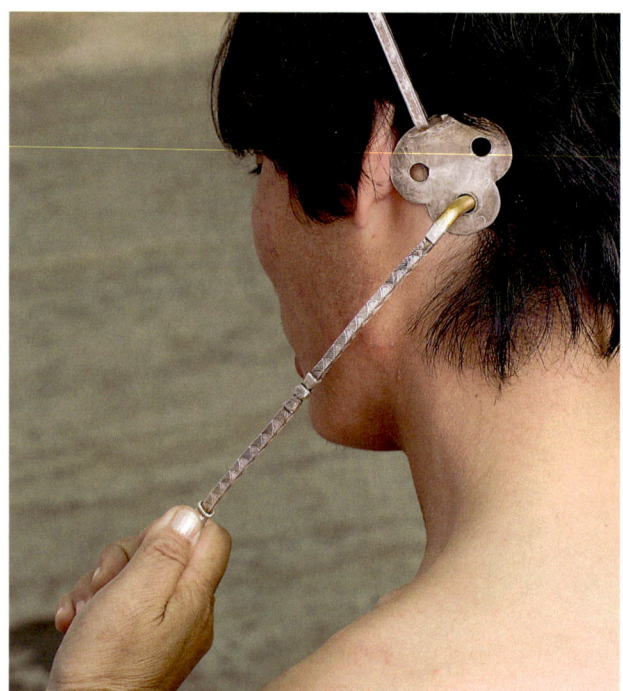

kunft wieder vorkommen. Es sollte aber klargestellt werden, ob diese Fälle auf der Ebene des tibetischen Medizinsystems oder auf der Ebene des einzelnen Arztes geschehen sind. Meiner Meinung nach kann mit Überzeugung gesagt werden, dass diese Fehler auf der Ebene des einzelnen Arztes – und nicht auf der Ebene des Medizinsystems – passierten. Deshalb ist es sehr wichtig, dass diejenigen, die nicht mit dem tibetischen Medizinsystem vertraut sind, sich genau über die Herkunft, Ausbildung und die Qualifikationen jedes einzelnen tibetischen Arztes informieren.

Um eine Wissenstradition aufrechtzuerhalten und das Wissen an zukünftige Generationen weitergeben zu können, muss derjenige, der für die Erhaltung verantwortlich ist, gewisse Qualifikationen aufweisen. Aus diesem Grund teilen die »Vier Tantras« die Qualitäten eines tibetischen Arztes in vier Kategorien ein – vollendet, speziell, hochwertig und minderwertig.

Für diejenigen, die mit dem tibetischen Medizinsystem nicht vertraut sind, sollen nun die dreizehn Fehler eines minderwertigen Arztes erklärt werden. Dies geschieht, damit man sich der nötigen Qualifikationen eines tibetischen Arztes bewusst wird und in Zukunft – basierend auf diesem Wissen – richtig handeln kann. Die dreizehn Fehler sind:

1. Einen schlechten Charakter haben

Damit ist ein Arzt gemeint, der sich sehr roh und engstirnig verhält und der nicht wirklich daran denkt, anderen zu helfen. Ein

solcher Arzt wird von niemandem respektiert werden. Er ist wie ein Fuchs, der den Thron eines Löwen besetzt und sich »König des Dschungels« nennt.

2. Die tibetischen medizinischen Schriften nicht kennen

Damit sind tibetische Ärzte gemeint, die die Schriften des tibetischen Medizinsystems nicht gemeistert haben. Ein solcher Arzt gleicht einem Blinden, dem man alles Gold der Welt zeigt und der doch nichts sehen kann. Er wird Krankheiten nicht korrekt identifizieren können – ganz zu schweigen von der Fähigkeit, den Patienten von seiner Krankheit heilen zu können.

3. Mangelnde Erfahrung

Damit sind Ärzte gemeint, die die theoretischen Aspekte des tibetischen Medizinsystems korrekt studiert haben, aber nicht die notwendige Praxis vorweisen können. Ein solcher Arzt wird sich während der Behandlung unsicher fühlen und sowohl bei der Zuordnung von Symptomen zur eigentlichen Krankheit als auch bei der Behandlung zögern.

4. Die Diagnosemethoden nicht kennen

Ein solcher Arzt weiß nicht, wie er die Ursache einer Krankheit korrekt identifizieren kann. Er erkennt weder einen Überschuss noch einen Mangel oder eine Störung bezüglich der drei elemen-

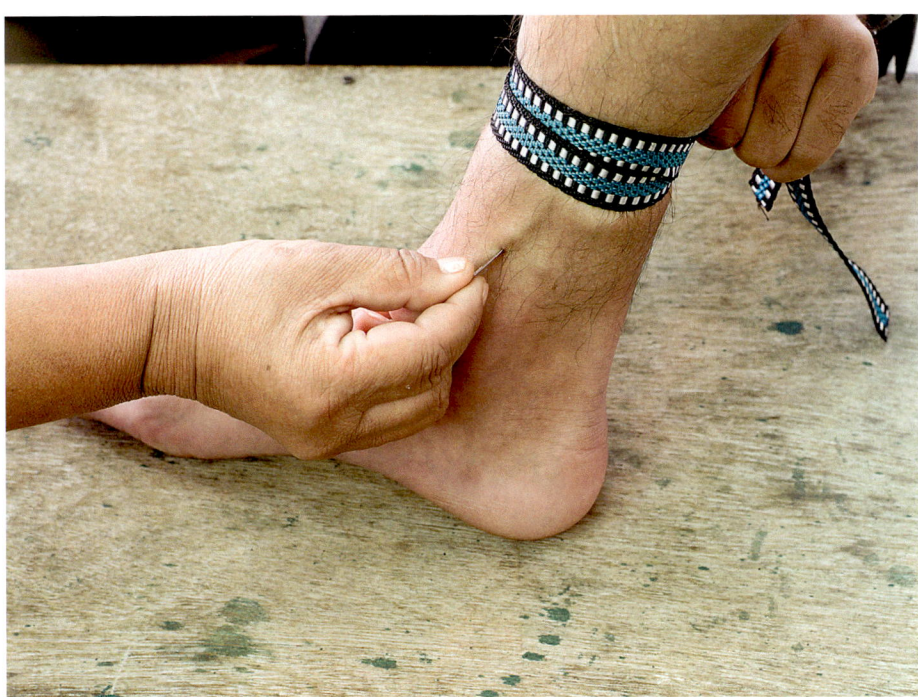

Links: Stimulierung von wichtigen Körperpunkten mit dem goldenen Brennstab.

Rechts: Aderlass.

Beide Therapieformen gehören zur Klasse der drastischen ergänzenden Therapien (siehe S. 185) und werden nur dann angewendet, wenn Ernährungs- und Verhaltensänderungen sowie Arzneimittel und sanfte ergänzende Therapien nicht den gewünschten Erfolg brachten (gestellte Aufnahmen; Dharamsala, 2006).

taren Körperprozesse (*rLung, mKhris pa* und *Bad kan*); Gleiches gilt für die fünf Sinnesorgane und ihre Objekte (namentlich Form, Klang, Geruch, Geschmack und Fühlen). Ebensowenig kann er – basierend auf Ort, Zeit, Natur und Alter der Krankheit – ihren Schweregrad ermitteln. Er merkt nicht, wenn jemand lügt. Da er die vier Arten von Krankheiten[59] nicht kennt, weiß er nicht, ob der Patient akzeptiert oder zurückgewiesen werden soll. Wenn ein solcher Arzt eine Krankheit zu identifizieren sucht, wird er Dampf mit Rauch verwechseln und das Symptom einer Krankheit nicht als solches erkennen. Ähnlich einer Person, die ohne Verwandte und Bekannte umherwandert, kann ein solcher Arzt keine einzige Krankheit korrekt identifizieren.

5. Urin- und Pulsdiagnose nicht ausführen können

Ein solcher Arzt kennt weder die 13 allgemeinen Punkte in Bezug auf die Pulsdiagnose noch die acht allgemeinen Punkte in Bezug auf die Urinanalyse. Er wird unfähig sein, zwischen heißen und kalten Krankheiten zu unterscheiden, und damit gegen die grundlegenden Prinzipien der tibetischen Medizin verstoßen.

6. Nicht klar und entschieden handeln

Ein solcher Arzt ist unfähig, dem Patienten die Ursachen der Krankheit und die für ihr Weiterbestehen förderlichen Bedingungen zu erklären. Ebenso wenig kann er erläutern, in welchen Va-

riationen die Krankheit auftritt. Er ist unfähig, die Wesenszüge und die Schwere der Krankheit zu beschreiben, und er kann nicht sagen, ob ein Problem alt oder neu ist. Ein solcher Arzt kann die Zweifel eines Patienten nicht klären; stattdessen muss er oft schweigen und bringt damit das ganze medizinische System in Verruf.

7. Nicht wissen, wie man die Krankheit heilt

Ein solcher Arzt erkennt zwar die Krankheit korrekt, weiß aber nicht, wie man sie heilt oder behandelt. Er gleicht jemandem, der in der Dunkelheit schießen will. Er weiß nicht, wie die Arzneimittel oder die ergänzenden Therapien effektiv angewendet werden müssen, um eine bestimmte Krankheit zu behandeln.

8. Angemessene Ernährung und Verhalten nicht kennen

Ein solcher Arzt weiß nicht, wie man sich korrekt ernähren soll, und er kennt ebenso wenig das korrekte Verhalten, das in den medizinischen Schriften gelehrt wird. Ein solcher Arzt gleicht jemandem, der dem Feind zur Machtübernahme verhilft, oder jemandem, der der Krankheit hilft, den Körper des Patienten zu überwältigen.

[59] Leicht zu heilen, schwierig zu heilen, nur teilweise heilbar und unheilbar.

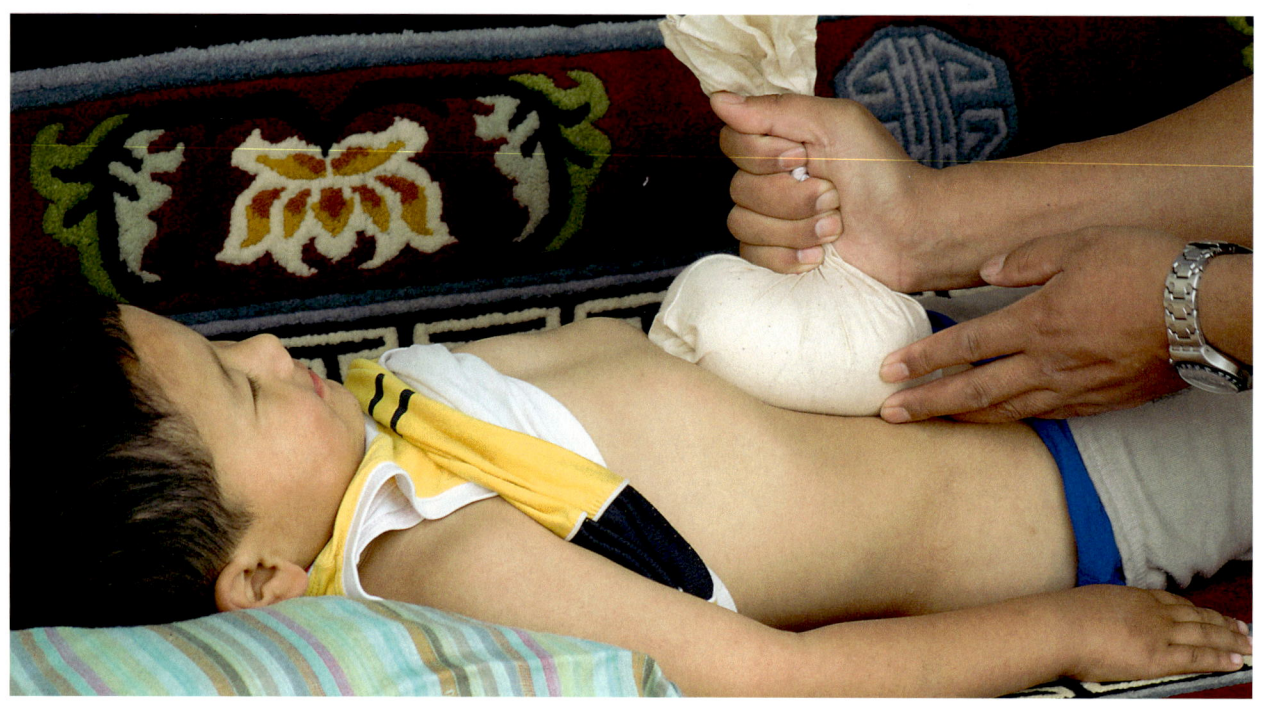

9. Die befriedenden Methoden zur Heilung von Krankheiten nicht kennen

Ein solcher Arzt kennt die Methoden zur Herstellung von befriedenden Arzneimitteln nicht, die in den »Vier Tantras« beschrieben werden. Er kennt weder die korrekte Zubereitung von Dekokten, pulverförmigen Arzneimitteln, Pillen, medizinischer Butter, Pasten und Aschen, aufkonzentrierten Extrakten und medizinischen Bieren, noch kann er kostbare Arzneimitteln und Kräuterformulierungen herstellen. Ebenso wenig kennt er die Anwendung der oben erwähnten Arzneimittel, um Krankheiten am Ort ihrer Entstehung zu befrieden. Ein solcher Arzt gleicht einem Bauern, der sein Land nicht zu bestellen weiß und so die Krankheit wieder aufleben lässt.

10. Die ausleitenden Methoden zur Heilung von Krankheiten nicht kennen

Gemäß den »Vier Tantras« kennt ein solcher Arzt die Zubereitung und Anwendung von Arzneimitteln nicht, die zum Ausleiten von Krankheiten notwendig sind. Dazu gehören Abführmittel (Purgativa), Brechmittel (Emetika), nasal wirkende Arzneimittel, milde und starke Einläufe. Ein solcher Arzt weiß auch nicht, wann er die ausleitenden Methoden bei Patienten anwenden soll. Falls er die Anwendung kennt, kann es vorkommen, dass er die Arzneimittel falsch dosiert und so den Körper und dessen Grundbestandteile in Gefahr bringt.

11. Nicht die geeigneten medizinischen Instrumente haben

Solche Ärzte haben nicht die geeigneten medizinischen Instrumente, um einen Patienten zu behandeln. Sie gleichen einem tapferen Kämpfer, der nicht die geeigneten Waffen hat, um seine Feinde zu bekämpfen.

12. Die Methoden des Aderlasses und der Moxibustion nicht kennen

Ein solcher Arzt weiß nicht, wann er die Methoden des Aderlasses und der Moxibustion anwenden soll, die in den tibetischen medizinischen Tantras beschrieben sind. Solche Ärzte wenden die Methode der Moxibustion bei Krankheiten von kalter Natur an und die Methode des Aderlasses bei Krankheiten von heißer Natur. Sie fassen Krankheit und Therapie falsch auf, und dies führt zur Anwendung unangebrachter Behandlungsmethoden.

13. Ein schlechter Arzt, der alle zwölf oben genannten Fehler macht

Solch schlechte Ärzte verwechseln Krankheiten ernster Natur mit leichten Erkrankungen, und aufgrund dieses Fehlers wenden sie falsche Arzneimittel und falsche Therapien an. Diese Ärzte unterscheiden sich grundlegend von jenen, die die sechs Qualitäten besitzen und in Übereinstimmung mit den Idealen des Buddhismus handeln. Diese Scharlatane behaupten, Ärzte zu sein, um

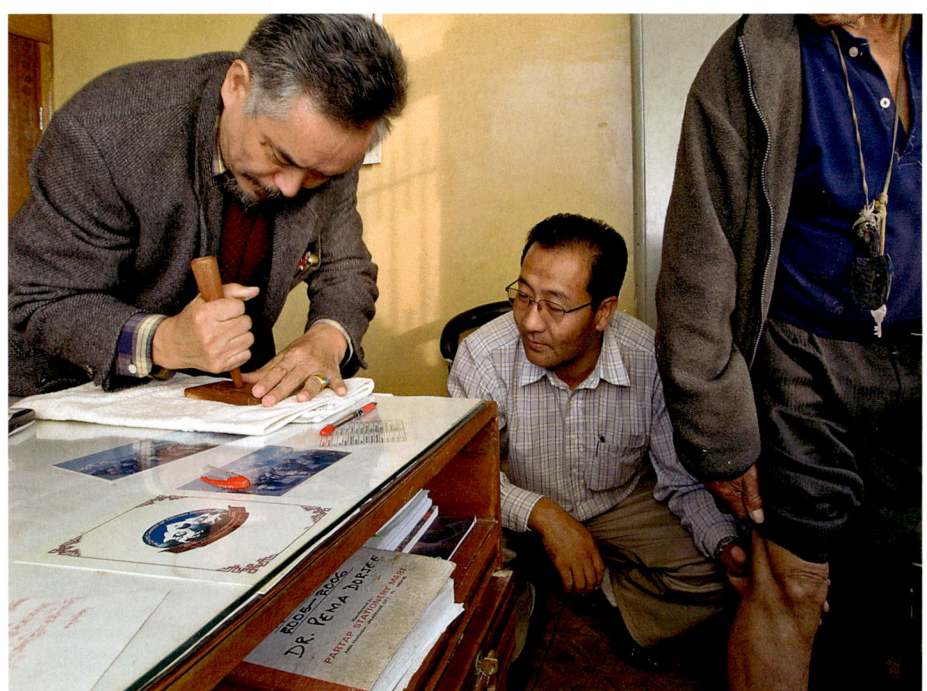

Links: Umschläge werden genutzt, um medizinische Substanzen auf die äußeren Körperteile aufzubringen und damit Schmerzen und Fieber zu lindern (siehe S. 183).

Rechts: Zhu-Therapie. Durch Reibung erhitztes Holz stimuliert bestimmte Körperpunkte, hier am Knie (Dr. Pema Dorjee und der Autor, Dharamsala 2006).

ihre eigenen materiellen Vergnügungen zu verfolgen. Patienten sollten sich von solchen Ärzten fernhalten; andernfalls werden sie und ihre Familien leidend enden.

Jeder, der am tibetischen Medizinsystem interessiert und darum besorgt ist, sollte die Fehler von falschen Ärzten erkennen, so wie dies in den tibetischen medizinischen Schriften beschrieben wird. Ärzte, die nicht mit den dreizehn Makeln behaftet sind, haben gute Kenntnisse des tibetischen Medizinsystems und seiner Praxis. Diese Ärzte engagieren sich, das Leben von leidenden Patienten zu retten. Ob ein Arzt der tibetischen Medizin qualifiziert ist oder nicht, sollte anhand der oben gegebenen Kriterien entschieden werden.

Beziehung zwischen Körper und Geist aus der Sicht des Buddhismus

Das Wissen um Körper und Geist, das sich in verschiedenen traditionellen tibetischen Abhandlungen zeigt, ist umfassend und tiefgründig. Es wird sowohl durch die interpretierende als auch durch die definitive Logik gestützt. Das Verhältnis von Körper und Geist kann verstanden und erkannt werden, indem man sich auf das Wissen von **Buddhismus** und tibetischer Medizin stützt. Die Abhandlungen des Buddhismus gleichen einem alles offenbarenden Spiegel der Psychologie, und die traditionelle tibetische Medizin ist entsprechend ein Spiegel für die Physiologie des Menschen. Es gibt kaum etwas, das detaillierter und klarer ist. Jemand, der den Buddhismus auf der tiefsten Ebene gemeistert hat, wird den subtilen und den sehr subtilen Körper genauestens verstehen, aber nur wenig Wissen über den grobstofflichen, materiellen Körper haben. Umgekehrt hat ein guter Praktizierender der **tibetischen Medizin** detailliertes Wissen über den grobstofflichen Körper; er wird es aber schwierig finden, den subtilen Körper genau zu verstehen und ihn zu erklären. Ein analoger Unterschied besteht zwischen tibetischer Medizin und Buddhismus bezüglich Subtilität der Ebenen des Geistes. Wenn man das Verhältnis von Körper und Geist richtig verstehen will, muss man die Abhandlungen beider Disziplinen zu Rate ziehen. Wenn das Wissen der tibetischen Medizin über Körper und Geist – das auf dem buddhistischen Wissen über den Geist basiert – genauer studiert und erforscht würde, könnte dies zur Überwindung der zahlreichen Probleme beitragen, mit denen sich unsere heutige Gesellschaft konfrontiert sieht.

Der Buddhismus sagt aus, dass der menschliche Körper einem Haus ohne Besitzer gleicht; der Geist, der im Körper weilt, wird mit dem Menschen in einem Haus verglichen. So wie die Größe eines Hauses vom Eigner abhängt, hängt auch unser Körper von der reinen oder unreinen Natur unseres Geistes ab und basiert auf ihm.

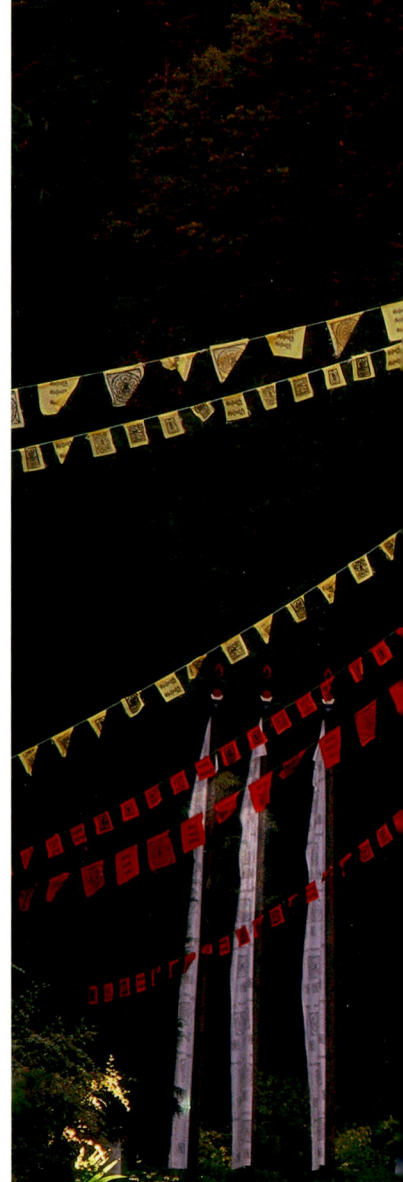

Die Stupa symbolisiert den schrittweisen Weg zur vollkommenen Erleuchtung. Das sanfte Licht der untergehenden Sonne reflektiert sich in den Wolken, und ein Regenbogen steht über dem ehemaligen Zisterzienserkloster, während Tai Situ Rinpoche an dem Ort ankommt, wo S. H. der Dalai Lama kurz zuvor ausführliche Unterweisungen zu den Vier Edlen Wahrheiten gegeben hatte (Karma Ling, Arvillard, Frankreich, 1997).

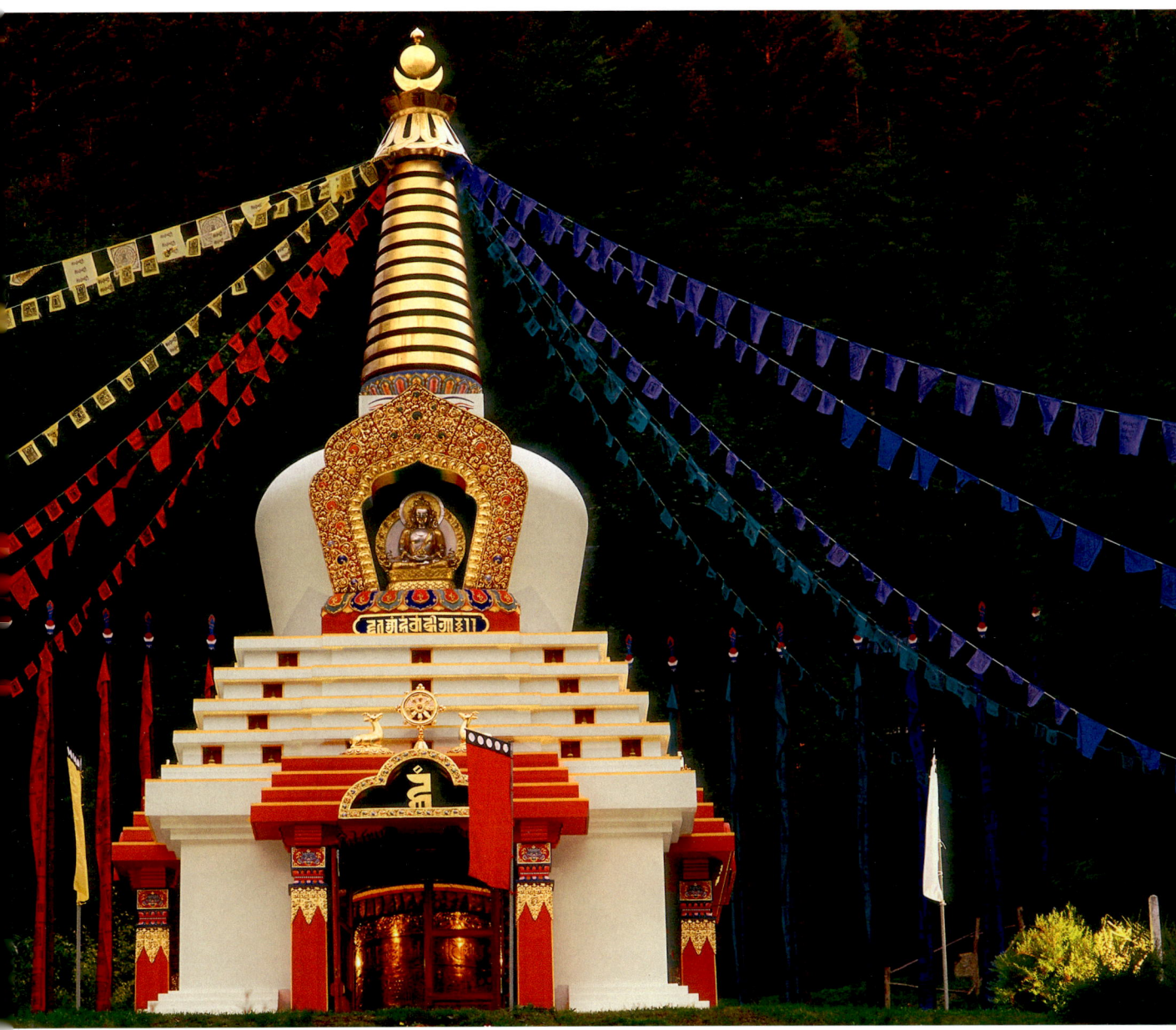

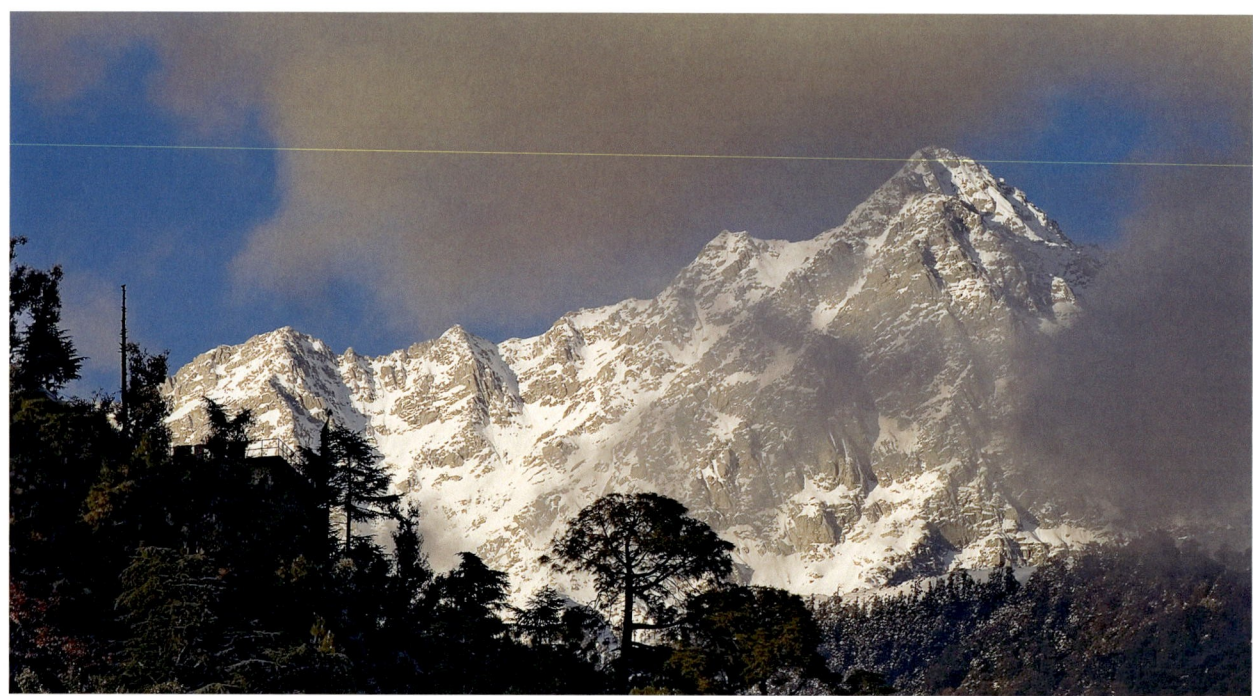

Die **reine Natur des Geistes** offenbart sich in jenen Bodhisattvas, die selbst die geringsten Spuren der fünf Gifte[60] der leidverursachenden Emotionen aus ihrem Geistkontinuum getilgt haben. Diese Bodhisattvas haben ihren selbstsüchtigen Geist aufgegeben und streben ausschließlich das Wohl der anderen an, während sie auf dem Pfad zur Befreiung voranschreiten. Nicht nur die Bodhisattvas selbst, sondern auch ihre Schüler und Anhänger werden letzten Endes einen tiefen inneren Frieden und eine nichtbedingte Zufriedenheit erlangen. Dies ist allein das Resultat eines reinen Geistes.

Der **unreine Geist** ist ein Geist, der in unserem Körper weilt und von den fünf leidverursachenden Emotionen überwältigt wurde. Der unreine Geist gleicht dem Besitzer eines Hotels, und der Körper ist ein sklavenähnlicher Hoteldiener, der zu verschiedensten unrechten Handlungen gezwungen wird.

Wenn sich die **fünf leidverursachenden Emotionen** im eigenen Geist vermindern, wird sich parallel dazu die Anzahl der äußeren Feinde verringern. Je weniger Feinde man hat, desto freier und glücklicher wird der eigene Geist sich entfalten können. In der gegenwärtigen Gesellschaft – wo immer man sich auch befinden mag – liegt das Hauptgewicht des Handelns und Strebens auf extravaganten materiellen Dingen. Weil unser Geist nicht von den leidverursachenden Emotionen gereinigt wurde, entstehen Kriege, Konflikte, Streit und Rivalitäten – sowohl zwischen Nationen, Regierungen und Völkern als auch zwischen Ehegatten und den Generationen. Dieser Prozess setzt sich kontinuierlich fort und führt zu einem übergreifenden und weltweiten Vertrauensverlust.

Wir sind in einem Jahrhundert angekommen, dem es an Mitgefühl mangelt. Geist und Körper werden von diesem Leiden geplagt, und daraus entstehen Schlaflosigkeit, Herzkrankheiten, Schmerzen und Schweregefühle im Oberkörper, hoher Blutdruck, Schwindel, Reizbarkeit, Appetitverlust und weitere 63 *rLung*-Krankheiten. Daraus können sich in der Folge schwerere Krankheiten wie Depressionen, Schizophrenie und Suizid entwickeln. All dies beginnt mit einem unreinen Geist.

Der Medizinbuddha zeigt, dass die **primäre Ursache aller Krankheiten** eine tiefgehende Unwissenheit ist. Aus ihr entstehen die drei grundlegenden leidverursachenden Emotionen (Geistesgifte), nämlich Gier (Anhaftung), Hass (Ärger), und Verblendung (Selbsttäuschung). Diese drei Geistesgifte verdichten sich im menschlichen Körper zu den drei elementaren leidverursachenden Körperprozessen (*rLung*, *mKhris pa* und *Bad kan*[61]). Daraus wiederum entstehen die 404 Krankheiten mit ihren 1616 Untertypen. Zu-

---

[60] Anhaftung (Gier), Ablehnung (Hass, Ärger), Täuschung (fehlende Klarheit über das Wesen der Realität), Stolz und Eifersucht (Neid).

[61] rLung ist mit Bewegung oder kinetischer Energie assoziiert; Gier und Anhaftung führen dazu, dass man etwas in Bewegung setzt, um das Gewünschte zu erlangen. mKhris pa ist mit Verbrennungsprozessen im Körper assoziiert; Unerwünschtes wird abgebaut. Bad kan schließlich ist das Resultat von geistiger Unklarheit und hängt damit mit der (Selbst-)Täuschung zusammen.

Auch heute noch leben im indischen Himalaya hoch verwirklichte Praktizierende, so in den Wäldern und Bergen um Dharamsala, die gegen 4500 Meter hoch sind (links), oder in den Gebirgshöhlen oberhalb von Tso Pema, Rewalsar (rechts).

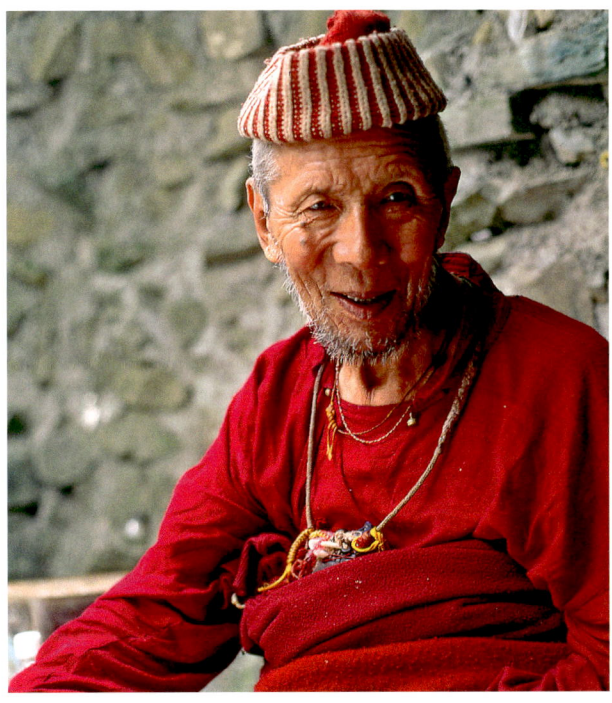

sammenfassend kann gesagt werden, dass sich alle Krankheiten, die den Körper betreffen, ursächlich aus einem unklaren Geist heraus bilden. Deswegen ist es einsichtig, dass man zunächst den Geist heilen muss, will man den Körper von Krankheiten befreien. Es ist charakteristisch für Krankheiten, dass sie zu einer Verstärkung bzw. Abschwächung der elementaren Körperprozesse[62] (Nyes pas) bzw. einem Ungleichgewicht zwischen ihnen führen. Die **vier auslösenden Umstände aller Krankheiten** sind Jahreszeit, subtile schädliche Einflüsse, falsche Ernährung und unangemessene Verhaltensweisen. Auch sie entstehen letztendlich aus einem unklaren oder unreinen Geist. Aufgrund unseres unreinen Geistes sind wir nie wirklich zufrieden und schwelgen beispielsweise in unangemessenen Ernährungs- und Verhaltensweisen. Als Folge davon leiden wir unter den entsprechenden Krankheiten. Eine Person, die beispielsweise Süßigkeiten liebt und im Übermaß zu sich nimmt, wird als Folge davon mit Sicherheit an entsprechenden Krankheiten (z. B. Diabetes) erkranken. In den tibetischen medizinischen Schriften wird gesagt, dass »die Nahrung, die die fünf elementaren Prozesse in sich trägt, entsprechend die fünf elementaren Prozesse des Körpers verstärkt«. Deswegen sollte die Nahrungsmittelaufnahme darauf ausgerichtet sein, die fünf Prozesse in einem ausgeglichenen Maße zu unterstützen. Dies führt dazu, dass die Prozesse im Körper ausgewogen ablaufen. Der Körper wird dadurch gesund und kräftig. Wenn das Gegenteil der Fall ist, laufen die Prozesse unausgeglichen ab und führen so zum Entstehen von Krankheiten. Falls unsere Ernährung und unser Verhalten von Gier und Anhaftung bestimmt werden, so führt dies zu Exzessen in der Ernährung und im Verhalten und zu daraus resultierenden Krankheiten, wie am Beispiel von Diabetes angedeutet. Aus diesem und ähnlichen Gründen sagte der Medizinbuddha, dass alle Krankheiten ihren Ursprung im unreinen Geist haben.

In ähnlicher Art und Weise steht das Leiden an unseren Krankheiten in Bezug zum **Karma**. Je nachdem, ob man sich in der Vergangenheit tugendhaft oder untugendhaft verhalten hat, werden Schmerzen und Schweregrad einer Krankheit unterschiedlich sein. Nehmen wir das Beispiel von zwei Patienten, die an der gleichen Krankheit leiden und auf die gleiche Art und Weise vom gleichen Arzt behandelt werden. Der eine mag wesentlich stärkere Schmerzen haben als der andere, und seine Genesung mag mehr Zeit beanspruchen. Es kann sogar vorkommen, dass der eine stirbt, während der andere überlebt. Diese Unterschiede existieren, und sie werden in der tibetischen Medizin mit den unterschiedlichen individuellen Karmas und der Anhäufung von Verdiensten erklärt.

[62] Die vier elementaren Prozesse »Wasser« (Verdichtung, Kondensation von Energie zu Materie), »Erde« (Materie), »Feuer« (Umwandlung von Materie in Energie) und »Wind« (Energie) sowie als fünftes der Raum, in dem alle Prozesse ablaufen. Die vier Elemente haben starke Parallelen zum Wellenprinzip der westlichen Naturwissenschaften. Dies gilt sowohl in Bezug auf ihre universelle Bedeutung als auch inhaltlich.

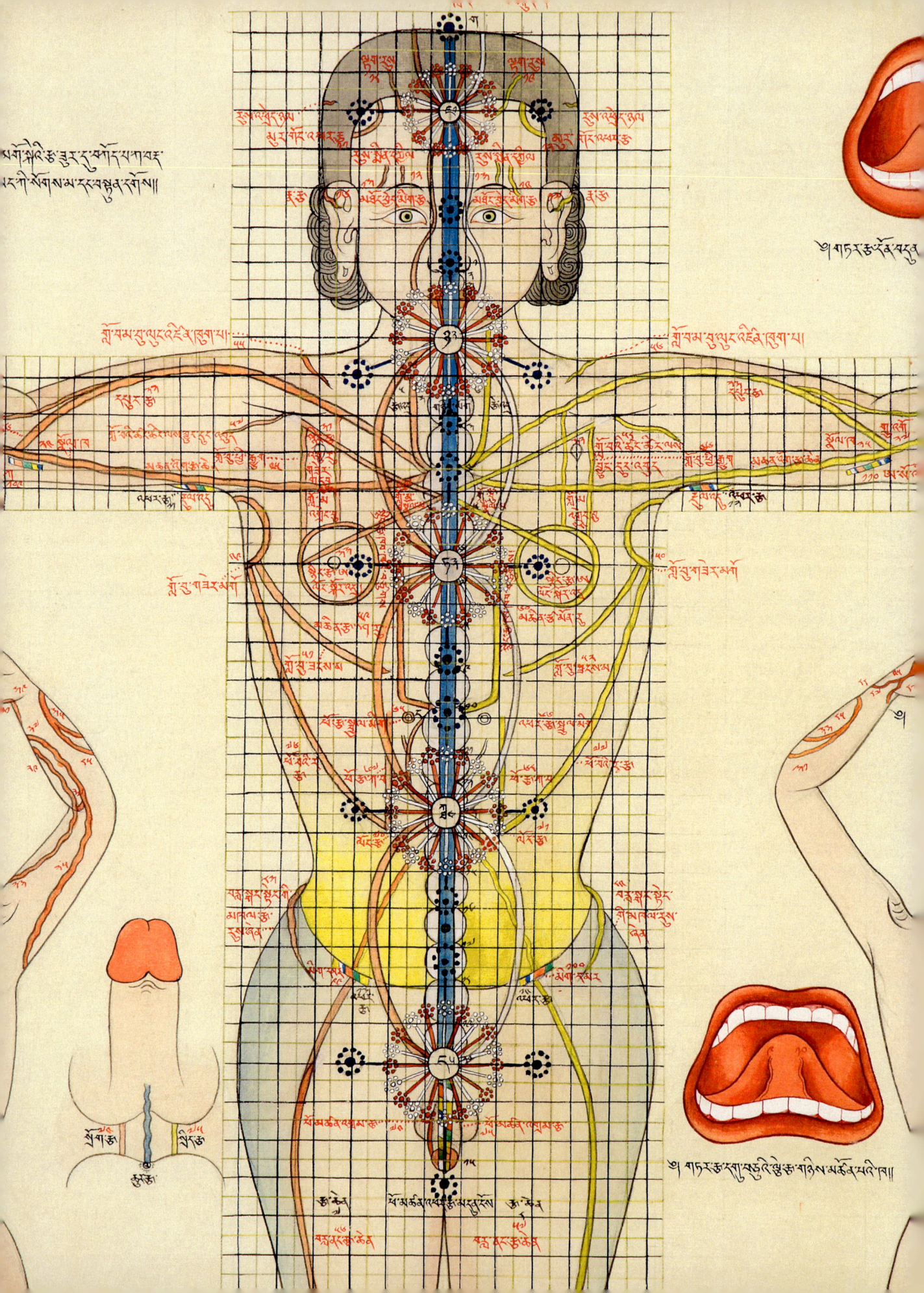

Subtile Körperkanäle: Der zentrale Kanal (blau), die Chakren, durch die der zentrale Kanal verläuft (sternförmig), sowie der rechte und linke Kanal (rot bzw. weiß).
Im Körper finden sich keine entsprechenden materiellen Strukturen; die dargestellten Phänomene widerspiegeln vielmehr die innere, direkt wahrgenommene Erfahrung des Meditierenden, der die tiefgehenden Praktiken des Höchsten Yogatantra beherrscht. Qualifizierte Yogis können direkten Einfluss auf biochemische und biophysikalische Reaktionswege in ihrem Körper/Geist-Kontinuum nehmen und dadurch den Geist von negativen Emotionen befreien. Thangka Nr. 9 aus der Serie von Desi Sangye Gyamtso, angefertigt 1687–1703 in Lhasa. Kopie des verschollenen Originals (Museum des Men-Tsee-Khang, Dharamsala) (vgl. Abb. S. 99).

In den medizinischen Schriften heißt es: »Der Arzt, die Krankheit und die Behandlung stehen in einem Verhältnis zum Karma und zu den Verdiensten.« Wenn das richtige Karma zusammenkommt, wird es für den Patienten leicht sein, eine Besserung zu erreichen. Wenn das nötige/entsprechende Karma fehlt, wird eine Besserung nur schwer zu erreichen sein, auch wenn die Krankheit korrekt identifiziert wurde. Durch eine Anhäufung von schlechtem Karma[63] wird man aufgrund von Krankheiten viel Leiden erdulden müssen. Man wird mit nur schwer heilbaren oder gar unheilbaren Krankheiten konfrontiert sein, etwa den 18 infektiösen Krankheiten, des Weiteren mit Lepra, Epilepsie, durch subtile schädliche Einflüsse verursachte Krankheiten sowie mit Tumoren und Krebs. Die medizinischen Schriften begründen die Entstehung speziell solcher Krankheiten mit der Anhäufung schlechten Karmas in der Vergangenheit. Alle Handlungen in dieser Welt – seien sie nun aus Glück oder Traurigkeit heraus entstanden – stehen in Relation zum Karma und zum Prinzip von Ursache und Wirkung. Deshalb sollte man jederzeit verdienstvoll handeln, Untugenden vermeiden und sich an das richtige ethische Verhalten gewöhnen – sowohl in Bezug auf sich selbst als auch auf andere, sowohl in Bezug auf dieses Leben als auch bezüglich der folgenden Wiedergeburten.

Die ursprüngliche Einheit von Körper und Geist

Die medizinischen Schriften besagen, dass zwischen Körper und Geist eine starke, fundamentale Wechselwirkung oder gegenseitige Abhängigkeit besteht[64]. Aus Sicht der esoterischen Schriften des Buddhismus treffen sich Körper und Geist in den **subtilen Kanälen** (rTsa), **Winden** (rLung) und **Tropfen** (Thigle) (in etwa: Blutgefäße, Nerven- und Hormonsystem). Wenn wir die funda-

mentalen Zusammenhänge zwischen Körper und Geist erkennen, werden wir unschätzbare Einsichten in die (esoterischen spirituellen) Meditationspraktiken erhalten, die auf der Grundlage der subtilen Körperprozesse aufbauen. Gleichzeitig klären sich viele Fragen zu den Krankheiten von Körper und Geist. Zu diesen verborgenen Praktiken existieren Kommentare im **Höchsten Yogatantra**[65]. Die gesamte Vollendungsstufe des Höchsten Yogatantra befasst sich mit dem eigentlichen Wesen des menschlichen Körpers und Geistes sowie mit der Zusammenführung dieser beiden Aspekte in der zugrunde liegenden tieferen, *einen* Realität. Darauf aufbauend werden die eigentlichen Methoden gelehrt, die zu einer direkten, nicht-dualen Erfahrung dieser grundlegenden Realität führen.

Das Verständnis von Körper und Geist, so wie es in den tibetischen medizinischen Schriften gelehrt wird, baut direkt auf dem Wissen über das Wesen der Realität auf, das im Höchsten Yogatantra gelehrt wird. Wenn wir den menschlichen Körper, den menschlichen Geist und die Beziehung zwischen den beiden in einer gewissen

---

[63] Weiter gefasst könnte man auch von »schlechten Gewohnheiten« sprechen.
[64] Die buddhistischen Schriften unterscheiden zwischen grob(stofflich)em, subtilem und sehr subtilem Körper bzw. Geist. Der grobstoffliche Körper entspricht dem, was wir im Alltag unter »Körper« verstehen. Der subtile Körper/Geist hat mit der molekularen Ebene (speziell mit Neurotransmittern und dem Hormonsystem) sowie den damit verbundenen Geisteszuständen zu tun. Der sehr subtile Körper/Geist entspricht in etwa dem, was als Seele bezeichnet wird (ein grundlegendes, äußerst feines, heiliges und anfangsloses Geisteskontinuum).
[65] Die Lehren Buddhas lassen sich in Hinayana (»kleines Fahrzeug«, Erleuchtung für sich selbst) und Mahayana (»Großes Fahrzeug«, Erleuchtung zum Wohle aller Wesen) einteilen. Mahayana lässt sich weiter in Sutrayana und Vajrayana (»Diamantenes Fahrzeug«) unterteilen. Vajrayana umfasst vier Klassen, von denen die höchste das Anuttarayogatantra (»Höchstes Yogatantra«) ist. Dieses wiederum wird in die Erzeugungs- und Vollendungsstufe aufgeteilt. In der Vollendungsstufe des Höchsten Yogatantra werden die eigentlichen Methoden zur tiefgründigen Transformation des Körper-Geist-Kontinuums gelehrt, die zur Befreiung von Leid (Nirvana) und schließlich zur vollen Erleuchtung führen. Die Ergebnisse, die durch diese Methoden erreicht werden, lassen sich naturwissenschaftlich reproduzierbar untersuchen; siehe z. B. Young et al. (1998), und Benson et al. (1990).

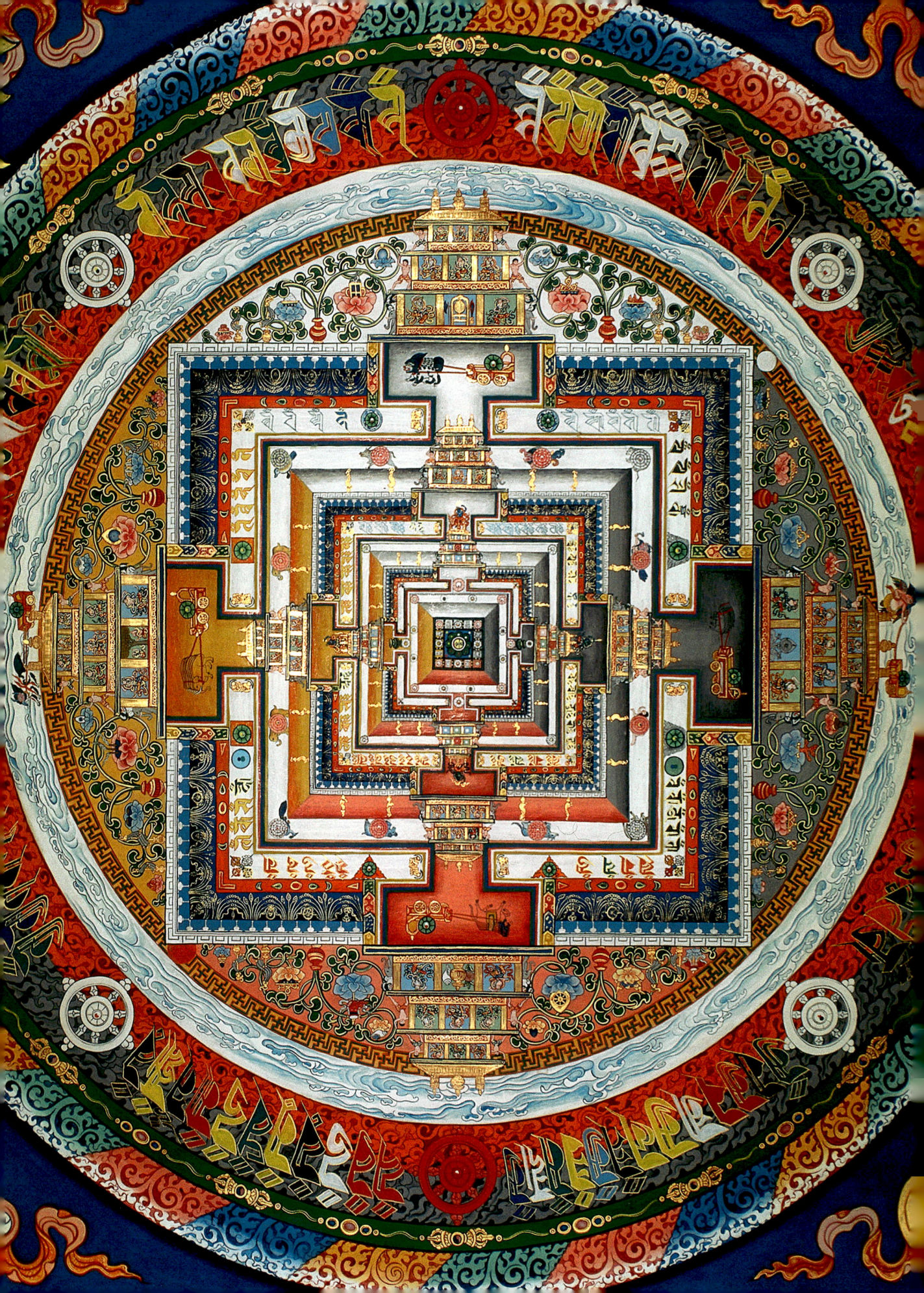

Kalachakra-Mandala (»Rad der Zeit«).
Das Kalachakra-Tantra gehört zu den
höchsten buddhistischen Meditations-
systemen und gelangte um das Jahr 1000
aus Indien nach Tibet. Es beschreibt
insbesondere subtile Prozesse im
menschlichen Körper sowie die Harmoni-
sierung von inneren und äußeren
Zeitzyklen. Die »vier Leerheiten«
(d. h. die drei subtilen sowie die tiefste,
sehr subtile Bewusstseinsebene) werden
im Mandala durch die vier Farben Weiß,
Rot, Schwarz und Gelb symbolisiert
(Tibetan Library, Dharamsala, 2001).

Tiefgründigkeit verstehen wollen, so hilft das Verständnis des fun-
damentalen Zusammenhangs zwischen Körper (Materie) und
Geist. Im Folgenden werden einige Erklärungen dazu gegeben.

Unterschiede zwischen subtilem und grobstofflichem Körper

Die geschänderten fortdauernden Aggregate *(nyer len phung po)*,
die im Schoß der karmisch mit uns verbundenen Mutter gebildet
werden, werden der **grobstoffliche Körper** genannt. Gemeint
ist die Erscheinungsform unseres momentanen Körpers. Ein grobstofflicher Körper ist das Resultat von reifendem Karma, das in
früheren Leben angehäuft wurde. Mit dem grobstofflichen Körper assoziiert sind die fünf groben (»sinnlichen«, d. h. auf den
fünf Sinnen basierenden) Geisteszustände. Grobe Bewusstseinszustände sind beispielsweise das Bewusstsein des Augenlichts,
das Gehör oder der Tastsinn. Wenn man über die Beziehung von
Körper und Geist spricht, ist damit das Verhältnis von grobem
Körper und grobem Geist[66] gemeint.

Der **subtile Körper** besteht aus subtilen Kanälen *(rTsa)*, Winden
(rLung) und Tropfen *(Thigle)*[67], die sich in unserem grobstofflichen Körper befinden bzw. zirkulieren. In den höheren Tantras
wird erklärt, dass sich an sechs Stellen im Körper (Scheitel, Kehle,
Herzzentrum, Nabel, Prostata und an der »Spitze des Juwels«[68])
sogenannte »Kanal-Räder« (Chakren, *'Khor lo*) befinden. Die medizinischen Schriften beschränken sich hingegen auf die Beschreibung von nur vier solcher Chakren (Scheitel, Kehle, Herz
und Nabel).

Es gibt drei hauptsächliche subtile Kanäle: den zentralen Kanal
(der durch die oben genannten Chakren läuft), den rechten Kanal
und den linken Kanal. Der zentrale Kanal befindet sich exakt in
der Mitte zwischen linker und rechter Körperhälfte, ist aber dem
Rücken näher als der Körpervorderseite. Er beginnt zwischen den
Augenbrauen, steigt in einem Bogen zur Schädelspitze auf und
geht in einer geraden Linie hinab zur Spitze des Sexualorgans.
Auf beiden Seiten, ohne Zwischenraum, verlaufen parallel dazu
der rechte und der linke Kanal[69].

In der Embryogenese bilden sich aus dem subtilen zentralen, rechten und linken **Kanal** die drei Kanäle der Körperbildung, die sechs
(bzw. vier) Chakren und die Nerven- und Blutgefäße. Alle sind es-
senziell für die Existenz von Leben. Sowohl in den grobstofflichen[70] als auch in den subtilen Kanälen[71] fließen **Energie-
winde**[72], die von leichter und flüchtiger Natur sind. Gemäß dem
Höchsten Yogatantra gibt es fünf hauptsächliche und fünf unter-
geordnete Winde. In den tibetischen medizinischen Schriften wird
– basierend auf dem Ort, an dem die Winde lokalisiert sind, und
ihren Funktionen – zwischen dem lebenserhaltenden, dem aufsteigenden, dem allesdurchdringenden, dem feuerähnlichen und
dem abwärts-entleerenden Wind unterschieden. Zusätzlich wird
von insgesamt weiteren 21 000 Winden gesprochen. Die **Tropfen**
werden »grundlegende körperliche Essenz von Mann und Frau«

[66] Grobstofflicher Geist: Gemäß tibetischer Definition die mit den fünf Sinnen verbundenen jeweiligen Bewusstseinszustände.
[67] Die tibetischen Schilderungen über die Funktionen des subtilen Körpers zeigen
klare Parallelen zu den westlichen naturwissenschaftlichen Beschreibungen von
Neurotransmittern und Hormonsystem. Die gleichen Systeme werden in der tibetischen Literatur aus der subjektiven, aber reproduzierbaren Sichtweise der Yogis
geschildert, die mit ihrem Geist die entsprechenden Prozesse bewusst steuern können.
[68] Die genaue Lokalisierung dieser Punkte variiert leicht von System zu System.
[69] Dieser Abschnitt wurde vom Übersetzer (SK) ergänzt; die Beschreibung lehnt sich
stark an Gyatso, Kelsang (²2002) an.
[70] Nervensystem und Blutgefäße.
[71] Biochemische Reaktionswege (z. B. Hormonsystem) und / oder biophysikalische
Steuerungssysteme.
[72] Mit grobstofflichen Energiewinden sind die Bewegung (kinetische Energie) des
Blutes sowie die Impulse des Nervensystems gemeint.

genannt; ihre Anhäufung im Körper führt zu höchster Glückselig-keit und durchdringt die oberen und unteren Körperteile[73]. So viel zum subtilen Körper, der im groben Körper weilt und auf den die Übungen eines verwirklichten Yogis zielen.

Was den **subtilen Geist** angeht, so fallen darunter z. B. die sechs ursprünglichen Leiden, die zwanzig begleitenden Leiden und achtzig inhärenten Gedankenzustände. Die begleitenden Geistes-zustände gehören zur Ebene des subtilen Geistes. Zusammenfas-send kann man sie »mentale Wahrnehmungen« nennen.

Beim Eindringen in immer subtilere Bewusstseinsebenen nimmt der Meditierende nacheinander die »vier Leerheiten« wahr. Es sind dies die »weiße Erscheinung«, die »rote Zunahme« und das »schwarze nahe Erreichen« sowie das »klare Licht der Glückse-ligkeit«.

Während die ersten drei Erscheinungen noch dem subtilen Geist zugeordnet werden, betrifft die letzte Ebene – das »Klare Licht der Glückseligkeit« – den **sehr subtiler Geist,** der anfangslos und ungeschaffen ist.

Die subtilen Bewusstseinsebenen

Wenn man die tibetischen medizinischen Schriften studiert, wird man auf das Verhältnis von Körper und Geist stoßen; im Falle des subtilen Körpers wird dieser auch »Wind« *(rLung)* genannt. Bei beiden geht es um dasselbe, auch wenn ein Unterschied in der je-weiligen Subtilität besteht.

Schauen wir uns einige Analogien an. Der grobe Körper und Geist können mit einem Haus und dessen Bewohner verglichen wer-den. Der subtile Körper und der grobstoffliche Körper sind aufei-nander angewiesen, ebenso subtiler und grober Geist. Der sehr subtile Körper (Wind) ist mit einem Blinden vergleichbar, der

gehen kann. Der sehr subtile Geist ist wie ein Lahmer, der sehen kann und auf dem Blinden (d. h. dem sehr subtilen Körper) reitet. Das Zusammenspiel von sehr subtilem Geist und sehr subtilem Körper führt dazu, dass der sehr subtile Geist ohne Hindernisse überallhin gehen kann, um seine Funktionen auszuführen.

Im Höchsten Yogatantra der buddhistischen Schriften wird erklärt, wie der Körper entsteht (»natürlicher Ablauf«, *lugs 'byung*) und wie er sich auflöst (»umgekehrter Ablauf«, *lugs ldog*). In den ti-betischen medizinischen Schriften wird derselbe Vorgang wie folgt erklärt: »Zunächst sind Samen und Eizelle der Eltern ohne jeden Fehler (d. h. ohne Ego-Bewusstsein). Dann, getrieben vom (eintretenden) Bewusstsein und (dessen) negativen Emotionen, werden sie zur Grundlage für die fünf elementaren Prozesse im Mutterschoß«. Aufgrund dieser Ursachen und Bedingungen wird das im Zwischenzustand zwischen Tod und Wiedergeburt um-herwandernde Bewusstsein in den Schoß der zukünftigen Mut-ter eintreten. Dieser sehr subtile Geist/Körper wird sich im Ver-lauf einer festgelegten Zeitspanne allmählich in einen groben Geist/Körper umwandeln. Sutras wie »Ananda, der in den Schoß eintritt«, »Ananda, der im Schoß verweilt« oder die tibetischen medizinischen Schriften erklären sehr detailliert die Gefühle von Glückseligkeit und Trauer, die diese Wandlungen begleiten[74].

Wenn der grobe Körper sich dem Tod nähert, hören die fünf grob-stofflichen elementaren Prozesse im Körper Schritt für Schritt auf,

---

[73] Es werden weiße männliche und rote weibliche subtile Tropfen beschrieben, die vorwiegend im rechten und im linken (subtilen) Kanal fließen. Die weißen Tropfen stammen ursprünglich vom Vater und finden sich gehäuft im Scheitelchakra, die roten kommen von der Mutter und sind vorzugsweise im Nabelchakra. Die Analo-gie zum westlichen Konzept des Hormonsystems mit männlichen und weiblichen Hormonen ist offensichtlich.

[74] Präzise Erinnerungen oder sogar ein Wiedererleben dieser Vorgänge treten öfters in der Psychotherapie mit Psychedelika und Empathogenen auf. Detaillierte Anga-ben dazu finden sich bei Grof, Stanislav (1985) und (⁸2002) sowie bei Widmer, Samuel (⁴2005).

und mit ihnen enden auch die fünf Sinneswahrnehmungen. Die medizinischen Schriften der »Vier Tantras« erläutern die krankheitsbedingten Leiden und deren Symptome sowie die Leiden des Sterbens und die Anzeichen des Todes. In den buddhistischen Schriften des Höchsten Yogatantra werden die Stufen des Sterbens von Körper und Geist als »Auflösung der 25 groben Ebenen« bezeichnet. Diese sind auch bekannt als die »sehr nahen Zeichen des Todes«. Sie werden jedem Einzelnen von uns begegnen – unabhängig davon, ob wir reich oder arm, hochstehend oder von niedrigem Stand sind. Abhängig vom jeweiligen Karma und der Anhäufung von Verdiensten bestehen aber Unterschiede in der Fähigkeit, diese Zustände während des Auftretens bewusst zu erkennen und zu erleben. Ein Meditierender, der sich regelmäßig in die Meditationspraxis von Kanälen, Winden und Tropfen vertieft hat, wird – dank seiner Vertrautheit mit den ablaufenden Vorgängen – den Prozess des eigenen Sterbens ohne jeden Fehler auf dem Pfad des Dharmakaya halten können[75]. Dagegen wird eine Person, die nicht korrekt mit den auftretenden Prozessen umgehen kann, mit plötzlichen und unkontrollierten negativen Emotionen konfrontiert sein und im Kreislauf von Unwissenheit gefangen bleiben – selbst dann, wenn der ursprüngliche Geist, das »Klare Licht der Glückseligkeit«, aufzuleuchten beginnt. Das Leiden der zyklischen Existenz, in der wir unfreiwillig stecken, ist unnötig. Kurz, diese physische Welt[76] ist die Grundlage sowohl für die zyklische leidvolle Existenz als auch für die vollkommene Erleuchtung. Das Erlangen der Erleuchtung basiert darauf, verdienstvoll zu handeln und volle Bewusstheit über unsere Energien und unseren Geist zu erlangen. Wir können selbst wählen, ob wir unser Leben bedeutungsvoll und reich an Freude gestalten wollen.

---

[75] Dharmakaya bezeichnet die ursprüngliche, erleuchtete Geistesnatur.

[76] Diese Terminologie könnte zu Missverständnissen führen; es geht nicht darum, diese Welt zu verlassen. Ziel der tiefgehenden meditativen Schulungen des Buddhismus (und der anderen Weltreligionen) ist es, das Wesen der Realität direkt zu erfahren. Die materielle Sichtweise wird ergänzt durch die Erkenntnis, dass diese Welt gleichzeitig ein von Bewusstsein durchdrungenes vibrierendes energetisches Geflecht aus Beziehungen ist, und dass eine tiefste, ungeschaffene Ebene existiert, die in vollkommener Klarheit leuchtet.

Die vier elementaren kosmischen Prozesse und die drei elementaren Körperprozesse

In den »Vier Tantras« wird gesagt:

»Der menschliche Körper entsteht aufgrund der vier
elementaren kosmischen Prozesse[77]
genauso wie die Krankheit, die geheilt werden muss.
Auch das medizinische Gegenmittel ist nicht unterscheidbar
von den vier elementaren Prozessen.
Deswegen sind Körper, Krankheiten, Gegenmittel und das
Selbst alle miteinander verbunden.«

Der menschliche Körper baut auf den vier (bzw. fünf) elementaren kosmischen Prozessen auf. Deren Eigenschaften spiegeln sich wider in den drei elementaren Körperprozessen *(Nyes pas)*. Es sind dies die Bewegungs- und Transportprozesse *(rLung)* sowie Abbau- *(mKhris pa)* und Aufbauprozesse *(Bad kan)*. *rLung*, *mKhris pa* und *Bad kan* sind keine Erfindungen; es geht hier um die elementaren Prozesse, die sich im gesamten Kosmos als die »fünf Elemente« wiederfinden.

Wie der obige Vers aus den »Vier Tantras« klar zeigt, geht das Tibetische Medizinsystem davon aus, dass alle äusseren oder inneren Vorgänge auf den vier elementaren Prozessen basieren. Aufgrund der Bemühungen unserer Eltern gesellen sich Samen, Eizelle und Geist oder anders gesagt die fünf elementaren Prozesse[78] zueinander. Sie führen in gegenseitiger Abhängigkeit ihre spezifischen Funktionen aus und bilden dadurch den menschlichen Körper. In den »Vier Tantras« wird gesagt: »Aus dem Erdelement werden Fleisch, Knochen und der Geruchssinn der Nase gebildet. Aus Wasserelement entstehen Blut und der (mit Feuchtigkeit assoziierte) Geschmackssinn der Zunge. Aus dem Feuerelement entstehen das Auge und die Fähigkeit des Körpers, Wärme zu empfinden und Formen zu sehen. Aus dem Windelement entstehen die taktilen Sinne, und aus dem Raumelement bildet sich der Gehörsinn der Ohren.« Wie der menschliche Kör-

per durch die Funktionen und die Kräfte der fünf elementaren Prozesse gebildet wird, ist in den »Vier Tantras« im Detail erklärt. Zusammenfassend kann gesagt werden, dass die Bewegung im Körper (das Windelement) aus den äußeren Bewegungen entsteht. Die Körperwärme bzw. die Verbrennungsprozesse im Körper basieren auf den entsprechenden äußeren elementaren Prozessen. Aus den externen Elementen von Wasser und Erde wird alle interne Feuchtigkeit gebildet, und aus den äußeren Elementarprozessen von Erde und Feuer entsteht alles interne Feste und Harte. Das Raumelement schließlich bewirkt die Entstehung von Öffnungen und Hohlräumen im Körper.

Deswegen sagen die Schriften der tibetischen Medizin, dass die Krankheit, die geheilt werden muss, der Arzt, der heilt, und die Methode der Behandlung mit den drei elementaren Körperprozessen *(rLung, mKhris pa* und *Bad kan)* beschrieben werden. In Wirklichkeit gehen diese drei elementaren Körperprozesse aber mit den Charakteristiken der fünf elementaren kosmischen Prozesse einher: Die Definitionen der Eigenschaften sowohl des äußeren Erd- als auch des Wasser-Elementes werden dem *Bad kan*-Körperprozess zugeordnet, die Eigenschaften des Feuer-Elementes werden dem internen *mKhris pa*-Körperprozess zugeordnet, und das äußere Wind-Element hat dieselben Eigenschaften wie der innere *rLung*-Körperprozess. Das äußere Wind-Element hat eine Beziehung zu den Bewegungsprozessen im Körper, das äußere Feuer-Element wird mit der *mKhris pa*, dem Verbrennungsprozess im Körper, in Verbindung gebracht, und die äußeren Elemente von Wasser und Erde stehen in Verbindung mit den bindenden und stabilisierenden Prozessen des Körpers. Der Raum schliesslich, der alles durchdringt, wird »allesdurchdringend« genannt.

Die jeweiligen Eigenschaften der grundlegenden Körperprozesse gleichen den Eigenschaften der entsprechenden äußeren Prozesse. Der *rLung*-Prozess wird mit den sechs Charakteristiken von roh *(rTsub pa)*, leicht *(Yang ba)*, kühl *(Grang ba)*, subtil *(Phra ba)*, hart *(Sra ba)* und beweglich *(Gyo ba)* definiert. Die sieben Charakteristiken des *mKhris pa*-Prozesses sind ölig *(sNum pa)*, scharf *(rNo ba)*, heiß *(Tsha ba)*, leicht *(Yang ba)*, schlecht riechend *(Dri mNam pa)*, reinigend *('khru ba)* und feucht *(gSher ba)*. Die sieben Charakteristiken des *Bad kan*-Prozesses (d. h. des Erde-und-Wasser-Elements des Körpers) sind: ölig *(sNum pa)*, kalt *(bsil ba)*, schwer *(lCi ba)*, träge/stumpf *(rTul ba)*, fein *('Jam pa)*, beständig *(brtan pa)* und klebrig *(sByar bag can)*.

Im menschlichen Körper werden die Prozesse von *rLung*, *mKhris pa* und *Bad kan* aufgrund ihrer Charakteristiken erkannt. Man findet sie inhärent im menschlichen Körper – von der Empfängnis bis hin zum Zeitpunkt, wo jemand stirbt und der Körper in Staub und Asche zerfällt. Diese drei Prozesse funktionieren zur Zeit der Entstehung, Existenz und Zerstörung des Körpers. Ihre Identität, ihre Charakteristiken und ihre Funktionen im Körper sollten bekannt sein.

Die Charakteristiken der Transport-, Abbau- und Aufbauprozesse hängen von den fünf elementaren Prozessen im menschlichen Körper ab und diese wiederum von den fünf elementaren kosmischen Prozessen. In den »Vier Tantras« heißt es dazu: »Falls die Nahrungsmittel die fünf elementaren Prozesse in ausgewogener Zusammensetzung enthalten, werden auch die fünf elementaren Prozesse des Körpers aufblühen.« Die Nahrungsmittel und Getränke, die man zu sich nimmt, und die Verhaltensweisen, die man

ausübt, stehen in einer Relation zu den äußeren elementaren Prozessen; sie begünstigen die entsprechenden inneren elementaren Prozesse (d. h. *rLung*, *mKhris pa* und *Bad kan*) im Körper. Falls die verschiedenen äußeren elementaren Prozesse nicht im richtigen Verhältnis bzw. mangelhaft oder im Überschuss eingenommen werden, stört dies die Balance der Prozesse im Körper und führt zu Zunahme, Abnahme oder Störungen der drei *Nyes pas*. Daraus wiederum entstehen Krankheiten, die Körper und Leben bedrohen. So gehen alle Krankheiten aus einem Ungleichgewicht der elementaren Prozesse hervor.

Um ein Ungleichgewicht der elementaren Prozesse im Körper auszugleichen, müssen die entsprechenden ausgleichenden Ursachen und Bedingungen in den fünf äußeren Elementen zusammenkommen. Die Kombination von Geschmack und Wirkkraft des Arzneimittels sollte zusammen mit dem Stoffwechsel des Patienten genutzt werden, um die Balance wiederherzustellen. Die Substanzen, welche das Zusammenspiel der elementaren Körperprozesse wieder ins Gleichgewicht bringen und sie zur Blüte erwecken, werden »medizinische Gegenmittel« genannt. Der Körper, seine Krankheit und das entsprechende Gegenmittel stehen in enger Beziehung zueinander, da sie alle auf den fünf elementaren kosmischen Prozessen basieren. Die gegenseitige Abhängigkeit dieser Prozesse ist ein allgegenwärtiges Thema des tibetischen Medizinsystems und gleichzeitig die wirkliche Bedeutung von *rLung*, *mKhris pa* und *Bad kan*.

---

[77] Üblicherweise als »vier Elemente« übersetzt. Es handelt sich jedoch aus tibetischer Sicht um grundlegende Prozesse – und nicht um materielle Grundbausteine, wie das Wort »Element« fälschlich suggerieren könnte. Es bestehen klare Parallelen zwischen den vier elementaren kosmischen Prozessen und dem Wellenbild der Physik mit den vier Phasen von Zunahme, Maximum, Abnahme, und Minimum.

[78] Die vier elementaren Prozesse sowie der Raum, in dem sie stattfinden.

Transport (rLung), Abbau (mKhris pa) und Aufbau (Bad kan) im Körper

Um die Transport-, Abbau- und Aufbauprozesse im Körper *(rLung, mKhris pa* und *Bad kan;* »drei *Nyes pas«)* verständlicher zu machen, werden sie hier näher erläutert. Zunächst folgt eine einführende Übersicht, dann Ausführungen zu *rLung, mKhris pa* und *Bad kan* im ausgeglichenen, gesunden Zustand. Als Letztes folgen Darlegungen über Störungen und Ungleichgewichte bei diesen Prozessen, was zu Krankheiten führt.

Kurze Übersicht über rLung, mKhris pa und Bad kan

Das tibetische Medizinsystem macht geltend, dass der menschliche Körper auf den vier elementaren kosmischen Prozessen (Erde, Wasser, Feuer und Wind) basiert. Zusammen mit dem Raum werden diese Prozesse auch als die »fünf Elemente« bezeichnet. Diese elementaren Prozesse zeigen sich im Körper in den Aspekten von *rLung, mKhris pa* und *Bad kan.* Aufgrund der unterschiedlichen Stärke, mit der die elementaren Prozesse im Körper/Geist jedes Einzelnen wirken, erfahren wir dieselben Umstände von Person zu Person individuell unterschiedlich. Die einzelnen Menschen unterscheiden sich in ihrer Intelligenz, aber auch in der Weite und Offenheit ihres Geistes. Auf der körperlichen Ebene existieren Unterschiede in Alter, Geschlecht und in weiteren spezifischen Eigenschaften wie Körperwärme bzw. -kälte.

Der Grund, weshalb das tibetische Medizinsystem und der praktizierende Arzt wiederholt die Wichtigkeit von *rLung, mKhris pa* und *Bad kan* betonen, liegt darin, dass sowohl der menschliche Körper als auch seine Krankheiten, die vier Gegenmittel[79] und die 360 Behandlungsmethoden alle in einer Beziehung zu *rLung, mKhris pa* und *Bad kan* stehen.

Zunächst besprechen die »Vier Tantras« die **Eigenschaften** von *rLung, mKhris pa* und *Bad kan.* Ein Ungleichgewicht in den Körperprozessen bedeutet, dass die zwanzig Eigenschaften von *rLung, mKhris pa* und *Bad kan* in einem Zustand von Mangel, Übermaß oder Unordnung sind. Ein solches Ungleichgewicht wird im tibetischen Medizinsystem als Störung oder Krankheit bezeichnet. Deswegen werden im Körper aufsteigende Krankheiten nach *rLung, mKhris pa* und *Bad kan* unterschieden. Die Krankheiten des menschlichen Körpers werden in 404 Sektionen und 1616 einzelne Krankheiten unterteilt.

In den darauffolgenden drei Kapiteln geht es um **Ernährung und Verhalten.** Darin wird beschrieben, welchen Einfluss korrekte bzw. falsche Ernährung und korrektes bzw. unangemessenes Verhalten auf den Körper haben. Bezogen auf Tibet und die dortigen sechs Jahreszeiten (siehe Seite 135) werden zahlreiche Ratschläge gegeben, wie man die richtigen Voraussetzungen für einen gesunden Körper schafft. Die eigenen Körperelemente geraten aus dem Gleichgewicht, wenn man sich aus Unwissenheit unzureichend, übermäßig oder falsch ernährt. Gleiches geschieht, wenn man falsches Verhalten an den Tag legt oder wenn Nahrungsaufnahme und Verhalten nicht in Übereinstimmung stehen. Für die **Diagnose** einer Krankheit untersucht man zunächst die einzelnen Ungleichgewichte bei *rLung, mKhris pa* und *Bad kan.* Dies geschieht aufgrund von visueller Untersuchung, Pulsdiagnose und Befragung. Basierend darauf untersucht man dann die zweifachen und dreifachen Kombinationen von Krankheiten, indem man logische Schlussfolgerungen anwendet.

Die **Arzneimittel,** welche diesen Krankheiten entgegenwirken, tun dies ebenfalls auf der Ebene der zwanzig Eigenschaften von

---

[79] Korrekte Ernährung, Verhaltensänderungen, Arzneimittel und ergänzende Therapien.

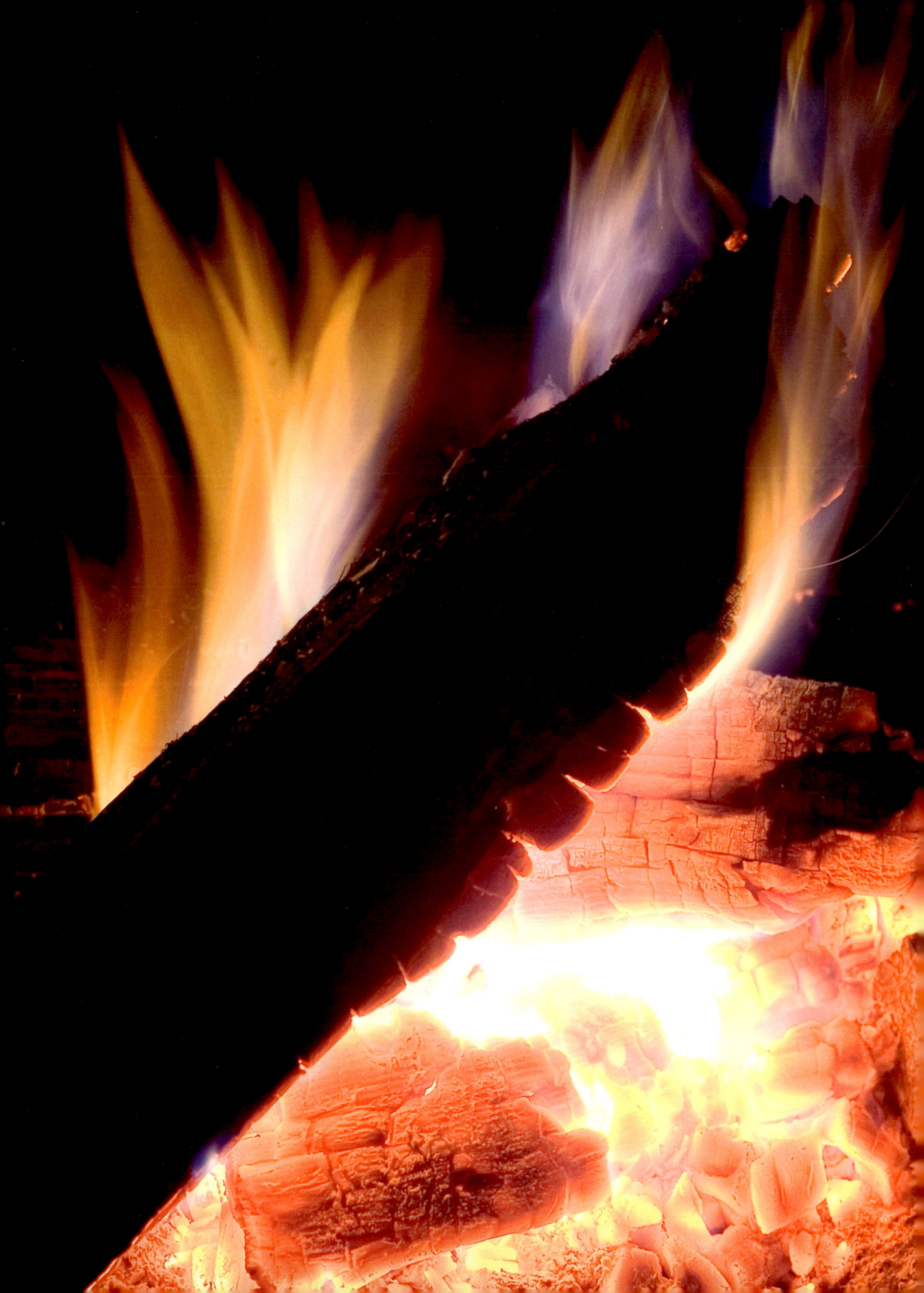

rLung, mKhris pa und Bad kan. Sie werden auf der Basis der sechs Geschmacksrichtungen (Ro)[80], der acht hautpsächlichen Wirkkräfte (Nus pa)[81], der 17 Wirkkräfte (Yon ten)[82], der drei Geschmacksrichtungen nach der Verdauung (Zhu rJes)[83] und der zwei Wirkungsweisen (sTobs) festgelegt (siehe Seite 160–166). Um Krankheiten zu bekämpfen, die von zweifachen oder dreifachen Kombinationen von rLung, mKhris pa und Bad kan hervorgerufen wurden, setzt man Arzneimittel ein, die auf einer entsprechenden Kombination von Geschmacksrichtungen, Wirkkräften, Qualitäten usw. beruhen.

Für diejenigen, die mit dem tibetischen Medizinsystem nicht vertraut sind, war dies eine kurze Erklärung, weshalb rLung, mKhris pa und Bad kan die zentralen Begriffe des tibetischen Medizinsystems darstellen.

rLung, mKhris pa und Bad kan im Zustand der natürlichen Balance

Ein »Zustand der natürlichen Balance von rLung, mKhris pa und Bad kan« bedeutet, dass die Prozesse des Körpers ungestört ablaufen und sich nicht zu Krankheiten entwickelt haben.

Klassifikation von rLung, mKhris pa und Bad kan

Für rLung, mKhris pa und Bad kan gibt es zum einen Synonyme, zum anderen kann man rLung, mKhris pa und Bad kan in Unterkategorien aufteilen.

Synonyme für rLung, mKhris pa und Bad kan sind »dreifach kombinierte Aspekte«, »die drei Unzulänglichkeiten (Nyes pas)« und »Verursacher von Schaden«. Obwohl alle sehr unterschiedlich klingen, bedeuten sie alle dasselbe.

Was die **Unterteilung** von rLung, mKhris pa und Bad kan angeht, so lässt sich jeder der drei elementaren Körperprozesse in je fünf Unterkategorien unterteilen, abhängig von der jeweiligen Lokalisierung und Funktion. Die fünf Arten von rLung sind der lebenserhaltende rLung, der aufsteigende rLung, der durchdringende rLung, der feuerähnliche rLung und der abwärts-entleerende rLung. Die fünf Typen von mKhris pa sind verdauende mKhris pa, farbumwandelnde mKhris pa, sicht-gebende mKhris pa, für den Teint verantwortliche mKhris pa und ausführende (vollendende bzw. verwirklichende) mKhris pa. Die fünf Typen von Bad kan sind unterstützender Bad kan, zersetzender Bad kan, (Geschmack) erfahrender Bad kan, befriedigender Bad kan und verbindender Bad kan. Die jeweilige Lage und die jeweiligen individuellen Funktionen werden auf den Seiten 75 bis 79 genauer beschrieben.

Die Bildung von rLung, mKhris pa und Bad kan im Mutterschoß

Die primären Ursachen für die Entstehung und das Wachstum eines Embryos sind das Sperma des Vaters, die Eizelle der Mutter und das Bewusstsein eines fühlenden Wesens im Zwischenzustand (Ba rdo), das im Moment der Befruchtung in die Zelle eindringt.

Damit es zu einer **Zeugung** kommt, müssen die folgenden drei Bedingungen gegeben sein: Die elementaren Prozesse in Sperma und Eizelle der Eltern müssen ausgeglichen und ungestört ab-

80 Süß, sauer, salzig, bitter, zusammenziehend und scharf.
81 Schwer, ölig, kühl und stumpf sowie (als jeweiliges Gegenteil) leicht, rau, wärmend und scharf.
82 Siehe Tabelle S. 165.
83 Die chemische Struktur gewisser Inhaltsstoffe wird beim Übergang vom Verdauungstrakt ins Blut verändert; damit ändert sich auch ihr Geschmack. Wie sich die alten tibetischen Meister dieses Wissen erarbeiteten, ist im Detail nicht geklärt (mündl. Auskunft von Tenzin Namdul, Clinical Research Dept., TMAI, Dharamsala).

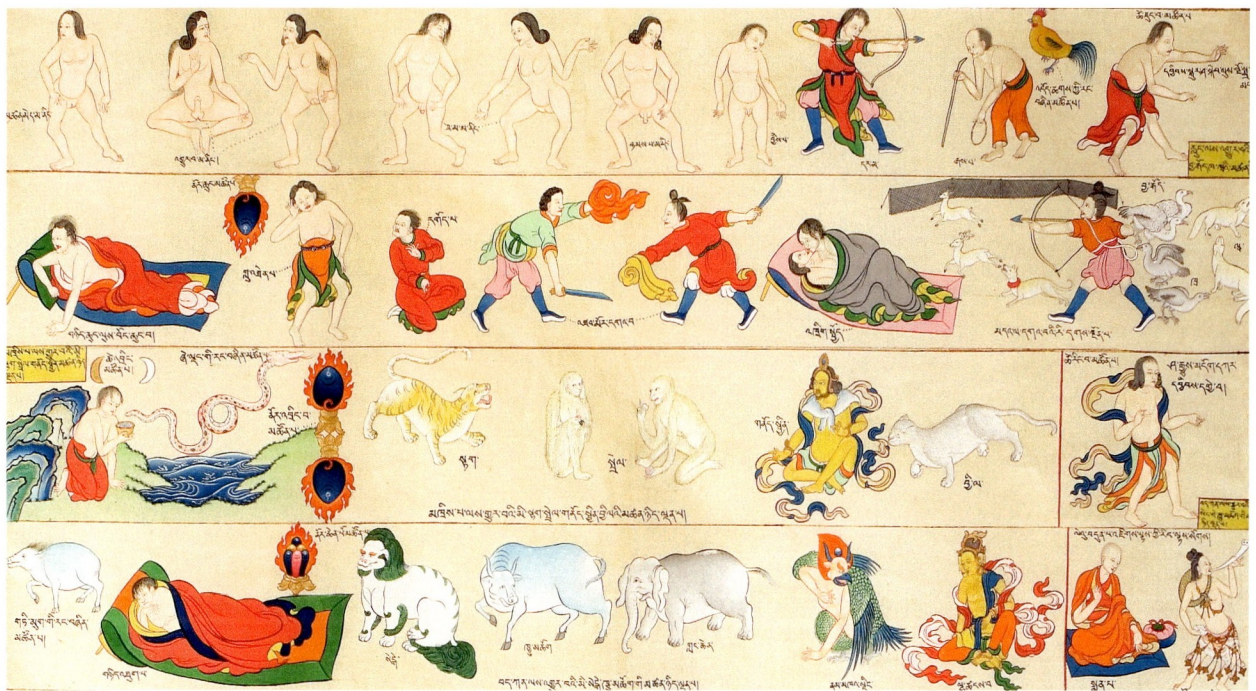

laufen; ein Wesen im Zwischenzustand, dessen Karma mit dem der Eltern übereinstimmt, muss anwesend sein; und ein Paar, getrieben von den leidvollen geistigen Emotionen[84], muss beieinander liegen. Im Moment der sexuellen Ekstase kommen die oben erwähnten Ursachen zusammen und führen zur Befruchtung der Eizelle. Das tibetische Medizinsystem lehrt, dass alle diese Ursachen gleichzeitig vorhanden sein müssen, damit es zur Empfängnis kommt[85]; alles dies steht in Beziehung zu *rLung*, *mKhris pa* und *Bad kan*.

Sperma und Eizelle basieren einzig auf den drei elementaren Körperprozessen, und Gleiches gilt auch für den daraus entstehenden Körper im Schoß der Mutter. Wenn die drei elementaren Körperprozesse ausgeglichen ablaufen, wird auch die **Entwicklung des Embryos** richtig ablaufen; falls Störungen auftreten, wird sich ein degeneriertes Kind entwickeln, oder der Fötus wird vorzeitig absterben. Die »Vier Tantras« beschreiben eindeutige Diagnosemethoden, um festzustellen, ob ein Ungleichgewicht im Verhältnis von *rLung*, *mKhris pa* und *Bad kan* besteht. Ebenso werden Methoden beschrieben, um entsprechende Defekte oder Ungleichgewichte zu korrigieren, falls solche diagnostiziert wurden.

Die Körperkonstitution und ihre Verbindung zu rLung, mKhris pa und Bad kan

Gemäß dem tibetischen Medizinsystem unterscheiden sich Körper und Geist aller Wesen, die auf dieser kleinen Erde namens *Jam-* *budipa* leben; sie werden in verschiedene Charaktertypen unterteilt. Ohne auf wissenschaftliche Systeme zurückgreifen zu müssen, können wir zumindest oberflächlich verstehen, dass die Eigenarten, das Verhalten und die Lebensumstände jedes einzelnen Menschen anders sind. Das tibetische Medizinsystem lehrt, dass diese Unterschiede sich aus der unterschiedlichen Gewichtung der drei elementaren Körperprozesse ergeben. Dies erklärt sich folgendermaßen: Die unterschiedliche Gewichtung von *rLung*, *Bad kan* und *mKhris pa* in Samen und Eizelle (welche die grundlegende Ursache für die Bildung des menschlichen Körpers sind) und das Verhalten und die Ernährungsgewohnheiten der Mutter während der Schwangerschaft führen dazu, dass eines oder mehrere der drei *Nyes pas* im ungeborenen Kind vorherrschen. So entstehen die verschiedenen Charaktere. Man unterscheidet **sieben Charaktertypen:** den Charakter mit vorherrschendem *rLung*, vorherrschendem *mKhris pa* und vorherrschendem *Bad kan*, dann die drei zweifachen Kombinationen (*rLung* und *mKhris pa*, *Bad kan* und *mKhris pa* sowie *rLung* und *Bad kan*) und schließlich die dreifache Kombination von *rLung*, *Bad kan* und *mKhris pa*. Die Merkmale dieser sieben Charaktertypen werden nachfolgend erläutert.

---

[84] Hier im Wesentlichen die Gier nach sexueller Ekstase (also nicht die Ekstase selbst).
[85] Inzwischen hat die westliche Forschung mit der In-vitro-Fertilisation eindeutig gezeigt, dass eine Befruchtung auch möglich ist, ohne dass ein Paar beieinander liegt.

DIE CHARAKTERISTIKEN EINER PERSON, BEI DER RLUNG DOMINIERT Falls in Sperma und Eizelle, welche zur Befruchtung führen, die *rLung*-Prozesse vorherrschen, und falls die Ernährung der Mutter hauptsächlich aus leichten, groben und nicht-öligen Nahrungsmitteln besteht, deren Geschmack bitter, zusammenziehend und scharf ist und deren Eigenarten mit denen von *rLung* korrespondieren, so wird jemand geboren, der die Natur von *rLung* hat.

Die **physischen Merkmale** einer Person mit *rLung*-Dominanz sind die folgenden: Diese Menschen sind dünn, haben eine leicht gebeugte Haltung, ihr Teint ist dunkel und leicht bläulich, und ihre Gelenke knacken, wenn sie sich bewegen. Sie sind wenig wohlhabend, haben wenige Tugenden, ein eher kurzes Leben und sind klein. Sie sind anfällig für Krankheiten, ihr Körper ist leicht, und sie bewegen sich schnell, ihr Kopf ist von länglicher Form. Was ihre **Sprache** angeht, so sprechen sie viel und über alles Mögliche gleichzeitig, im Allgemeinen laut und ohne viel Tiefgang. Die Natur ihres **Geistes** ist so beschaffen, dass sie gerne lachen, singen und tanzen. Sie können Kälte nicht ausstehen, sie denken viel und haben wenig Konzentrationskraft. Ihr Schlaf ist leicht, und sie lieben süße, bittere, saure und scharfe Nahrung. Dies sind – gemäß dem tibetischen Medizinsystem – die Charakteristiken eines Menschen, bei dem *rLung*-Prozesse vorherrschen.

DIE CHARAKTERISTIKEN EINER PERSON, BEI DER MKHRIS PA DOMINIERT Analog dazu wird eine Vorherrschaft von *mKhris pa*-Prozessen in Sperma und Eizelle, in der Nahrung der Mutter (hauptsächlich heiß, scharf, ölig usw.) und in ihrem Verhalten dazu führen, dass üblicherweise ein Kind geboren wird, bei dem ebenfalls *mKhris pa*-Prozesse dominieren. *mKhris pa*-Personen haben einen eher gelblichen **Körper** und Teint. Sie schwitzen leicht und haben einen ausgeprägten Körpergeruch. Ihr Hinterkopf ist groß, ihre Lebensspanne, ihr Wohlstand und ihre Körpergröße durchschnittlich. Was ihre **Sprache** angeht, so sprechen sie nicht viel, und ihre Worte sind scharf, klar und weise. Was ihren **Charakter** angeht, so lieben sie es, viel zu essen und zu trinken. Sie sind intelligent und stolz. Sie lieben süße, zusammenziehende, bittere und kühlende Nahrungsmittel. Dies sind die Anzeichen eines Menschen, dessen Konstitution vom *mKhris pa*-Prozess dominiert wird.

DIE CHARAKTERISTIKEN EINER PERSON, BEI DER BAD KAN DOMINIERT Eine Vorherrschaft von *Bad kan* in Sperma und Eizelle, in der Nahrung der Mutter (hauptsächlich schwer, ölig, fein, stumpf usw.) sowie in ihrem Verhalten führt zur Geburt einer Person, bei der *Bad kan*-Prozesse vorherrschen. *Bad kan*-dominierte Menschen haben einen großen, fleischigen **Körper**, der eher von kühler Natur ist. Ihre Gelenke sind von Fleisch verdeckt, und der Teint ist bleich. Ihre **Sprache** ist gemäßigt und zurückhaltend. Die Natur ihres **Geistes** ist so beschaffen, dass sie lang leben, viel Wohlstand besitzen und beträchtlichen Hunger, Durst und Schwierigkeiten aushalten können. *Bad kan*-dominierte Personen schlafen viel, kennen wenig Ärger und sind allgemein gutmütig. Sie lieben scharfe, saure, zusammenziehende und raue, grobe Nahrungsmittel.

DIE CHARAKTERISTIKEN EINER PERSON, BEI DER ZWEIFACHE ODER DREIFACHE KOMBINATIONEN VON RLUNG, MKHRIS PA UND BAD KAN DOMINIEREN Falls in Sperma und Eizelle eine zweifache Kombination vorherrscht (*rLung* und *mKhris pa*, *rLung* und *Bad kan* oder *mKhris pa* und *Bad kan*) und falls die Ernährung und das Verhalten der Mutter mit den jeweiligen Kombination korreliert, wird üblicherweise eine Person mit der entsprechenden zweifachen Natur geboren. Die Charakteristiken einer solchen Person werden nicht explizit gelehrt, aber es wird gesagt, dass sie durch Überlagerung der jeweiligen Einzelcharakteristika hergeleitet werden können. Für die dreifache Kombination gilt Ähnliches.

Die Charakteristiken (Eigenschaften) von rLung, mKhris pa und Bad kan

Allgemein gilt, dass ein Prozess oder ein Objekt korrekt identifiziert und benannt wird, wenn man auf die Eigenschaften Bezug nimmt, die das Phänomen definieren. Dies gilt auch für die Prozesse *rLung, mKhris pa* und *Bad kan*, die in allen Teilen des Körpers präsent sind. Sie können durch die zwanzig Eigenschaften identifiziert werden, die sie definieren. *rLung* hat sechs Charakteristiken, *mKhris pa* und *Bad kan* je sieben. *rLung, mKhris pa* und *Bad kan* werden nur aufgrund dieser Eigenschaften charakterisiert. Analog dazu basieren die Charakteristiken der drei *Nyes pas* einzig auf den jeweiligen Charakteristiken der fünf elementaren Prozesse.

Ohne allzu detaillierte Gründe dafür anzugeben, kann man diese Tatsachen leicht verstehen, indem man auf die siebzehn Wirkkräfte *(Yon ten)* von Arzneimitteln Bezug nimmt, die den Krankheiten entgegenwirken. Wenn beispielsweise gewisse Eigenschaften von *rLung, mKhris pa* oder *Bad kan* im Körper zunehmen – beispielsweise Rauheit, Schärfe und Öligkeit –, so wird dies als Krankheit betrachtet, die aus einem Ungleichgewicht der elementaren Körperprozesse heraus entstanden ist. Um diese Krankheit einzudämmen, muss die geeignete Medizin gegenläufig (d. h. fein, stumpf und nicht-ölig) wirken. Wenn wir mit der Beziehung zwischen äußeren (kosmischen) und inneren (körperlichen) elementaren Prozessen vertraut werden, sind die Unterschiede in den Charakteristiken von *rLung, mKhris pa* und *Bad kan* leicht verständlich. Da dies nur eine Einführung ist, sollten für eine vollständigere Erklärung die medizinischen Texte, z. B. die »Vier Tantras«, studiert werden. Es folgt eine kurze Einführung in die zwanzig Charakteristiken von *rLung, mKhris pa* und *Bad kan*.

DIE SECHS CHARAKTERISTIKEN VON rLUNG Die »Vier Tantras« stellen fest: *rLung* ist grob und leicht, kühl, subtil, hart und mobil. Diese sechs charakteristischen Eigenschaften lassen sich folgendermaßen erklären:

rLung ist **grob**. Wenn jemand eine grobe und ungeschliffene Konstitution hat, wird er Mühe haben, Hitze zu ertragen. Den Haaren und dem Tastsinn fehlt Feinheit. Symptome einer zunehmenden Grobheit sind unter anderem ein raues Gefühl auf der Zunge, der Haut und im Blut. Sogar weiche Kleidung irritiert die Körperbehaarung, und der ganze Körper fühlt sich rau an.

rLung ist **leicht** und bleibt leicht, sogar wenn gegenläufig wirkende Medizin angewendet wird. Symptome einer Zunahme von *rLung* schließen deshalb ein Gefühl der Leichtigkeit in Körper, Geist und in den Körperorganen mit ein. Dieses Symptom kann normalerweise durch Massage und Umschläge reduziert werden.

rLung ist **kühl**. Damit ist nicht tatsächliche Kälte gemeint, sondern eher fehlende Körperwärme. Symptome, die eine Zunahme anzeigen, sind beispielsweise, dass man leicht friert, dass man gerne warme Orte aufsucht und warmes Essen und warme Kleidung liebt.

rLung ist **subtil**, hat keine materielle Form und kann deswegen in alle Teile des Körpers eindringen und durch alle Körperöffnungen hindurchgehen, seien sie klein oder groß. Die entsprechenden Symptome sind u. a. das Sich-Aufstellen der Kopfhaare, Gänsehaut, Empfindungen in den Zähnen und den Fingernägeln und häufiges Niesen.

rLung führt dazu, dass der Körper sich **hart** anfühlt, anstatt fein und weich zu sein. Symptome einer zunehmenden Härte sind

u. a. Furunkeln, die nur langsam reifen und zu Eiter werden, Fieber, das seine wahre Identität nicht preisgeben will, und Schwierigkeiten, den Darm zu entleeren.

rLung ist **beweglich**; man verweilt nicht an einem Ort, sondern bewegt sich ständig umher. Symptome sind u. a. Ruhelosigkeit, leichte Ablenkbarkeit, das Verlangen, anderswo hinzugehen, Schmerzen und Tumore, die sich von einem Ort zum anderen bewegen, sowie Krankheiten, die ihre Natur plötzlich ändern und häufig kommen und gehen.

DIE SIEBEN CHARAKTERISTIKEN VON mKHRIS PA Die »Vier Tantras« definieren: *mKhris pa* ist ölig, schnell wirkend, heiß, leicht veränderbar, übel riechend, reinigend und feucht.

mKhris pa ist von **öliger** Natur, sollte aber keinesfalls mit Öl gleichgesetzt werden. Symptome einer Zunahme beinhalten einen öligen Teint sowie ölige Poren und andere Körperöffnungen, öligen Stuhlgang und Urin und öliges Blut. Personen, bei denen *mKhris pa* in ihrer Konstitution vorherrscht, werden von der kleinsten Menge Öl, die sie einnehmen, sofort beeinflusst.

mKhris pa ist **schnell wirkend**. Symptome einer Zunahme sind Fieber, das schnell steigt, und Pusteln, die schnell Eiter entwickeln. Krankheiten tendieren dazu, schnell fortzuschreiten und manchmal tödlich zu enden.

mKhris pa ist **heiß**. Dies bezieht sich auf die Körperwärme, die einem Feuer oder einer heißen Quelle gleicht. Symptome einer Zunahme sind u. a. ein Anstieg der Körpertemperatur, welcher zu Fieber führt, und starker Durst.

mKhris pa ist leicht **veränderbar**. Damit ist die Eigenschaft von *mKhris pa* gemeint, dass Anzeichen von Hitze durch entgegenwirkende Umstände leicht verschwinden und dass heiße Krankheiten schnell verschwinden, wenn man sie mit einem Arzneimittel von kalter Natur behandelt.

mKhris pa ist **übel riechend**. Dies bezieht sich auf die typischen Körpergerüche, die von Person zu Person variieren. Symptome einer Zunahme sind u. a., dass die Betroffenen krank riechen. Schweiß, Mund und ihr Stuhlgang sind übel riechend, und einige Krankheiten erinnern an verrottenden Fisch.

mKhris pa ist **reinigend**. Dies bezieht sich auf die Wirkung, die sich entfaltet, nachdem die heißen, feuchten und übel riechenden Qualitäten von *mKhris pa* ihre fermentierenden und reifenden Handlungen ausgeführt haben. Zeichen einer Zunahme sind Durchfall, speziell nach der Einnahme kleinster Mengen ungeeigneter Nahrungsmittel von *mKhris pa*-Natur.

mKhris pa ist **feucht**, und dies bezieht sich auf seine flüssige und feuchte Beschaffenheit. Symptome der Zunahme sind wässriger Durchfall, überschüssiger Speichel, problemloser Aderlass (d. h. das Blut ist dünnflüssig) und Entwicklung und Ausbreitung von Lymphe im Körper.

DIE SIEBEN CHARAKTERISTIKEN VON BAD KAN Die »Vier Tantras« definieren wie folgt: *Bad kan* ist ölig, kalt, schwer, träge, sanft, beständig und klebrig.

Körperzellen sind **ölig**. Diese Charakteristik zeigt sich an der öligen Konsistenz von Blutplasma, Blut, Fleisch, Fett, Knochenmark, Samenflüssigkeit usw. Die Eigenschaft der Öligkeit ist auch die Grundlage für zwei andere Charakteristiken von *Bad kan*, nämlich Schwere und (chemische) Stabilität. Symptome einer Zunahme sind z. B. ein Überschuss von Fettgewebe im Körper und eine Ansammlung von fettigen Geweben in Blut und Blutgefäßen, die gleichzeitig eine Ursache von Krankheiten sind.

Bad kan ist **kalt**. Dies ist wirkliche Kälte, und sie hat die Kraft, andere Teile des Körpers auszukühlen. Symptome einer Zunahme sind ein Kältegefühl im Körper sowie das Verlangen nach warmen Nahrungsmitteln und nach Verhaltensweisen, die Wärme induzieren.

Bad kan ist **schwer**. Dies bezieht sich auf ein Schweregefühl in den Körperteilen, das schwierig zu behandeln ist. Symptome der Zunahme schließen physische und mentale Schweregefühle ein, die eine längere Behandlung mit Arzneimitteln erfordern.

Bad kan ist **träge** und **stumpf**; damit ist eine Langsamkeit gemeint, die das Gegenteil von Schärfe und Schnelligkeit ist. Symptome der Zunahme sind z. B. ein langsames Ausbreiten der Krankheit, eine allmählich eintretende (statt einer plötzlichen) Lebensgefahr, geistige Verdunkelungen und eine langsame Verschlimmerung einer Krankheit.

Bad kan ist **sanft** und **fein**. Dies bezieht sich auf die Abwesenheit von Grobheit beim Tastgefühl und im Geist. Ein Zeichen dafür ist, dass Zunge, Haut, die Organe einschließlich der Hohlorgane sowie Fleisch und Knochen sich weich anfühlen und dass kein Gefühl von Krankheit da ist.

Bad kan ist **beständig**. Damit ist gemeint, dass wenig Veränderung auftritt. Körper und Geist bleiben beständig, und welche Krankheit auch auftritt, sie kennt wenig Veränderung; ohne Bewegung, Heilung oder Verschlimmerung.

Bad kan ist **klebrig**. Damit ist die Klebrigkeit gemeint, die sich in Form einer Flüssigkeit zwischen den Gelenken (Synovialflüssigkeit) findet und die hilft, sie zusammenzuhalten.

Falls bei einer Person die Eigenschaften eines einzelnen elementaren Körperprozesses dominieren, wird sie dem entsprechenden *Nyes pa* – also *rLung* (Bewegung), *mKhris pa* (Abbau) oder *Bad kan* (Aufbau) – zugeordnet. Falls jemand eine Mischung von Eigenschaften aus zwei *Nyes pas* hat, wird dies als »zweifache Kombination« bezeichnet. Eine Mischung von Charakteristika aus allen drei *Nyes pas* wird als »dreifache Kombination« bezeichnet. Falls diese Charakteristiken sich im stabilen Zustand des Fliessgleichgewichts befinden, ist der Körper gesund, und man kann ein langes Leben erwarten.

Die Funktionen von rLung, mKhris pa und Bad kan

Jeder der drei elementaren Körperprozesse *rLung*, *mKhris pa* und *Bad kan* hat jeweils allgemeine und spezifische Funktionen.

DIE ALLGEMEINEN FUNKTIONEN VON rLUNG (TRANSPORT- UND BEWEGUNGSPROZESSE)

Die »Vier Tantras« definieren:

»Was die Funktionen der Nyes pas angeht,
so setzt rLung die Atmung in Bewegung,
gibt den Bewegungen und der Aktivität ihre Stärke,
scheidet Abfälle aus und klärt die Sinne
und erhält den Körper.«

Die Funktionen von *rLung* in unserem Körper umfassen den Austausch von verbrauchter Luft durch frische im Atmungsprozess. *rLung* ist verantwortlich für die Anstrengung, die nötig ist, um physische Aktivitäten auszuführen. *rLung* scheidet die drei Abfallprodukte[86] sowie die unerwünschten Rückstände der sieben körperlichen Bestandteile[87] aus und stellt sicher, dass die Nährstoffe leicht durch die Körperöffnungen fließen. *rLung* bringt den fünf Sinnen Klarheit: das Augenbewusstsein erhält die Fähigkeit, Formen klar zu sehen, das Gehör(-Bewusstsein) die Fähigkeit, Töne klar zu hören, der Geruchssinn die Fähigkeit, Gerüche klar zu riechen, der Geschmackssinn die Fähigkeit, Geschmack klar wahrzunehmen, und der Tastsinn die Fähigkeit, Berührungen wahrzunehmen. Aus seinen eigenen Bewegungen heraus initiiert *rLung* die physischen Bewegungen und ist dafür verantwortlich, dass die Glieder gestreckt und zusammengezogen werden können. Indem der Berührungssinn in der Haut intensiviert wird, kann

---

[86] Urin, Exkremente, Schweiß.
[87] Nährstoffe nach Verdauung, Blut, Fleisch, Fett, Knochen, Knochenmark, Reproduktionsflüssigkeiten.

rLung Gefühle von Schwere und Härte eliminieren. Auch die Entwicklung des ungeborenen Kindes während der 38 Schwangerschaftswochen hängt – neben der Ernährung der Mutter – von den wöchentlich sich ändernden Funktionen von *rLung* ab.

DIE FUNKTIONEN DER FÜNF SPEZIFISCHEN ARTEN VON RLUNG[88] Es ist wichtig, die fünf spezifischen *rLung*[89] aufgrund ihrer Lokalisierung, ihrer Pfade und Funktionen zu unterscheiden.

1. DER LEBENSERHALTENDE RLUNG ist hauptsächlich in Gewebe, Knochen und Gehirn am höchsten Punkt des Schädels lokalisiert[90]. Der Gedächtnisverlust, der nach einem Schlag auf den Kopf oder den Nacken auftritt, hat seine Ursache in einer Störung dieser Energien. Er bewegt sich hauptsächlich im Hals, in der Thoraxhöhle, den Gehirnnerven, Kehlkopf und Bronchiolen. Seine Funktionen schließen das Schlucken von Essen und Trinken, das Ein- und Ausatmen, die Ausscheidung von Speichel und Nasenschleim sowie das Niesen und Rülpsen ein. Er klärt die Wahrnehmungen der Sinnesorgane und erhält die geistige Stabilität aufrecht.

2. DER AUFSTEIGENDE RLUNG ist hauptsächlich in allen Teilen der oberen Thoraxhöhle lokalisiert. Seine Funktion besteht darin, die Töne der Sprache zu generieren, die körperliche Stärke, Ausstrahlung und Farbe zu intensivieren sowie physische Kraftanwendung und den lebenserhaltenden *rLung* zu unterstützen. Der aufsteigende *rLung* stärkt auch die Kraft des Gedächtnisses in Bezug auf alle groben und subtilen Phänomene.

3. DER ALLESDURCHDRINGENDE RLUNG ist vorwiegend im Herz-Chakra lokalisiert. Er fließt im ganzen Körper, sowohl in den Organen als auch im Fleisch. Seine Funktion besteht darin, die physische Aktivität zu unterstützen; er ist verantwortlich für das Strecken und Zusammenziehen der Glieder, für das Öffnen und Schließen der Augenlider und des Mundes, für den Herzschlag und für die Zirkulation des Blutes. Die meisten Aktivitäten von Körper, Rede und Geist werden vom allesdurchdringenden *rLung* ausgeführt.

4. DER FEUERÄHNLICHE RLUNG ist hauptsächlich im Bauch lokalisiert; er bewegt sich im Dünn- und Dickdarm. Seine Funktion besteht darin, in den drei Phasen der Verdauung[91] die Nahrungsmittel zu verdauen und Nährstoffe von Nicht-Verdaulichem zu trennen – wobei er nicht nur die Nährstoffe abtrennt, sondern auch die sieben Körperbestandteile zur Reife bringt, da er im gesamten Körpergewebe lokalisiert ist.

5. DER ABWÄRTS-ENTLEERENDE RLUNG ist primär in der Region des Rektums lokalisiert. Er bewegt sich hauptsächlich in Dickdarm, Harnblase, Sexualorganen und Oberschenkeln. Seine Funktion ist es, Samenflüssigkeit, Urin und Exkremente zurückzuhalten bzw. zu entleeren. Bei den Frauen kontrolliert er die Menstruation und den Geburtsvorgang.

DIE ALLGEMEINEN FUNKTIONEN VON MKHRIS PA (ABBAUPROZESSE) Die »Vier Tantras« sagen, dass *mKhris pa* über Hunger, Durst, Verdauung, Körperwärme, Ausstrahlung und Mut regiert. Die allgemeine Funktion von *mKhris pa* besteht darin, Nahrung zu verdauen und Hunger und Durst zu erzeugen. *mKhris*

---

88 Diese Zusammenfassung richtet sich nach den medizinischen Texten; in buddhistischen Schriften finden sich teilweise leicht andere Beschreibungen.
89 Detaillierte Angaben dazu finden sich z. B. in Gyatso, Kelsang (²2002).
90 Gemäß gewissen buddhistischen Systemen im Herzzentrum.
91 Feuer-ähnlicher rLung, verdauendes mKhris pa, zersetzender Bad kan.

pa ist auch dafür verantwortlich, dass man auf unterschiedliche Dinge Appetit hat. *mKhris pa* produziert Körperwärme, ist für die Ausstrahlung verantwortlich, trennt die Nahrung von Abfallstoffen, gibt Mut und bringt Klarheit in die eigenen Handlungen.

DIE FUNKTIONEN DER FÜNF SPEZIFISCHEN ARTEN VON MKHRIS PA

1. VERDAUENDES MKHRIS PA ist zwischen dem oberen und unteren Magenabschnitt lokalisiert. Dieser Prozess hat die Aufgabe, Nahrungsmittel zu verdauen und teilweise von den Abfallstoffen zu trennen. Er hilft dabei, alle Körperbestandteile zur Reife zu bringen; auch ist er für die allgemeine Körperhitze verantwortlich. Indem er die vier anderen Arten von Körperhitze unterstützt, stärkt er auch allgemein die Körperkräfte.

2. FARBVERÄNDERNDES MKHRIS PA ist primär in der Leber lokalisiert. Die Funktion dieses Prozesses ist es, die Nährstoffe (die in den Magen und Darm durch Einwirkung der drei Arten von Verdauungshitze von den Abfall-/Ballaststoffen getrennt wurden) in die Leber aufzunehmen. Dort wird ihre Farbe nach Rot hin transformiert. Die Nährstoffe bilden Blut und Fleisch, und die Abfallstoffe werden zur Gallenflüssigkeit, die in der Gallenblase gespeichert wird.

3. VOLLENDENDES MKHRIS PA ist primär im Herzchakra[92] lokalisiert. Dieser Prozess erzeugt einen kraftvollen und standhaften Geist, der nicht zögert, seine Aufgaben zu vollenden. Das vollendende *mKhris pa* ist auch die Ursache für Stolz, für das Aufrechterhalten von Mut und für einen scharfen und klaren Geist. Zusammenfassend dient er dazu, das Vertrauen und die Entschlossenheit aufrechtzuerhalten, die eigenen Wünsche umzusetzen.

4. SICHT-GEBENDES MKHRIS PA ist primär in den Augen lokalisiert. Seine Funktion ist es, uns die Fähigkeit zu geben, externe Formen wahrzunehmen.

5. TEINT-GEBENDES MKHRIS PA ist für die innere Ausstrahlung der perfekten Reproduktionsflüssigkeit verantwortlich; er ist in allen Teilen der Haut lokalisiert. Seine Funktion ist es, die Haut flexibler, weicher oder auch härter zu machen, und die Farbe des Teints zu kontrollieren.

DIE ALLGEMEINEN FUNKTIONEN VON BAD KAN (AUFBAUPROZESSE)

Die »Vier Tantras« sagen:
»Bad kan führt zu einem großen Körper, zu einem stabilen Geist, zu tiefem Schlaf und zu Geduld. Bad kan verbindet die Gelenke und schmiert den Körper.«

Bad kan ist für eine große Statur verantwortlich. Ebenso sind diese Prozesse verantwortlich für einen weiten und stabilen Geist, der seinerseits auf einer geistigen Wachheit und einer zuverlässigen Erinnerungsfähigkeit basiert. *Bad kan* verbindet die Körpergelenke. Menschen, deren Körperkonstitution von *Bad kan* dominiert wird, lieben Schlaf und sind gutmütig und tolerant.

---

[92] Hier finden sich Parallelen zum westlichen Verständnis der Thymusdrüse, die eine Schlüsselfunktion im Immunsystem hat.

DIE FUNKTIONEN DER FÜNF SPEZIFISCHEN ARTEN VON BAD KAN

1. UNTERSTÜTZENDER BAD KAN ist hauptsächlich in der Brust lokalisiert. Die Funktion dieses Prozesses besteht darin, alle Teile des Körpers mit Feuchtigkeit zu versorgen; dabei wirkt er allen harten, trockenen, groben und nicht-öligen Komponenten entgegen. So wirkt er beispielsweise von dem Moment an, wo trockene Nahrung in den Mund genommen wurde, bis sie durch die Verdauungssäfte in ihre Bestandteile zerlegt wurde. Diese Form von *Bad kan* unterstützt auch die vier anderen *Bad kan*-Prozesse.

2. ZERSETZENDER BAD KAN ist in der Form von Schleim primär im oberen Magen lokalisiert[93], wo die Nahrung noch nicht zersetzt ist. Dieser Prozess ist für eine der drei Phasen der Verdauung zuständig, indem er die Nahrungsmittel so zersetzt, dass sie verdaut werden können. Zusammen mit dem Magenschleim bringt er die Nahrungsmittel in eine halb-flüssige Form. Er kann in allen sieben Körperbestandteilen gefunden werden, die er zur Reife bringt.

3. ERFAHRENDER BAD KAN ist primär in der Zunge lokalisiert. Er hat die Funktion, die sechs Arten von Geschmack festzustellen, die in unserer Nahrung gegenwärtig sind.

4. BEFRIEDIGENDER BAD KAN ist hauptsächlich im Kopf lokalisiert. Er hat die Funktion, die sich im Kopf befindlichen Sinne zu entwickeln und durch die Interaktion mit den Objekten der Sinne Befriedigung zu bringen.

5. VERBINDENDER BAD KAN findet sich in allen Gelenken des Körpers. Er hat die Funktion, die Gelenke zu verbinden und zu schmieren, und er leitet die Bewegungen von Strecken und Beugen.

Lokalisierung von rLung, mKhris pa und Bad kan

Allgemein gilt, dass der Körper aufgrund der Prozesse von Bewegung, Abbau und Aufbau (*rLung*, *mKhris pa* und *Bad kan*) geformt wird; deswegen ist es auch richtig zu sagen, dass diese drei *Nyes pas* überall im Körper auftreten. In den verschiedenen Körperteilen laufen die drei elementaren Prozesse aber in unterschiedlicher Intensität und Konzentration ab. In den »Vier Tantras« wird diese Tatsache sehr betont. Die Unterschiede von *rLung*, *mKhris pa* und *Bad kan* bezüglich ihrer Lokalisierung zu kennen, ist hilfreich für die Diagnose und die Behandlung spezifischer Krankheiten. Man kann so eine Diagnose auf der Basis der spezifischen Lokalisierung der jeweiligen Körperprozesse treffen und die Behandlung entsprechend ausrichten. Der Magen ist der Sitz von *Bad kan*; beispielsweise wird man im Falle eines Magenproblems zunächst untersuchen, welche der Eigenschaften von *Bad kan* im Überschuss vorkommen, an welchen es mangelt und welche gestört sind. Dann wird man untersuchen, welche der anderen beiden *Nyes pas* das Problem verschlimmern, und man wird für eine entsprechende Behandlung sorgen. Deswegen werden im Folgenden die allgemeinen und spezifischen Wirkungsorte, die Wege innerhalb des Körpers sowie die Ziele der drei elementaren Körperprozesse erklärt werden.

---

[93] Obwohl ein »zersetzender Aufbauprozess« ein Widerspruch in sich zu sein scheint, kann man die im Magen ablaufenden Zersetzungsprozesse als erste Stufe des Aufbauprozesses von Nahrung zu Körperbestandteilen betrachten.

ALLGEMEINE LOKALISIERUNG DER DREI KÖRPERPROZESSE

Das »Grundlegende Tantra« sagt:

»Bad kan residiert im Gehirn und in den oberen Regionen,
mKhris pa ist in der Mitte, in der Leber und der Gallenblase,
rLung ist im Rückenmark und in den unteren Regionen.«

Das »Erklärende Tantra« sagt:

»Ein Kanal entwickelt sich aufwärts, um das Gehirn zu bilden.
Unwissenheit verweilt im Gehirn
Und führt zur Entwicklung von Bad kan,
welches auch in den oberen Regionen verweilt.
Ein Kanal dringt durch die Mitte,
Um den Kanal des Lebens zu formen.
Er führt zur Entwicklung von Ablehnung,
die im Kanal des Lebens und im Blut verweilt und
die in der mittleren Region zur Entwicklung von mKhris pa führt.
Ein Kanal entwickelt sich abwärts,
Um die geheimen Organe zu formen,
Und führt zur Entwicklung von Begierde in den männlichen und
weiblichen Organen.
Daraus entwickelt sich der rLung der unteren Regionen.«

Diese beiden Zitate beschreiben die allgemeine Lokalisierung von *rLung*, *mKhris pa* und *Bad kan* in Verbindung mit der Entwicklung der Kanäle des Fötus.

DIE SPEZIFISCHE LOKALISIERUNG VON RLUNG, MKHRIS PA UND BAD KAN

Dieses Unterkapitel bezieht sich auf die insgesamt 15 Unterteilungen von *rLung*, *mKhris pa* und *Bad kan*, wie sie im Kapitel »Die Funktionen von *rLung*, *mKhris pa* und *Bad kan*« (siehe Seite 75–78) erklärt wurden. Die spezifischen Lokalisierungen der jeweiligen Prozesse sind dort bereits aufgeführt.

Die Wege von rLung, mKhris pa und Bad kan innerhalb des Körpers

»Wege« bezieht sich darauf, wie und in welche Richtungen die jeweiligen Körperprozesse (*rLung*, *mKhris pa* und *Bad kan*) innerhalb des Körpers zirkulieren. Das »Grundlegende Tantra« sagt:

»Knochen, Ohren, Tastsinn, Herzen,
Lebenskanäle und der Dickdarm,
Blut, Ausdünstung, Augen und Leber,
Gallenblase und Dünndarm,
Blutplasma, Muskeln und Fett,
Knochenmark, (reproduktive) Flüssigkeit, Exkremente und Urin,
Nase, Zunge, Lunge, Milz und Magen,
Nieren und die Harnblase.
In den Körperteilen, den Ausscheidungen, den Sinnesorganen,
in den sechs Hohl- und den fünf Vitalorganen,
dort laufen die Prozesse des Transportes (rLung), des Aufbaus
(Bad kan) und des Abbaus (mKhris pa)«

Diese Verse lehren, dass Knochen, Ohren, Tastsinn, das Vitalorgan des Herzens, die Lebenskanäle[94] und das Hohlorgan des Dickdarms gleichzeitig die hauptsächlichen Wege für das Fließen von *rLung* sind. In den Körperbestandteilen, im Schweiß, beim Gesichtssinn, im Vitalorgan der Leber und in den Hohlorganen der Gallenblase sowie des Dünndarms dominieren *mKhris pa*-Prozesse. Die *Bad kan*-Prozesse finden hauptsächlich in Plasma, Muskeln, Fett, im Knochenmark, den Reproduktionsflüssigkeiten, den Abfallprodukten von Urin und Exkrementen, in Nase und Zunge, in den Vitalorganen Lunge, Milz und Niere und in den Hohlorganen Magen sowie Harnblase statt. Die Prozesse von *rLung*, *mKhris pa* und *Bad kan*

---

[94] Nervensystem und Blutgefäße.

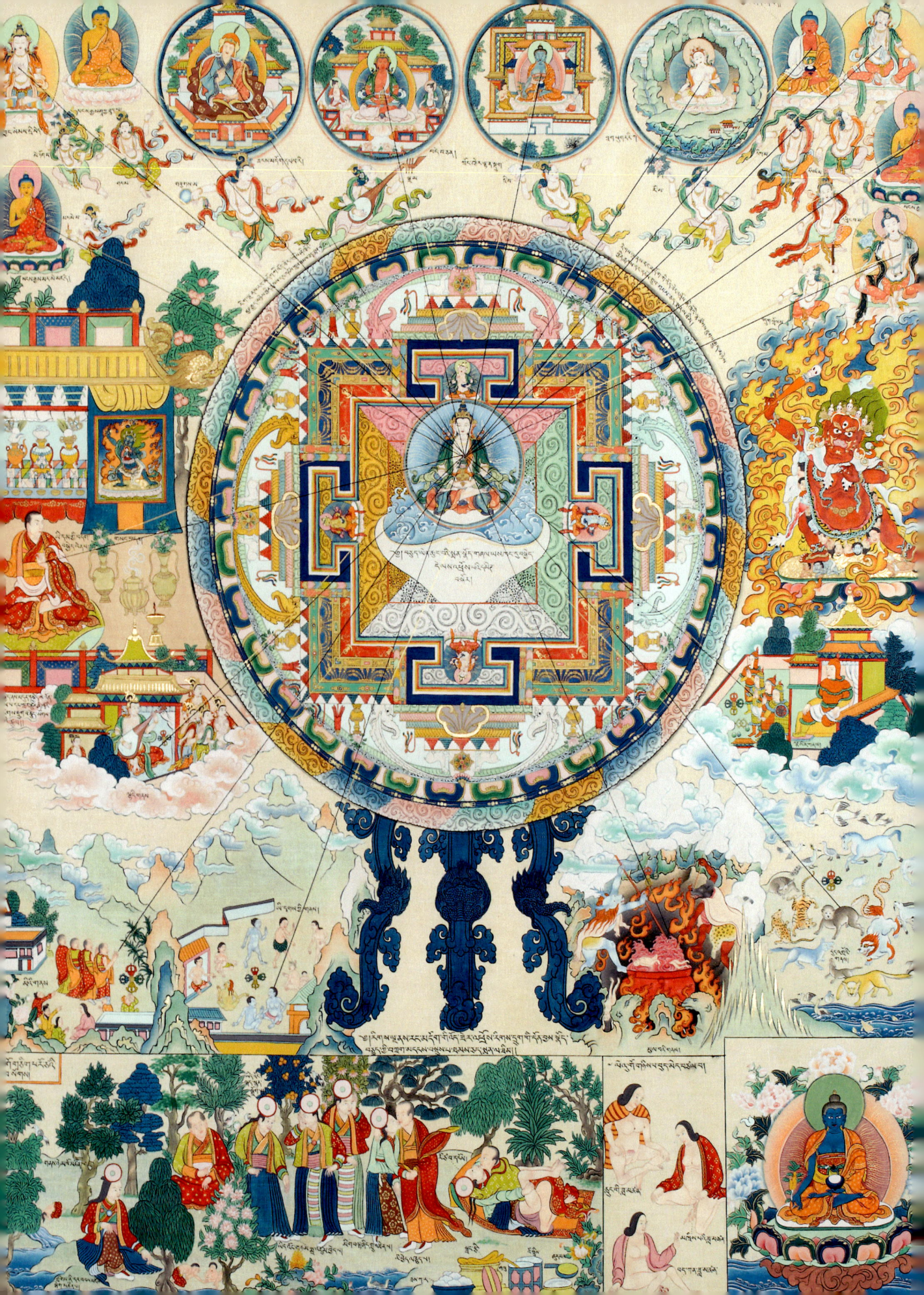

Das kleine Elixier der Verjüngung dient zur Aufrechterhaltung der jugendlichen Spannkraft und zur Zentralisierung des Energieflusses bei bestimmten buddhistischen Meditationstechniken, die mit den subtilen Körperelementen arbeiten.
Diese Meditationen führen den Praktizierenden zu einer tiefgehenden Erfahrung von Glückseligkeit, Mitgefühl und innerer Klarheit.
Thangka Nr. 53 aus der Serie von Desi Sangye Gyamtso, angefertigt 1687–1703 in Lhasa. Kopie des verschollenen Originals (Museum des Men-Tsee-Khang, Dharamsala).

laufen also in den sieben Körperbestandteilen, den drei Ausscheidungen (Stuhlgang, Urin und Schweiß), den fünf Sinnesorganen, den fünf Vitalorganen (Lunge, Herz, Leber, Milz, Niere) und den sechs Hohlorganen (Magen, Dünndarm, Dickdarm, Gallenblase, Harnblase, Reservoir der Reproduktionsflüssigkeiten) ab[95].

Die Feststellung, dass die drei Prozesse *rLung*, *mKhris pa* und *Bad kan* den ganzen Körper durchdringen, wird dadurch untermauert, dass in der obigen Aufzählung kein einziger Körperteil ausgelassen wurde. Deshalb ist es auch kein Widerspruch, diese Wege in die Orte mit einzuschließen, in denen *rLung*, *mKhris pa* und *Bad kan* jeweils weilen. Gemäß den Beschreibungen im »Erklärenden Tantra« fließen die drei elementaren Körperprozesse auch dann, wenn sie im Ungleichgewicht sind, in den oben erwähnten Bahnen.

rLung, mKhris pa und Bad kan und die verschiedenen Lebensabschnitte

Je nach Lebensabschnitt – Jugend, Erwachsenenalter und Alter – dominiert ein anderer der elementaren Körperprozesse. In der Kindheit und Jugend (bis zum Alter von 16 Jahren) ist *Bad kan* der dominierende Faktor. Im Erwachsenenalter bis etwa 70 ist *mKhris pa* dominant, und im Alter ab 70 dominiert *rLung*. Die Dominanz von *rLung*, *mKhris pa* und *Bad kan* im jeweiligen Alter muss nicht unbedingt mit dem persönlichen Typus übereinstimmen. Wenn beispielsweise eine Person die Grenze von 70 Jahren überschreitet, werden die Körperelemente sehr viel schwächer. Als Folge davon werden sie vom *rLung*-Element dominiert. Dies gilt unabhängig davon, ob der persönliche Typus nun gallig (*mKhris pa*), windig (*rLung*) oder schleimig (*Bad kan*) ist.
Diese Erkenntnis hat Folgen für die Behandlung einer Krankheit. Jugendliche beispielsweise sind *Bad kan*-dominant und deswegen anfälliger für *Bad kan*-Krankheiten. Solche Krankheiten sind deshalb in der Jugend schwerwiegender, und man sollte die notwendige Vorsicht walten lassen.

rLung, *mKhris pa* und *Bad kan* werden auch von der Jahreszeit und den Abschnitten des Tages sowie vom Zustand des Verdauungssystems, dem Magen, den Kanälen usw. beeinflusst.

Krankheit: Die drei Nyes pas im unausgeglichenen Zustand

Allgemeine Erklärung des unausgeglichenen Zustandes der drei Nyes pas

Wenn sich die Dreiheit von *rLung*, *mKhris pa* und *Bad kan* aufgrund guter Umstände in einem Fließgleichgewicht[96] befindet und harmonisch zusammenwirkt, bleibt der menschliche Körper gesund und in seiner Existenz gesichert. Wenn aber aufgrund von Jahreszeit, störenden Einflüssen, Ernährung und Verhalten die drei elementaren Körperprozesse aus dem Gleichgewicht[97] geraten, wird der menschliche Körper krank. Wenn also die drei *Nyes pas* im Gleichgewicht sind, sind sie nur die potenzielle Ursache von Krankheit. Wenn sie aber tatsächlich aus dem Gleichgewicht geraten, werden sie zur Krankheit selbst. Deswegen sollte man

[95] Der tiefere Sinn des Satzes liegt darin, zu zeigen, dass Transport, Auf- und Abbau andauernd und überall im Körper stattfinden und dass nichts im Körper wirklich fest ist.

[96] Ein Fließgleichgewicht bedeutet, dass in einem dynamischen System ein quasi-stationärer Zustand herrscht. Input und Output halten sich die Waage, und eine (scheinbar) stabile Form (bzw. Situation) entsteht – beispielsweise bei einer halb gefüllten Badewanne, in die gleich viel Wasser ein – wie ausfließt; ihr Wasserpegel ist stabil, obwohl das Wasser ständig fließt. Ein im Buddhismus häufig gebrauchtes Beispiel ist die Kerzenflamme, die als stabiles »Ding« erscheint, obwohl sie in Wirklichkeit aus verbrennenden Dämpfen besteht, die sich sehr schnell bewegen.

[97] Bei jedem der Prozesse können Überfluss, Mangel oder Störungen auftreten.

nicht nur die elementaren Körperprozesse an sich genau verstehen, sondern auch, wie sie aus dem Gleichgewicht geraten und damit zur (manifesten) Krankheit werden. Die Sichtweise, dass *rLung*, *mKhris pa* und *Bad kan* aus dem Gleichgewicht geraten, unterscheidet sich von anderen Sichtweisen, in denen man annimmt, dass die Krankheit von außen in den Körper eindringt. Krankheit aus tibetischer Sicht ist vielmehr eine gegenüber der normalen Situation (Gesundheit) veränderte Funktion und Bestimmung der drei elementaren Körperprozesse von Transport, Aufbau und Abbau. Basierend auf diesem Wissen können wir uns näher mit den aus dem Gleichgewicht geratenen drei *Nyes pas* beschäftigen.

rLung geht sowohl mit Hitze als auch mit Kälte eine Verbindung ein: Das Feuer von *mKhris pa*-Krankheiten wird durch *rLung* geschürt, und eine von *Bad kan* verursachte Kälte-Krankheit wird durch den *rLung* weiter abgekühlt. *rLung* verleiht den verschiedenen Stadien von Ödemen Mobilität. Tumore und Zysten werden von *rLung* angehäuft, und andere akkumulierte Krankheiten werden durch *rLung* ausgelöst. *rLung* ist der Verbreiter aller diffusen Krankheiten, und die meisten Krankheiten werden durch *rLung* auch wieder abgezogen. Kurzum, *rLung* stimuliert alle Krankheiten. Die Liste der *rLung*-Krankheiten ist umfangreicher als die der *mKhris pa*- oder *Bad kan*-Krankheiten, und die Natur der *rLung*-Krankheiten ist sehr grob. Deswegen widmet das »Tantra der mündlichen Anweisung« sein erstes und umfangreichstes Kapitel den *rLung*-Krankheiten. Diese Störungen werden von westlichen Ärzten oft nicht erkannt, und man widmet ihnen nicht genügend Aufmerksamkeit.

Eine ***mKhris pa***-Krankheit hat, da sie die Natur von Feuer hat, die Fähigkeit, Körperbestandteile zu entflammen, sie zu verbrennen (oxidieren) und damit auch zu verschwenden. Im Verlauf einer *mKhris pa*-Krankheit sind somit die sieben Charakteristiken

von *mKhris pa* in Überschuss, Mangel oder Durcheinander vorhanden. Je nach Art des spezifischen *mKhris pa*-Prozesses, seiner Lokalisierung usw. können z. B. kombinierte Blut- und *mKhris pa*-Krankheiten (z. B. Hepatitis) auftreten. *mKhris pa* ist in Form von Feuer ständig im Körper präsent. *mKhris pa* bringt das Fieber und alle heißen Krankheiten hervor. Wenn man *mKhris pa* auf diese Art d.h. als Verbrennungs- und Abbauprozess versteht, erkennt man seine wirkliche Bedeutung.

Viele verstehen nicht wirklich, was »Galle«-Krankheit (tib. *mKhris pa*) bedeutet. Sie glauben, dass das tibetische Wort »*mKhris pa*« sich auf eine Krankheit der Gallenblase bezieht (die wie ein goldenes Täschchen nahe der Leber hängt), weil das tibetische Wort für »*mKhris pa*-Krankheit« auch für die Gelbsucht gebraucht wird. Die Gallenblase ist ein Behälter, der die Unreinheiten aus dem Blut der Leber aufnimmt. Gleichzeitig finden Abbau-Prozesse hauptsächlich an diesem Ort im Körper statt. Das Gleichsetzen der Gelbsucht (die eine Krankheit der Gallenblase ist) mit dem allgemeineren Begriff der *mKhris pa*-Krankheiten ist deshalb falsch. Gelbsucht ist schlicht eine von zahlreichen *mKhris pa*-Krankheiten – nicht mehr und nicht weniger.

Bad kan hat die Natur von Erde und Wasser. Eine *Bad kan*-Krankheit tritt auf, wenn die sieben Charakteristika von *Bad kan* im Körper unvorteilhaft beeinflusst werden und wenn durch den übermäßigen Einfluss von *Bad kan*-Prozessen die Körperwärme (z. B. die Verdauungshitze des Magens) reduziert wird. Dies kann aufgrund der Umstände von Ort, (Jahres-)Zeit, Ernährung und Verhalten geschehen. Alle sich daraus ergebenden Krankheiten sollten als »kalte« oder *Bad kan*-Krankheiten verstanden werden; es gibt keine kalten Krankheiten, die nicht aus *Bad kan*-Prozessen hervorgehen.

Die Ungleichgewichte der drei elementaren Prozesse werden in **kalte und heiße Krankheiten** unterteilt. Wenn eine Krankheit die Natur von *rLung* und *Bad kan* hat, ist sie von kühler Natur und wird »kalte Krankheit« genannt. Wenn eine Krankheit eine Blut- und *mKhris pa*-Krankheit ist, hat sie eine scharfe und heiße Natur und wird »heiße Krankheit« genannt. »Heiße Krankheiten« sollten somit nicht einfach als Anstieg der Körpertemperatur verstanden werden, sondern als ein Typus von Krankheiten, der seine Ursache in Blut und *mKhris pa* hat. Analog meint »kalte Krankheit« nicht nur einen Verlust an Verdauungswärme, sondern bezieht sich auf alle Probleme, die ihren Ursprung in *rLung* und *Bad kan* haben.

Krankheiten können nicht als »heiß« oder »kalt« klassifiziert werden, ohne auf die Erklärungen zu *rLung*, *mKhris pa* und *Bad kan* Bezug zu nehmen. Auch die weitere Einteilung der Krankheiten in 404 bzw. 1616 Subtypen wäre dann ohne Grundlage.

Im »Tantra der mündlichen Anweisung« werden sämtliche Krankheiten in Verbindung mit den drei *Nyes pas* gelehrt und entsprechend klassifiziert. Die folgenden Beispiele zeigen, wie die drei grundlegenden Körperprozesse hinter den verschiedenen Krankheiten stecken. Erbrechen beispielsweise kann in Bezug zu den drei *Nyes pas* erklärt werden. Es wird gelehrt, dass Erbrechen durch schlechte Verdauung, durch die Krankheit des dunkelbraunen Schleims, durch inneren Krebs, durch Mikroorganismen, durch eine mit *Bad kan* assoziierte Schleim-Krankheit im Magen, durch eine mit *Bad kan* assoziierte Krankheit des Zwerchfells, durch Störungen im aufsteigenden *rLung* oder durch das Sehen abscheulicher Szenen ausgelöst werden kann. Wenn aber diese Arten des Erbrechens klassifiziert werden, teilt man sie nur in *rLung*-Erbrechen, *mKhris pa*-Erbrechen und *Bad kan*-Erbrechen (bzw. eine Kombination von je zwei oder drei) ein. Die verschiedenen Arten des Erbrechens werden also nicht in einem separaten, den Erbrechens-Krankheiten gewidmeten Kapitel gelehrt. Der Grund dafür ist, dass jegliches Erbrechen entweder mit Transport-, Abbau- oder Aufbauprozessen (oder einer Kombination davon) assoziiert ist.

Diese Tatsache kann weiter veranschaulicht werden, indem man die Krankheiten mit der jeweiligen Lokalisierung von *rLung*, *mKhris pa* und *Bad kan* in Beziehung bringt. In den »Vier Tantras« heißt es: »*rLung* ist hauptsächlich im Herzen, in den Lebenskanälen (d. h. Nervensystem und Blutgefäße) und im Dickdarm lokalisiert.« Deswegen sind Herzkrankheiten wie Herzklopfen, Schmerzen im Herzen und mentale Unausgeglichenheit mit *rLung* assoziiert. Gleiches gilt für Fluktuationen in der Blutzirkulation, die mit dem Kreislauf und dem Nervensystem assoziiert sind und zu hohem bzw. niedrigem Blutdruck führen. Auch Fehlfunktionen der Sinnesorgane, die zu fehlender Kontrolle über die Sinneswahrnehmungen führen, sind durch Fehlfunktionen von *rLung* verursacht. Deswegen wird für alle diese Krankheiten die grundsätzliche Behandlung auf das *rLung*-Problem ausgerichtet sein, mit spezifisch auf die jeweilige Krankheit ausgerichteten Ergänzungen.

Was *mKhris pa* angeht, so sagen die »Vier Tantras«: »Hitze ist hauptsächlich in den Lungen, der Leber und der Gallenblase lokalisiert.« Deshalb ist die Behandlung von ansteckenden Fiebern, Entzündungen in der Lunge, der Leber und in der Gallenblase hauptsächlich auf die heißen Charakteristika von *mKhris pa* ausgerichtet. Dazu werden für jede spezifische Krankheit ergänzende Arzneimittel gegeben.

Über *Bad kan* sagen die »Vier Tantras«: »*Bad kan* ist hauptsächlich in den Krankheiten von Magen, Milz und Niere lokalisiert.« Krankheiten des Magens, der Nieren und der Milz sind oft mit kalten Störungen von *Bad kan* assoziiert, und die grundlegende Behandlung wird auf die *Bad kan*-Krankheit ausgerichtet sein. Arzneimittel können allein dafür oder in Kombination mit einer spezifischen Medizin verabreicht werden.

Wenn die korrekte Klassifikation der Krankheit nicht gelingt, wird die Behandlung zu Problemen führen, und das grundlegende Problem wird kaum zu heilen sein. Dies könnte bedeuten, dass die Krankheit wieder auftritt oder dass sie in anderem Kleid als schlimmeres Übel wieder auftaucht.

Die obigen Angaben zu *rLung*, *mKhris pa* und *Bad kan* sind verallgemeinert und vereinfacht. Um die Interaktionen im Körper vollständig zu verstehen, ist es sehr wichtig, die medizinischen Texte gut zu studieren und sich ein tiefes Verständnis der Körperprozesse zu erarbeiten. Ausführungen über doppelte und dreifache Kombinationen der drei *Nyes pas* wären zu umfangreich und werden hier nicht gegeben.

Spezifische Erklärungen zu den drei Nyes pas in Relation zu Krankheit

URSACHEN UND FÖRDERLICHE UMSTÄNDE Die Ursachen für die Entstehung einer Krankheit können aufgeteilt werden in **entfernte Ursachen** (die grundlegende Unwissenheit), **nahe Ursachen** (Anhaftung, Hass und Verblendung, d. h. geistige Lethargie) und die **spezifischen Ursachen** (*rLung*, *mKhris pa* und *Bad kan*). Die zwanzig Eigenschaften der drei elementaren Körperprozesse sind die eigentliche Krankheitsursache. Die **förderlichen Umstände** (d. h. die die Krankheit auslösenden Faktoren) können gemäß den drei *Nyes pas* eingeteilt werden.

FÖRDERLICHE UMSTÄNDE FÜR RLUNG-KRANKHEITEN Die geistigen Umstände, die *rLung*-Krankheiten hervorbringen, sind: Trauer, Ermattung nach langer sorgenvoller Zeit, Schluchzen und Weinen, aber auch Engstirnigkeit und Frustration darüber, nie das zu bekommen, was man will, sowie übertriebene geistige Aktivitäten.

Die übermäßige Einnahme von rohen Nahrungsmitteln, die bitter im Geschmack und von leichter Natur sind (z. B. gewisse indische Gemüse), führt zu *rLung*-Störungen. Folgende Verhaltensweisen führen zu *rLung*-Störungen: dem Wind ausgesetzt sein, lange Zeit ohne Schlaf oder ohne Nahrung bleiben, übermäßige sexuelle Aktivität, starker Blutverlust, ernsthafter Durchfall oder starkes Erbrechen, übermäßiges Sich-Hineinbegeben in sinnliche Vergnügungen, absichtliches Zurückhalten des Urins oder – im Gegensatz dazu – erzwungenes Urinieren und Stuhlgang. Diese Umstände und Aktivitäten sind den Charakteristiken von *rLung* förderlich und können *rLung*-Krankheiten verursachen, weil durch sie ein Überschuss, ein Mangel oder eine Störung der Körperenergien hervorgerufen wird. Wenn man solche Störungen vermeiden will, sollte man diese Umstände meiden.

FÖRDERLICHE UMSTÄNDE FÜR MKHRIS PA-KRANKHEITEN Die übermäßige Einnahme von Nahrungsmitteln sowie Verhaltensweisen, die den Eigenschaften von *mKhris pa* förderlich sind, führen zu *mKhris pa*-Krankheiten.

Entsprechende Nahrungsmittel sind z. B. solche von scharfem Geschmack, ölige Nahrungsmittel von heißer und scharfer Wirkkraft und stark riechende Nahrungsmittel. Schweres Essen mit scharfer und wärmender Wirkung, z. B. Alkohol, Fleisch und braune Melasse, sind in größeren Mengen besonders unangebracht. Verhaltensweisen, die *mKhris pa* fördern, sind: ärgerlich werden, mitten an einem heißen Tag schlafen, nach langem Sitzen plötzlich anstrengende Aktivitäten ausführen, das Aufheben und Umhertragen schwerer Objekte, harte Erde umgraben, einen schweren Bogen spannen, kämpfen, nachts hart arbeiten oder übermäßig viel reisen, hart auf dem Hof arbeiten, vom Pferd abgeworfen werden, in den Bergen oder einer Schlucht abstürzen, von Hitze gequält werden, mit Steinen oder Stöcken geschlagen werden.

Diese Umstände verursachen einen Überschuss, einen Mangel oder eine Störung in den Charakteristika von *mKhris pa* und führen so zu einer *mKhris pa*-Krankheit. Aus diesem Grund sollten solche Umstände vermieden werden.

FÖRDERLICHE UMSTÄNDE FÜR BAD KAN-KRANKHEITEN Die übermäßige Einnahme von Nahrungsmitteln, deren Geschmack bitter und süß ist und deren Wirkung schwer, ölig, kühl, und beständig ist, führt zu *Bad kan*-Krankheiten. Auch folgende falsche Essensgewohnheiten führen zu *Bad kan*-Krankheiten: zu viel roher Weizen, rohe Bohnen und unreife Früchte; alte und abgestandene Nahrungsmittel; Fleisch von ausgemergelten Tieren; fettige Nahrungsmittel, ranzige pflanzliche Öle und ranzige Butter; schaler Rettich und stark riechende Nahrungsmittel (z. B. Zwiebeln), die lange aufbewahrt und/oder roh gegessen werden; alle Nahrungsmittel, die zu wenig gekocht wurden oder die verbrannt sind; kalte Ziegenmilch, Sauermilch und alte Molke; zu viel kaltes Wasser und kalter Tee; allgemein übermäßige Nahrungsmittelaufnahme; essen, bevor die vorhergehende Mahlzeit verdaut ist, und essen zu falschen Zeiten. Verhaltensweisen, die zu *Bad kan*-Krankheiten führen, sind z. B. am Tag schlafen, lange an feuchten Orten sitzen oder schlafen, das Tragen von dünnen Kleidern bei kaltem Wetter, sich lange Zeit in kaltem Wasser aufhalten und nach einem Mahl ruhen oder schlafen. Diese Verhaltensweisen stimmen mit den Charakteristika von *Bad kan* überein und führen im Übermaß zu *Bad kan*-Störungen. Falls man solche Störungen verhindern will, sollte man dieses Verhalten meiden.

SYMPTOME EINER KRANKHEIT DER DREI NYES PAS Falls durch die oben aufgeführten Umstände ein Überschuss, ein Mangel oder eine Störung bei einem oder mehreren der drei *Nyes pas*

eintritt, zeigen sich die entsprechenden individuellen Symptome. Im Folgenden sind diese Symptome aufgelistet, wie sie in den medizinischen Texten erscheinen.

SYMPTOME VON RLUNG Symptome eines **Überschusses von rLung** sind Gewichtsverlust, ein dunkler werdender Teint, eine Vorliebe für warme Orte und Kleider, Schüttelfrost, Blähungen des Unterleibs und abgehende Winde, unregelmäßiger Stuhlgang, gelegentliche Verstopfung, zunehmende Gesprächigkeit, Schwindel, Schlaflosigkeit und eine Beeinträchtigung der Sinnesorgane.

Offensichtliche Symptome eine **Mangels an rLung** sind Energiemangel (sowohl was Arbeit als auch andere Aktivitäten angeht), körperliches Unbehagen, ein schlechtes Gedächtnis, Desinteresse am Reden, ein Verlust von Körperwärme ähnlich den *Bad kan*-Krankheiten und Verdauungsprobleme.

Bei *rLung*-Störungen zeigt der Puls die folgenden Symptome: der Puls ist »leer« (d. h. er verschwindet unter Druck), er »floatet« (d. h. er kommt gelegentlich an die Oberfläche), und man hat gelegentliches Herzklopfen, das die beiden anderen Pulse überlagert. Symptome einer *rLung*-Störung, die den Urin betreffen, sind: Der Urin ist bläulich wie Quellwasser und hat Blasen in Form eines Yak-Auges. Er ist klar und ändert sein Aussehen nicht, wenn er abkühlt. Symptome einer manifesten Krankheit sind: Man ist unruhig und unfähig, an einem Ort zu bleiben, der Geist wandert umher und kann sich nicht konzentrieren, und man seufzt häufig (als wäre man ermattet). Schwindel und sogar Bewusstlosigkeit treten auf, man hört ein klingelndes Geräusch in den Ohren. Die Zunge wird rot, trocken und fühlt sich rau an. Ein andauernder zusammenziehender Geschmack im Mund und Schlaflosigkeit sind weitere Symptome, ebenso häufiges Bewegen der Glieder sowie ein Geist, der von Wind gestört wird. Man ist unglücklich und wird leicht verärgert, man hat einschießende Schmerzen in allen möglichen Teilen des Körpers (bzw. an bestimmten Körperteilen, wenn man sich bewegt). Man beobachtet vage, sich verlagernde Schmerzen, ein Zittern und ein unangenehmes Prickeln auf der Haut; man hat Schwierigkeiten, die Körperteile zu strecken und zu bewegen, sowie Schmerzen, als ob die Haut geöffnet worden oder als ob ein Knochen gebrochen wäre. Die Gelenke (speziell die Hüften) schmerzen, als wäre man mit einem Stock geschlagen worden. Akuter Schmerz tritt im oberen Bereich des Rückens, der Brust und der Wangenknochen auf und auch, wenn die vitalen *rLung*-Punkte gedrückt werden. Die Augen fühlen sich an, als ob sie vorstehen würden, die Beine, als wären sie zusammengebunden. Ein Würgen, Blähungen und abgehende Winde sowie Auswurf, der im Morgengrauen weiche Blasen enthält, sind weitere Symptome. Die Krankheit und ihre Symptome zeigen sich besonders auffällig im Morgengrauen bei leerem Magen.

Diese Symptome zeigen sich bei Krankheiten, die einzig von einem Überschuss, Mangel oder einer Störung der sechs Charakteristiken von *rLung* herrühren (d. h. ohne dass *mKhris pa* oder *Bad kan* beteiligt sind). Sie sind gleichzeitig auch die allgemeinen Symptome für eine *rLung*-Krankheit, und deshalb für ihre Diagnose wertvoll.

SYMPTOME VON MKHRIS PA Symptome eines **Überschusses an mKhris pa** (d. h. die Abbauprozesse sind zu stark) sind ein Gelbwerden der Haut, der Augen, des Stuhls und des Urins. Weil *mKhris pa* das Wesen von Feuer hat, werden Nahrungsmittel schnell verdaut, und man wird schnell hungrig und durstig. Der Körper ist sehr warm, man schläft wenig, und Durchfall ist verbreitet.

Symptome eines **Mangels an mKhris pa** beinhalten einen Verlust an Körperwärme und ein Dunkler-Werden des Teints.

Symptome einer **mKhris pa-Störung** beinhalten einen starken, klaren und schnellen Puls, der fein und angespannt ist wie ein geflochtener Pferdeschwanz. Der Urin ist rötlich-gelb, dampfend und hat einen starken Geruch. Andere Symptome einer *mKhris pa*-Störung beinhalten einen sauren und bitteren Geschmack im Mund, salzigen Speichel, unstillbaren Durst, einen bleich-gelben Zungenbelag, der klebrig-schleimig ist, trockene Nasenlöcher, rötlich-gelbe Augen und Gesicht, klar lokalisierten einschießenden Schmerz, rötlich-gelben Auswurf, wenig Schlaf nachts und viel während des Tages, Durchfall und Erbrechen von Blut und Galle, Kopfschmerzen, die durch das aufsteigende Feuer-Prinzip verursacht werden, starke Körperwärme, ein schwitzender und übel riechender Körper sowie Abszesse und Furunkeln, die schnell reifen und Eiter entwickeln. Entsprechende Symptome sind vor allem mittags, mitternachts und während der Verdauung wahrnehmbar.

Sie zeigen sich bei Krankheiten, die ausschließlich von einem Überschuss, einem Mangel oder einer Störung der sieben Charakteristiken von *mKhris pa* herrühren. Gleichzeitig sind dies auch die allgemeinen Anzeichen für *mKhris pa*-Krankheiten und deswegen wertvoll für die Diagnose.

SYMPTOME VON BAD KAN *Bad kan* hat die Natur von Erde und Wasser, und deshalb bewirkt eine **Überaktivität der Bad kan-Prozesse** eine zunehmende Schwere und Kälte im Körper. Andere Symptome sind z. B. eine schwächer werdende Körperhitze (speziell Verdauungswärme) und Schwierigkeiten beim Gehen durch zunehmende Körperschwäche. Urin und Teint werden bleicher als normal. Lethargie und fehlender Enthusiasmus gegenüber jeglicher Aktivität sind ebenso Anzeichen wie schlaff werdende Gliedergelenke, die ihren »Zug« verlieren. Ein Überschuss an Speichel und Auswurf, übermäßiger Schlaf und Atemschwierigkeiten treten auf.

Bad kan durchdringt die sieben Körperbestandteile, und jeglicher **Mangel an *Bad kan*** führt zu entsprechenden Schwierigkeiten in diesen Geweben. Ein Mangel beeinflusst auch das Gehirn und führt zu Schwindel. Andere Symptome eines Mangels sind Herzprobleme und schlaffe Gelenke.

Symptome einer **Störung von *Bad kan*** beinhalten einen unklaren oder »eingesunkenen« Puls. Der Urin hat wenig Farbe, Geruch und Dämpfe. Der Geschmack der Nahrungsmittel kann nicht klar wahrgenommen werden. Zunge, Zahnfleisch und Gesicht werden bleich, die Augen blass, und das Gesicht schwillt leicht an. Der Körper verliert seine Wärme, und man hat Schmerzen im Magen, im Becken und in den Nieren. Augenlider und Füße schwellen an, Schwindel tritt auf, der Körper fühlt sich schwer an, und der Schlaf ist tief. Man nimmt zu, aber wegen der Schwächung der Verdauungswärme schwindet der Appetit. Nahrungsmittel werden nicht verdaut und behalten ihre ursprüngliche Farbe, was zu Durchfall und Erbrechen führt. Man hat übermäßigen Nasenschleim und Auswurf sowie klebrigen Speichel. Der Geist fühlt sich träge an, und das Erinnerungsvermögen wird unklar, der Körper wird schwer, und man möchte am selben Ort bleiben. Weil es in der Natur von *Bad kan* liegt, schwer, träge und dauerhaft zu sein, nehmen sowohl die Anhäufung der Krankheitsursachen als auch das Aufsteigen und die Befriedung der Krankheit selbst viel Zeit in Anspruch; dementsprechend dauert auch die Behandlung lange. *Bad kan*-Krankheiten und ihre Symptome zeigen sich verstärkt bei sehr nasser Witterung, in der Abenddämmerung und am Morgen und jeweils kurz nach dem Essen.

Die obigen Symptome stellen sich bei Krankheiten ein, die allein aus einem Überschuss, einem Mangel oder einer Störung der *Bad kan*-Prozesse entstehen. Sie sind gleichzeitig auch allgemeine Zeichen einer *Bad kan*-Krankheit und deswegen wertvoll für die allgemeine Diagnostik.

Aus den geschilderten Symptomen von Überschuss, Mangel oder Durcheinander in *rLung*, *mKhris pa* oder *Bad kan* muss man auch die Symptome einer doppelten oder dreifachen Kombination erschließen. Es wird gelehrt, dass es keine weiteren Krankheitssymptome gibt außer denjenigen, die in den drei einzelnen Ungleichgewichten, ihren drei doppelten Kombinationen und den dreifachen Kombination auftreten.

Der menschliche Körper aus der Sicht der tibetischen Medizin

Der menschliche Körper ist die Grundlage, auf der die Medizin ruht – ohne Körper gäbe es weder Krankheit noch Medizin. In den »Vier Tantras« wird das gleich zu Beginn des Abschnittes über das tibetische Medizinsystem erwähnt. Alle, die sich als Arzt betätigen wollen, müssen aus folgenden Gründen zu Beginn ihres Studiums und vor allen anderen Themen den menschlichen Körper studieren: Falls jemand Arzt werden will, der die Tradition und Praxis der tibetischen Medizin perfekt aufrechterhalten kann, so muss er den Zustand und die Eigenschaften des menschlichen Körpers in allen Details kennen, die die tibetische Tradition lehrt. Danach erst soll er die Eigenschaften der Krankheiten erlernen. Wenn er alle Krankheiten korrekt identifizieren kann, muss er die spezifische Vorgehensweise erlernen, mit der das tibetische Medizinsystem Krankheiten behandelt. Darüber hinaus sollte ein Arzt auch lernen, wie der menschliche Körper gesund erhalten werden kann. Aufgrund der großen Bedeutung dieser Faktoren erklären die »Vier Tantras« den menschlichen Körper in allen Details – angefangen bei der Zeugung von Leben und der Embryologie, über die Anatomie, Physiologie, die Handlungen des Körpers und die Klassifizierung der Menschen (jung, alt; männlich, weiblich usw.) bis hin zu den Anzeichen des bevorstehenden Todes. In diesem Buch beschränken wir uns auf die Entstehung des menschlichen Körpers, die Grundlagen der Physiologie und die Anzeichen des Sterbens.

Die Entstehung des menschlichen Körpers

Im tibetischen Medizinsystem wird im zweiten Kapitel des »Erklärenden Tantra« zunächst die Entstehung des menschlichen Körpers erklärt, gefolgt von den Stadien der Entwicklung des Fötus in der Gebärmutter bis zur Geburt. Alle grundlegenden Informationen werden mit wenigen und bedeutungsvollen Worten vermittelt. Vergleicht man das alte tibetische Wissen mit den modernen wissenschaftlichen Erklärungen, so findet man in der tibetischen Tradition Erklärungen zum Bewusstsein und zu weiteren mit der Spiritualität verknüpften Phänomenen, die sonst nirgends zu finden sind. Aufgrund des unterschiedlichen kulturellen Hintergrundes ergibt sich auch ein etwas unterschiedlicher Erklärungsstil. Darüber hinaus zeigt sich aber beim genaueren Studium, dass die tibetischen und die westlichen naturwissenschaftlichen Erklärungen sich sehr ähnlich sind. Wir werden uns jetzt der Erklärung der Entstehung des menschlichen Körpers in drei Abschnitten zuwenden, auch wenn wir dabei nur das Wesentlichste berücksichtigen können.

Die Gründe, die zur Entstehung eines menschlichen Körpers führen

Die ursächlichen Bedingungen, die zur Ausbildung eines menschlichen Körpers führen, sind im Wesentlichen die elementaren Körperprozesse *(rLung, mKhris pa* und *Bad kan)* bzw. das gesunde **Sperma** und die gesunde **Eizelle** der Eltern, das **Bewusstsein im Zwischenzustand**, das in Übereinstimmung mit dem Karma der Eltern sein muss, und die **Kraft der sehr subtilen elementaren Prozesse**. Tatsächlich müssen alle diese Bedingungen auf vollständige Art und Weise vorhanden sein. In den »Vier Tantras« wird gesagt, dass die Energie der leidverursachenden Emotionen die Eltern dazu bringt, sich sexuell zu vereinigen, und dass dies zur Entstehung des Körpers führt. Deswegen heißt es in der tibetischen medizinischen Tradition, dass die Ursachen der Bildung eines Körpers Sperma und Eizelle, eine Seele im Zwischenzustand sowie die fünf elementaren Prozesse sind. Wenn diese Grundlagen – z. B. Samen oder Eizelle – mit Fehlern behaftet sind, kön-

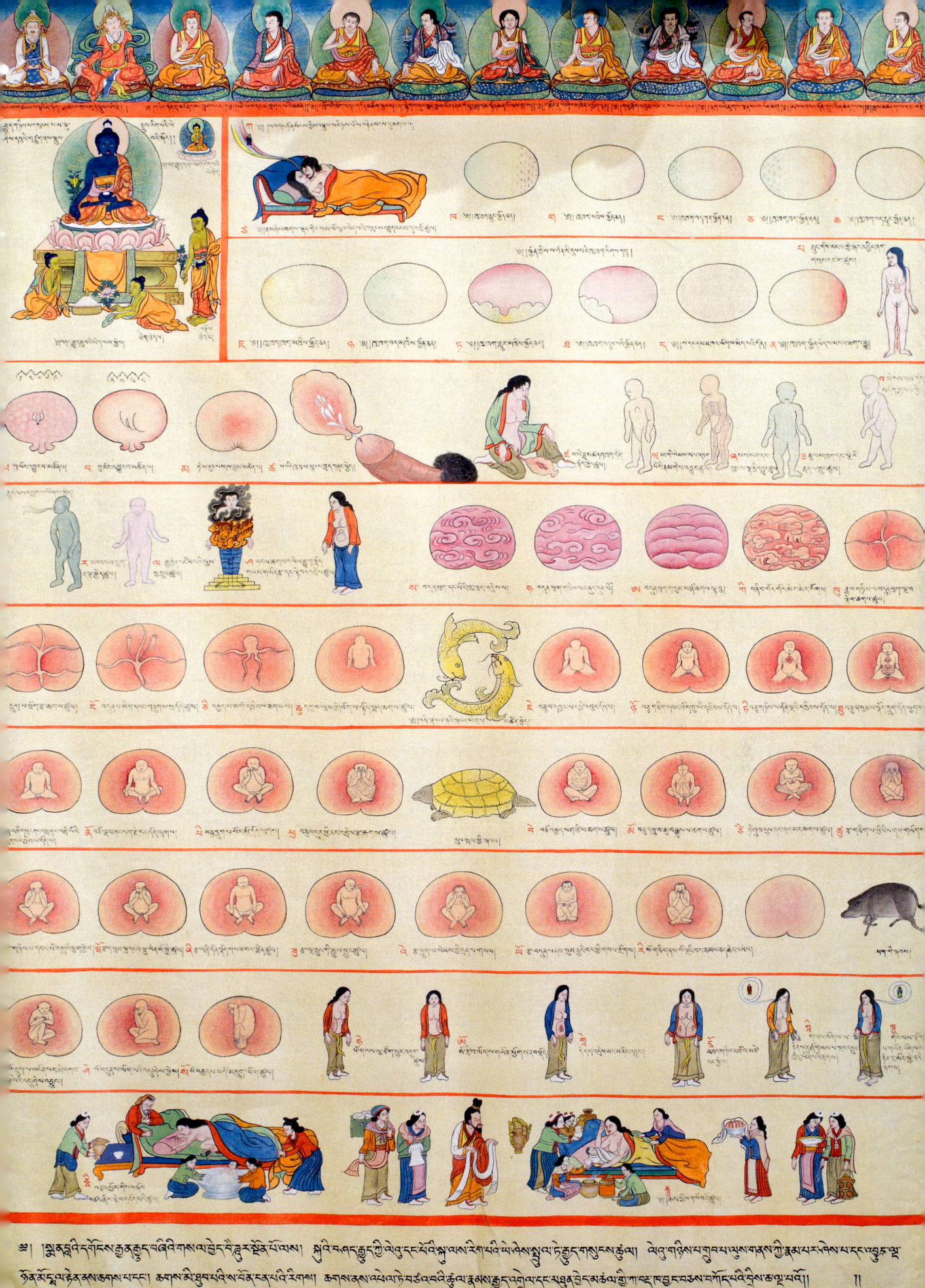

nen sie nicht als Basis für die Entstehung eines Fötus dienen. Wenn das Karma der beiden Elternteile und das der Seele im Zwischenzustand nicht in Harmonie sind, wird ebenfalls kein Fötus gebildet – auch wenn Samen und Eizelle makellos sind. Ähnliches gilt, wenn z. B. das Erd-Element fehlt; Samen und Eizelle können dann ihre ovale Form nicht aufrechterhalten. Fehlt das Feuer-Element, wird es keine Reifung geben; fehlt das Wasser-Element, wird keine Vereinigung von Samen- und Eizelle auftreten. Wenn das Wind-Element fehlt, gibt es kein Wachstum, und wenn das Raum-Element fehlt, wird auch der notwendige Raum fehlen. Das Fehlen eines der fünf grundlegenden Prozesse wird damit zur Ursache dafür, dass sich kein Fötus bilden kann.

Zusätzlich zu solchen Details wird aber auch die Methode erklärt, um einen Sohn zu zeugen, falls bisher nur Töchter geboren wurden. Darüber hinaus werden detaillierte Definitionen und die Funktionsweisen der oben genannten Ursachen für die Bildung des menschlichen Körpers erläutert. Die Frage, wie die Bildung des Embryos mit dem Menstruationszyklus zusammenhängt, wird ebenso erklärt, wie die Festlegung des Geschlechts in Abhängigkeit vom Datum der Zeugung[98]. Die Zeichen für die erfolgte Zeugung werden geschildert, ebenso die Ausprägung des Geschlechts als Junge, als Mädchen, als gemischte Zwillinge, als Fabelwesen[99] und als behinderter Mensch (z. B. Mongoloismus). Wenn man die Stufen der Embryogenese sorgfältig untersucht, wird man ein tiefes Verständnis davon bekommen, wie schwierig es ist, das Leben eines menschlichen Wesens zu erlangen.

Die Entwicklung des Fötus

Kommen alle notwendigen Ursachen für die Entstehung eines Menschen zusammen, wird ein Fötus gebildet. Die wichtigste Ursache, damit der Fötus wachsen und sich entwickeln kann, ist die Plazenta. Sie ist beiderseits mit den Kanälen des Uterus verbun-

den, und die Kanäle des Uterus sind ihrerseits mit den Eierstöcken verbunden. Die Nährstoffe aus den Nahrungsmitteln, die die Mutter aufnimmt, treten durch die oben erwähnten Kanäle in die Plazenta ein, und darauf aufbauend kann sich der Fötus entwickeln und wachsen. Aus diesem Grund wird gesagt, dass die Plazenta die wichtigste Grundlage für die Entwicklung des Fötus ist. Die ganze Entwicklung des Fötus dauert 38 Wochen. Durch die 38 verschiedenen Effekte der *rLung*-Prozesse verändert sich der Fötus Woche für Woche, bis er sich schließlich nach etwa neun Monaten und zehn Tagen zu einem Kind entwickelt hat und bereit zur Geburt ist. In der ersten Woche des ersten Schwangerschaftsmonats führen die Effekte des Lebenswindes dazu, dass sich Samen- und Eizelle vereinigen und geronnener Milch gleichen. In der zweiten Woche führen die Effekte des alles-versammelnden Windes dazu, dass der Embryo länglich wird. In der dritten Woche führen die Effekte des schatzähnlichen Windes dazu, dass der Embryo wie Dickmilch aussieht. In der vierten Woche führen die Effekte des vollständig-separierten Windes dazu, dass der Embryo rund wird. Auch das Geschlecht des Kindes wird in dieser Zeit erstmals ausgebildet. Nach der tibetischen Tradition müssen die Eltern, falls sie sich einen Knaben wünschen, in der dritten Schwangerschaftswoche (unmittelbar bevor sich das Geschlecht des Embryos ausbildet), das Karma des Embryos ändern, indem sie glückverheißende Aktivitäten ausführen sowie heilige Substanzen, Arzneimittel und heilige Schnüre[100] anwenden.

[98] An geraden Tagen (des tibetischen Kalenders) soll es zur Zeugung von Mädchen, an ungeraden zur Zeugung von Jungen kommen.

[99] Z. B. das Meerjungfrauen-Syndrom (Sirenomelie): Die Beine eines Mädchens sind so zusammengewachsen, dass sie einem Fisch gleichen, während der Oberkörper menschlich ist.

[100] Schnüre (oder Ringe), die an bestimmten Stellen den Energiefluss verändern, werden zur Beeinflussung subtiler Körperprozesse genutzt. Ein analoges, bei uns geläufiges Beispiel ist der Trauring am linken Ringfinger.

In der fünften bis neunten Woche führen die Effekte der entsprechenden Winde und die Kraft des (zentralen) Lebenskanals dazu, dass der Embryo sich zu einem fischähnlichen Wesen entwickelt. Die lebenserhaltende Kraft gleicht einem Fisch, und deshalb wird dieses Stadium das »Fisch-Stadium« genannt. In der zehnten bis 17. Woche führen die Effekte der entsprechenden Winde zur Entwicklung der Glieder des Embryos. Jetzt gleicht die lebenserhaltende Kraft und die Gestalt des Fötus einer Echse, weswegen dieses Stadium das »Echsen-Stadium« genannt wird. In der Zeit zwischen der 18. und 36. Woche bilden sich – basierend auf den entsprechenden Winden – die Fähigkeiten des Fötus langsam heraus, und auf Kopf und Körper bilden sich Haare.

Der Entwicklungsprozess und die lebenserhaltende Kraft gleichen in diesem Stadium einem Schwein, und deswegen heißt es »Stadium des Schweins«. Von der 36. Woche an erfährt der Fötus fünf Traurigkeiten – nämlich, dass der Schoß der Mutter dreckig, übel riechend, wie ein Gefängnis und dunkel ist; alles zusammen führt zu einer tiefen Abneigung. Diese Tatsachen werden auf der Basis der allumfassenden Weisheit des Buddha erklärt; dieses Wissen übersteigt die Erinnerungsfähigkeit normaler Menschen[101]. An dieser Stelle besteht keine Notwendigkeit, auf die Details einzugehen, was in jeder einzelnen Woche geschieht. Für den Interessierten sind diese Details aber zugänglich, wenn er die Schriften der tibetischen Medizin konsultiert. Dies war eine kurze Einführung in die 38 Wochen dauernde Entwicklung des Fötus im Mutterschoß.

Gebären

In den Schriften der tibetischen Medizin wird das Gebären eines Kindes in drei Abschnitten gelehrt: der Zeitpunkt der Geburt, die Anzeichen für eine bevorstehende Geburt und die Methode des Gebärens. Diese Punkte werden im Folgenden erläutert.

Die **Zeit der Geburt** kommt, wenn sich der Fötus nach einer Zeitspanne von neun Monaten und etwa zehn Tagen in der Gebärmutter allmählich voll entwickelt hat und reif geworden ist. Man sagt, dass die meisten Geburten ungefähr zu diesem Zeitpunkt stattfinden; dies stimmt mit den Erkenntnissen der modernen Wissenschaften überein.

Die **Anzeichen für eine bevorstehende Geburt** können in drei Klassen eingeteilt werden. Falls der Fötus ein Knabe ist, ist die rechte Seite des mütterlichen Uterus/Bauchs leicht erhöht, da sich der Knabe im rechten Teil der Beckenknochen *(mtshang ra)* der Mutter aufhält. Die rechte Brust gibt zuerst Milch, der Körper der Mutter fühlt sich leicht an, und sie träumt von vielen Männern. Wenn solche Anzeichen beobachtet werden, wird das Baby ein Junge sein. Wenn der Fötus aber ein Mädchen ist, hält er sich in der linken Seite der Mutter auf, so dass die linke Seite des mütterlichen Bauchs erhöht ist. Die linke Brust gibt als Erste Milch, und die Mutter träumt von Frauen. Ihr Körper fühlt sich eher schwer an, und sie liebt es, zu singen, zu tanzen und Schmuck zu tragen. Wenn die Mutter Zwillinge bekommt, ist die Mitte des Bauches eher niedrig und die beiden Seiten erhöht. Die Zwillinge können in drei Kategorien eingeteilt werden: »weiße Zwillinge« *(tshe dkar)*, d. h. beide Kinder werden Knaben sein; »schwarze Zwillinge« *(tshe nag)*, d. h. beide Zwillinge werden Mädchen sein, und »graue Zwillinge« *(tshe phra)*, d. h. die Zeichen deuten darauf hin, dass ein Mädchen und ein Knabe geboren werden. Dies gilt als »gemischtes Zeichen«.

---

[101] Unabhängig vom entsprechenden buddhistischen Wissen kommt die westliche Forschung mit veränderten Bewusstseinszuständen (ausgelöst z. B. durch Psychedelika, Empathogene oder Hyperventilation) zu den gleichen Schlüssen. Testpersonen können sich an Details ihrer eigenen Zeugung, Schwangerschaft oder Geburt erinnern, oder es kommt sogar zu einem präzisen Wiedererleben der Vorgänge mit allen begleitenden Emotionen. Weiterführende Angaben dazu finden sich z. B. in Grof, Stanislav (1985) und (⁸2002) sowie Leary, Timothy (1975).

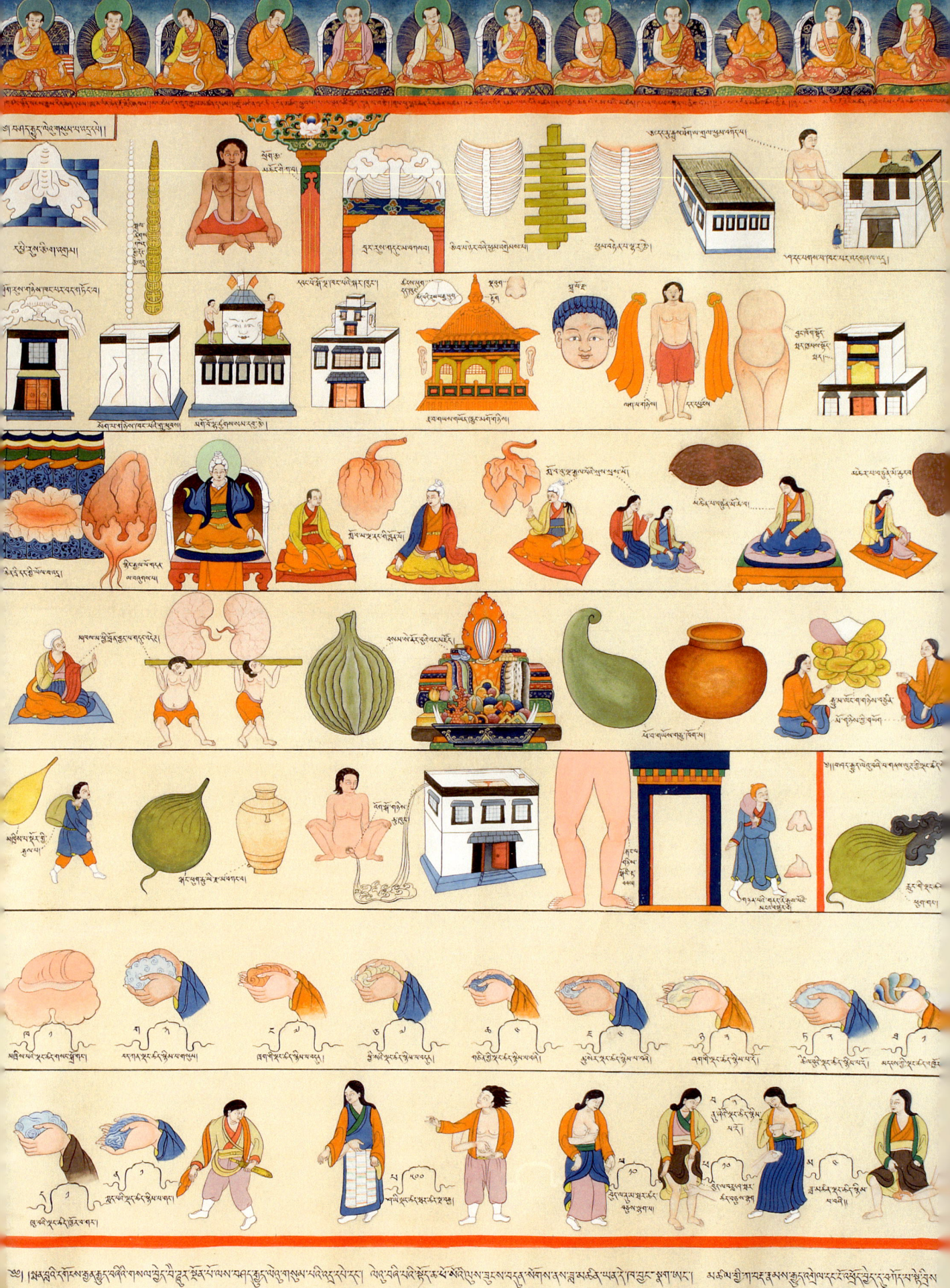

Die Zeichen einer unmittelbar bevorstehenden Geburt sind kontinuierlich zunehmende Schmerzen in den Genitalien, der Schamgegend, der Taille und der urogenitalen Region, weiter die Öffnung des Uterus *(tshan kha)* und das häufige Bedürfnis, Harn zu lassen. Auch diese Beobachtungen decken sich weitgehend mit den Erkenntnissen der modernen Medizin.

Wie jedermann weiß, gab es im alten Tibet keine spezialisierten Kliniken, wie man sie heute findet, um Kinder zu **gebären**. In der tibetischen Tradition wurden Kinder wie folgt zur Welt gebracht: Die »Vier Tantras« geben die Anleitung, dass die schwangere Frau von anderen Frauen umgeben sein soll, die bereits Kinder geboren haben und die Erfahrung im Umgang mit Gebärenden haben. Im Kapitel über allgemeine gynäkologische Krankheiten wird zusätzlich erklärt, welche Arzneimittel und therapeutischen Maßnahmen der Arzt ergreifen muss, wenn die Geburt nicht reibungslos verläuft. Ebenso wird erklärt, wie der Körper der Mutter nach der Geburt gestärkt werden soll und wie man sie von einer bisweilen auftretenden Krankheit – dem *bang tshad*-Fieber – heilen kann. Im alten Tibet wurde nur dann ein Arzt zur Geburt herbeigerufen, wenn es nötig war. Kinder wurden oft ohne ärztlichen Beistand geboren; dies war damals die normale Situation.

Die kurze Einführung in die traditionelle Erklärung zu Zeugung, Schwangerschaft und Geburt ist damit abgeschlossen.

Anatomie und physiologische Beschreibung des Körpers

Der menschliche Körper bildet sich aus der gegenseitigen Abhängigkeit der drei Körperprozesse *rLung*, *mKhris pa* und *Bad kan*, den sieben Körperbestandteilen und den drei Ausscheidungen. Danach lebt der menschliche Körper weiter, indem er für sich selbst sorgt, und schließlich zerfällt er wieder. Hier werden wir hauptsächlich die verschiedenen Teile des Körpers diskutieren. Die »Vier Tantras« erklären den menschlichen Körper detailliert in vier größeren Abrissen. Namentlich sind dies die benötigten **Quantitäten der Körperbestandteile**, die **verbindenden Körperkanäle**, die **lebenswichtigen Körperorgane** und die **Körperöffnungen**.

Bevor die Diagnose- und Messmethoden der modernen Wissenschaft und Technologie entwickelt wurden, etablierte Yuthok Yonten Gonpo d. Ä. im alten Tibet des 8. Jahrhunderts durch seine Erfahrung und sein Wissen ein System zur Quantifizierung der menschlichen Körperbestandteile. Aus seiner Erfahrung und der Realisation des subtilen, verborgenen Wissens, das er durch die Kraft seiner Konzentration gewonnen hatte, schrieb er eine Abhandlung, die von allen Ärzten genutzt werden kann. Sie bezieht sich auf einen erwachsenen Mann und deckt sich daher nicht mit den Angaben, die man für ein Kind, für ältere Menschen oder eine Frau erwarten würde. Die Angaben müssen daher mit gesundem Menschenverstand beurteilt und die jeweiligen Begleitumstände mit einbezogen werden.

Maßangaben zu den Körperbestandteilen

Die Angaben zu den Körpermaßen (Anzahl, Länge und Größe der Bestandteile unseres menschlichen Körpers – z. B. Fleisch, Blut, Venen, Knochen usw.) beziehen sich auf den Zustand des gesunden Körpers im stabilen Fließgleichgewicht. Dieses Wissen ist sehr wichtig, da die Methode hilft, genau festzustellen, ob die Teile des Körpers im korrekten Gleichgewicht und frei von Krankheiten sind oder ob ihre Natur sich ändert und sie zunehmen, abnehmen oder aus dem Gleichgewicht geraten und damit in Gefahr sind. In den Abhandlungen der tibetischen Medizin wird gesagt, dass das richtige Maß an **rLung** »eine Harnblase voll« ist[102], die richtige Menge an *mKhris pa* »einen Hodensack voll« und die richtige Menge an *Bad kan* drei Schöpfhände[103] voll.

Die richtige Menge an **Blut** sollte sieben Schöpfhände voll umfassen. Die richtige Menge an Muskelgewebe und **Fleisch** sollte 500 Faustgrößen umfassen. Für Frauen gilt, dass die richtige Größe ihrer Oberschenkel und Brüste jeweils zehn zusätzliche Faustgrößen umfassen sollte. Das **Fett** und **Fettgewebe** sollte je zwei Handvoll umfassen, das Maß an **Vital-** und **Samenflüssigkeit** sollte je eine Handvoll sein. Die Menge des **Gehirns** sollte eine Schöpfhand umfassen, und die Menge der **Lymphflüssigkeit** sollte vier Schöpfhände umfassen. Bezüglich der **Knochen** werden verschiedene Typen von Knochen angegeben. Es gibt 23 Arten von gewönlichen Knochen. Das Rückgrat hat 28 Wirbel, die Rippen haben 24 Rippenknochen, und es gibt 32 Zähne. Wenn wir aber die 32 glücksverheißenden Zeichen eines lebenden Buddhas untersuchen, so zeigt sich, dass wir dann 40 Zähne finden. Diese Tatsache ist sehr speziell und lässt sich auf gewöhnliche Menschen nicht anwenden[104]. Es gibt 360 unterschiedliche Knochen sowie zwölf größere und 210 kleinere Gelenke; soviel zu den Knochen. Darüber hinaus findet man 16 Bänder, 900 Sehnen, 21 000 Haare, 10 000 000 Haarporen, fünf **Vitalorgane**[105], sechs **Hohlorgane**[106] und neun **Körperöffnungen**. Frauen haben zusätzlich den weiblichen Eingang und Brüste. Dies sind die richtigen Quantitäten für die sieben hauptsächlichen Körperbestandteile.

Was die Ausscheidungen angeht, spricht Buddha von 33 unreinen Substanzen, aus denen der Körper besteht. Das tibetische Medizinsystem zählt drei Ausscheidungen auf – Stuhl, Urin und Schweiß – und definiert ihre korrekte Menge. Die Körpergröße der gewöhnlichen Menschen misst eine Armspanne, und diejenigen, die einen hässlichen Körper besitzen, messen anderthalb Fuß[107].

Körperkanäle

Das tibetische Medizinsystem kennt grobstoffliche Körperkanäle (wie Blutgefäße und Nervensystem) und feinstoffliche Kanäle[108]. Das tibetische Medizinsystem klassifiziert die Kanäle in die drei Kanäle der Körperbildung[109], in die vier Hauptsächlichen Kanäle der Existenz (Chakren[110]), in die weißen und schwarzen Lebenskanäle[111] und die drei Kanäle der Langlebigkeit. Es befasst sich auch mit den Interaktionen dieser Systeme. In den »Vier Tantras« werden die Kanäle in vier Sektionen erklärt. Hier werden aber nur die zwei hauptsächlichen Klassen, nämlich grobstoffliche und subtile Kanäle, diskutiert.

DIE GROBSTOFFLICHEN KANÄLE: BLUTGEFÄSSE UND NERVENSYSTEM

Die Lebenskanäle (d. h. die Blutgefäße und das Nervensystem) liegen dem Leben zugrunde. Sie gehen durch die unteren und oberen Körperteile, sowohl innerhalb als auch außerhalb der Organe, und verbinden sie. Sie können in zwei Kategorien unterteilt werden: weiße Lebenskanäle (Nervensystem

[102] Eine genaue Erklärung, welche materiellen Körperbestandteile hier mit den Prozessen von rLung und Bad kan in Verbindung gebracht werden, wird nicht gegeben.

[103] Eine Schöpfhand: Zwei Hände, die zusammen eine Schale bilden.

[104] Wenn ein voll verwirklichter Lama wiedergeboren wird, unterscheidet sich sein Körper gemäß traditionellen buddhistischen Texten in 32 Punkten von dem eines gewöhnlichen Menschen, so auch bei der hier erwähnten Anzahl der Zähne (40 statt 32).

[105] Herz, Lunge, Leber, Milz und Nieren.

[106] Magen, Dünndarm, Dickdarm, Gallenblase, Harnblase und Reservoir der Reproduktionsflüssigkeiten.

[107] Angeblich existiert dieser Typus in Indien auch heute noch. Diese Menschen sollen extrem klein sein, merkwürdig aussehen und im Zirkus auftreten.

[108] Die tibetische Beschreibung der feinstofflichen Kanäle zeigt offensichtliche Analogien zur naturwissenschaftlichen Beschreibung von biochemischen (und eventuell biophysikalischen) Reaktionswegen.

[109] Zentraler, rechter und linker Kanal.

[110] Sanskrit, »Rad«.

[111] Nervensystem und Blutgefäße.

und gewisse Sehnen) und schwarze bzw. rote Lebenskanäle (Venen und Arterien).

Das Nervensystem, tibetisch auch »weißer Lebenskanal« oder »Wasser-Kanal« genannt, führt vom Gehirn hinab zu den Füßen und ist mit den Sinnesorganen, den Gliedern und den lebenswichtigen Organen verbunden und führt so seine Funktionen aus. Das System der Blutgefäße (tibetisch »schwarzer Lebenskanal«) steigt wie ein Baum auf; es verzweigt sich oberhalb des Nabels zu den Lungen und zum Herz. Von dort aus verzweigt es sich weiter und führt zu den lebenswichtigen Organen, zum Kopf, zum Nacken, dem Fleisch, der Haut usw. Das System der Blutgefäße verteilt Nährstoffe und Blut im Körper. Das oben erwähnte Blutgefäßsystem kann wiederum zweifach unterteilt werden. Die Venen (tibetisch ebenfalls »schwarze Lebenskanäle« genannt) führen von den äußeren Körperteilen zurück zu Lunge und Herz. Sie sind von dunkelblauer Farbe und pulsieren nicht. Die Arterien (tibetisch »rote Lebenskanäle«) durchdringen den Körper ausgehend vom pulsierenden Herzen. Sie pulsieren selbst und werden deshalb auch »pulsierende Kanäle des Zusammentreffens von *rLung* und Blut« genannt. Im Folgenden werden die Beziehung zwischen Nervensystem und Blutgefäßen sowie deren Klassifizierung beschrieben.

DAS NERVENSYSTEM Die Basis für die Ausbreitung des Nervensystems ist das Gehirn. Es gleicht einem Ozean, aus dem das Nervensystem hervorgeht, und es ist durch die Nerven mit den Sinnesorganen verbunden. Der Baum des »weißen Lebenskanals« misst etwa 1–1,5 cm im Durchmesser; in ihm laufen hauptsächlich die elementaren Prozesse von »Wasser« und »Erde« ab. Er ist von weißer Farbe und geht durch die Öffnungen des Rückgrats hinab. Er teilt sich in zahlreiche kleine Kanäle auf, die den Durchmesser von Haaren eines Pferdeschwanzes haben. Dadurch

ist das Nervensystem mit allen Teilen des Körpers – auch mit den Gliedmaßen – verbunden. Nach unten wird er feiner und feiner und verliert sich schließlich im Steißbein. Das Nervensystem besteht aus zahlreichen grobstofflichen (d. h. physisch sichtbaren) Kanälen sowie aus subtilen Kanälen (biochemischen oder biophysikalischen Reaktionswegen). Deswegen wird es in den »Vier Tantras« das »wassergleiche Kanalsystem, das mit Rumpf und Gliedmaßen des Körpers verbunden ist« genannt. Diese Kanäle sind mit den äußeren Teilen des Körpers (z. B. den Gliedmaßen) verbunden. Die sechs Nerven, die von außen sichtbar sind, werden deshalb »die sechs Nervenkanäle, die an den äußeren Gliedmassen manifest werden« genannt (je zwei pro Arm und einer pro Bein). Diese sechs Nervenkanäle verzweigen sich zu 16 kleineren Kanälen, die mit den Gliedmaßen verbunden sind – ähnlich einem Seil, das die Fahnen hält. Die Nerven sind aber verborgen und im Gegensatz zum Fahnenseil nicht sichtbar. Des Weiteren gibt es 13 Kanäle, welche »Kanäle der Fähigkeit« *(dbang rtsa)* genannt werden und die mit den Vitalorganen verbunden sind.

DAS SYSTEM DER BLUTGEFÄSSE Arterien und Venen (»rote und schwarze Lebenskanäle«) sind auf ähnliche Art und Weise mit den lebenswichtigen Organen, dem Kopf, dem Nacken und den Gliedmaßen verbunden, unterscheiden sich aber in der Bewegung des Blutes und ihrer Funktion. Zudem werden auch hier grobstoffliche Kanäle (d. h. die hauptsächlichen Blutgefäße) von subtilen Kanälen (sehr dünne Blutgefäße) unterschieden. Es gibt 24 hauptsächliche Adern, die Fleisch und Blut vermehren, 77 Aderpunkte für den Aderlass, 112 lebenswichtige Aderpunkte[112],

---

[112] Wenn man diese (z. B. bei Unfällen oder Operationen) durchtrennt, besteht Lebensgefahr.

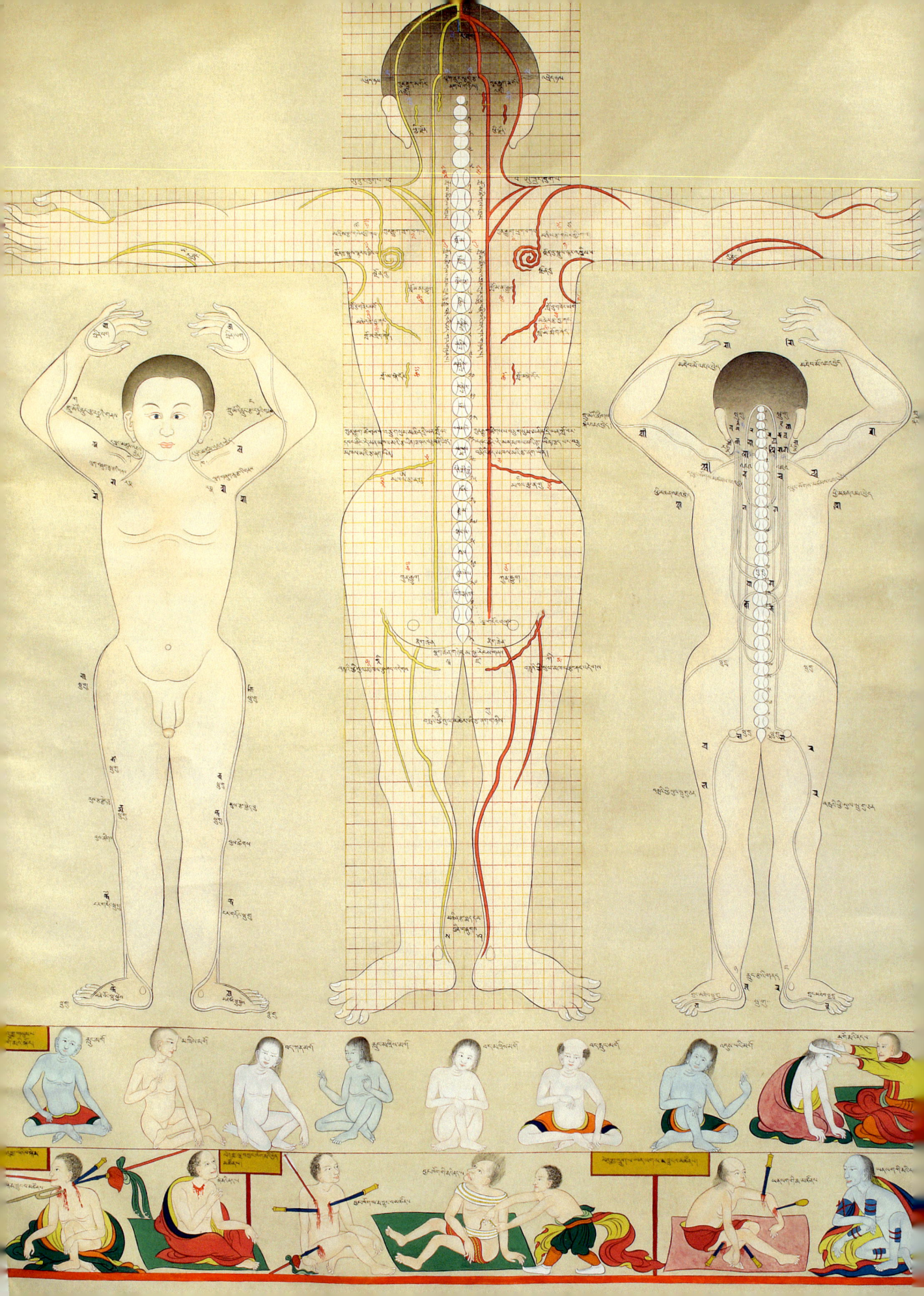

Rückansicht der verbindenden Körperkanäle. Rechts im Bild die Nervenverbindungen zwischen Rückenmark und den fünf Vitalorganen (Herz, Lunge, Leber, Milz und Nieren), unten die Behandlung verschiedener entsprechender Verwundungen. Thankga aus dem Museum des Men-Tsee-Khang in Dharamsala, basierend auf den Thangkas Nr. 10 und 13 aus der Serie von Desi Sangye Gyamtso, angefertigt 1687–1703 in Lhasa.

189 miteinander verwobene kleinere Blutgefäße, 360 unbedeutendere Blutgefäße und 700 diffundierende, feine Äderchen. Alle diese Blutgefäße sind wie ein Netz mit dem Körper verwoben. Die hier gegebene Beschreibung von Nervensystem und dem System der Blutgefäße ist den modernen wissenschaftlichen Erklärungen sehr ähnlich. Dadurch wächst auch unser Vertrauen zu den Lehren der berühmten alten tibetischen Meister.

Zusätzlich gibt das tibetische Medizinsystem systematische Belehrungen über die lebenswichtigen Punkte in Fleisch, Knochen, Kanälen, Bändern und Vitalorganen. Ebenso finden sich systematische Informationen zu deren Physiologie, Klassifikation und zu den Prozessen, die mit ihnen verbunden sind.

SUBTILE KANÄLE: DIE BIOCHEMISCHEN REAKTIONSWEGE

Die subtilen Kanäle, die mit den Augen eines gewöhnlichen Wesens nicht gesehen werden können, sind einzigartig und werden deswegen auf eine spezielle Art und Weise erklärt. Diese Erkenntnisse werden von gewöhnlichen Menschen nicht verstanden; sie wurden von Yogis (rNal 'byor)[113] entdeckt, die in ihrer meditativen Praxis mit subtilen Kanälen, Winden und Tropfen arbeiten[114]. Die verborgenen Kanäle stehen in einem besonderen Verhältnis zum »Kanal der Körperbildung«, den vier hauptsächlichen Chakren und den drei »Kanälen des langen Lebens«, über die wir zuvor gesprochen haben. Diese Vorgänge werden selbst von gewöhnlichen Tibetern nicht richtig verstanden, und es gibt kaum Wissenschafter, welche die damit verbundenen Phänomene rational erklären können[115].

KANÄLE DER KÖRPERBILDUNG Zunächst werden wir die drei Kanäle der Körperbildung diskutieren. Etwa fünf Wochen nach der Zeugung wird der »Zentrale Kanal des Lebens« geformt. Von diesem gehen drei Kanäle aus: der **erste Kanal** nimmt die Natur von Wasser oder vom Mond an und steigt aufwärts; aus ihm wird das Nervensystem und das Gehirn geformt. Er ist auf der linken Seite des Körpers. Der **zweite Kanal** nimmt die Natur von Blut oder Feuer an und geht durch den mittleren Körper. Er trifft die zahlreichen Kanäle, welche die Nährstoffe aus der Leber holen. Einer seiner Zweige geht zum zehnten Wirbel (nach tibetischer Zählweise) und formt so die Blutgefäße und deren Verästelungen. Der **dritte Kanal** nimmt die Natur von rLung bzw. des Erkennens an, steigt abwärts und hat die Natur der Glückseligkeit. Er geht vom zentralen Teil des Körpers aus und teilt sich in zwei Zweige. Einer dieser beiden Zweige ist in den Atmungsprozess involviert, der andere steht in einem Zusammenhang mit den Genitalien.

Unwissenheit und Depression werden allgemein als Kopfprobleme angesehen. Deshalb geht man davon aus, dass geistige Trägheit ein Problem des Gehirns ist. Unwissenheit hat die Bil-

[113] Verwirklichte Praktizierende des Höchsten Yogatantra.
[114] Die Resultate, die aufgrund einer Meditation über Kanäle, Winde und Tropfen erreicht werden können, lassen darauf schliessen, dass mit diesen Methoden grundlegende biochemische und biophysikalische Steuerungssysteme (einschliesslich des Hormonsystems) beeinflusst werden. In der wissenschaftlichen Literatur ist besonders die Tummo-Meditation beschrieben; siehe Gyatso, Tenzin, 14. Dalai Lama (1990), Benson et al. (1990) und Young et al. (1998). Durch Fokussierung auf bestimmte Punkte im Körper kann der Meditierende im Nabelchakra eine intensive Hitze entfachen, mittels derer die subtilen Tropfen im Körper schmelzen. Dadurch erfährt der Meditierende eine durchdringende Glückseligkeit, die weit intensiver ist als der sexuelle Höhepunkt. Im Gegensatz zum gewöhnlichen Orgasmus geht dabei auch keine Energie verloren. Die Tummo-Meditation bewirkt eine tiefgehende Reinigung des Körper-Geist-Kontinuums des Meditierenden und führt dazu, dass der Körper sich sehr weich und rein anfühlt; siehe Gyatso, Kelsang (²2002).
[115] Zahlreiche Details der biochemischen Prozesse im menschlichen Körper sind auch der westlichen Wissenschaft bekannt, und mit westlichen Methoden kann das Bewusstsein ebenso grundlegend verändert werden wie mit tibetischen. Der Unterschied besteht darin, dass die westliche Wissenschaft die genannten Systeme aus dem objektiven Blickwinkel des außenstehenden Beobachters beschreibt, während der tibetische Yogi die gleichen Phänomene nicht-dual (d. h. im eigenen Körper/Geist-Kontinuum) empfindet. Dabei nimmt der Yogi direkt wahr, wie die Prozesse ablaufen und wie sie zusammenhängen. Er fühlt ihre innere Natur und erkennt, ob sie wesentlich oder unwesentlich, nützlich oder schädlich sind.

dung von *Bad kan* zur Folge, und deswegen heißt es, dass das Gehirn die Ursache von Unwissenheit und *Bad kan* ist. *Bad kan* ist vorwiegend in der oberen Körperhälfte angesiedelt. Analog dazu gilt das Blut als die Ursache von Hass und *mKhris pa*, und Reproduktionsflüssigkeiten gelten als Ursache von Gier, Anhaftung und *rLung*. Weitere Details dazu finden sich in den verschiedenen Abhandlungen des tibetischen Medizinsystems.

KANÄLE DER EXISTENZ: DIE CHAKREN Es gibt vier hauptsächliche Chakren[116]. Sie bilden die Basis für all jene Kanäle, die die menschlichen Sinnesorgane und ihre sechs entsprechenden Objekte entstehen lassen, ebenso die physischen Aggregate sowie die männlichen und weiblichen Sexualorgane. Von jedem der Chakren gehen 24 Kanäle aus[117], die in jeweils 500 kleinere Kanäle münden. Das erste der vier hauptsächlichen Chakras ist das **Chakra des Gehirns.** Es ermöglicht den Sinnesorganen – beispielsweise dem Augenlicht –, ihre entsprechenden Objekte wahrzunehmen, und sammelt sich im Gehirn. Das zweite Chakra ist das **Herz-Chakra.** Dieses Chakra hilft uns, Unwissenheit und Egoismus zu entfernen, und Geistesgegenwart zu erlangen[118]. Es macht auch die Sinnesorgane klarer. Das dritte Chakra ist das **Nabel-Chakra.** Dieses Chakra gibt dem Körper Kraft[119]. Das vierte ist das **Genital-Chakra;** es erhält den Stammbaum aufrecht. Dies ist die Erklärung der vier hauptsächlichen Chakren. Die tibetische buddhistische esoterische Tradition kennt insgesamt sechs Chakren; die zwei zusätzlichen Chakren sind das **Scheitel-Chakra** und das **Hals-Chakra.**

KANÄLE DES LANGEN LEBENS Diese subtilen Kanäle (bzw. diese Reaktionsmechanismen) bewirken, dass die Kraft und die tugendhafte Qualität der oben genannten lebensnotwendigen Faktoren nicht geschwächt werden und dass diese kontinuierlich

funktionieren. Aus diesem Grund werden sie »Kanäle des langen Lebens« genannt.

Die »Kanäle des langen Lebens« werden in den »Vier Tantras« wie folgt beschrieben: »Ein erster durchdringt alle Teile des Kopfes und des Körpers, ein zweiter führt durch den gesamten Körper und steht mit der Atmung in Verbindung, und ein dritter ist wie die Lebenskraft *(bla)* und wandert umher.«

Die Kanäle des langen Lebens sind nicht wirklich Kanäle; gemeint ist die Verdauungshitze des Körpers *(lus kyi me drod)*. Sie bewirkt, dass man länger lebt. Die Kraft der Verdauungshitze bringt auch die weiße und rote Natur des erwachenden Geistes *(byang sems*

---

[116] Die Chakren (»Räder«) werden auch als »Quelle der Phänomene« umschrieben. Die stark verfeinerte Wahrnehmung der Yogis beschreibt sie als kleine, äusserst schnell drehende »Räder«, die sehr reines Licht in charakteristischen Farben ausstrahlen. Je nach Chakra dreht ihr »Spin« im Uhrzeiger- oder Gegenuhrzeigersinn. Wenn der Meditierende diese Chakren mit seinem Bewusstsein »durchdringt«, führt dies dazu, dass er subtile Vorgänge im Körper steuern und in den buddhistischen Pfad einbringen kann – so etwa das innere Feuer (Tummo), den sexuellen Höhepunkt, den Atmungsvorgang, den Herzschlag und die Gehirnströme. Aus naturwissenschaftlicher Sicht haben Biophotonen (eine extrem schwache, kohärente, laser-ähnliche Lichtstrahlung im sichtbaren und ultravioletten Wellenbereich) eine gewisse Ähnlichkeit mit den oben genannten Phänomenen; ihnen wird eine wichtige Funktion bei der Steuerung makroskopischer und mikroskopischer biologischer Vorgänge zugeschrieben. Ein umfassender Überblick findet sich bei Bischof, Marco (14 2005). Es deutet einiges darauf hin, dass eine genaue Untersuchung des Wesens und der Funktion der Chakren wichtige Impulse für ein Verständnis der Interaktion von Körper (Materie) und Geist geben könnte.

[117] Die buddhistische Literatur des Höchsten Yogatantra (Anuttarayogatantra) beschreibt die entsprechenden Phänomene weitaus detaillierter und spezifischer. So werden im Heruka-Tantra dem Herz-Chakra acht »Speichen« (d. h. abgehende Kanäle) zugeordnet, dem Hals-Chakra 16, dem Scheitel-Chakra 32 und dem Nabel-Chakra 64 Speichen.

[118] Das »Öffnen des Herz-Chakras« geht einher mit einer intensiven Wachheit und Klarheit des Geistes, mit einer tiefen Selbstlosigkeit und mit unvoreingenommener liebevoller Zuneigung. Die geistige Präsenz, die daraus resultiert, spiegelt sich im tibetischen Wort »Kundun« (»Präsenz«) wider, das für S. H. den Dalai Lama gebraucht wird.

[119] Das »Öffnen des Nabel-Chakras« bewirkt ein intensives Wohlgefühl im Nabelbereich. Dadurch ist der Geist nicht mehr auf äussere Befriedigung angewiesen, sondern von innen heraus stabil und stark.

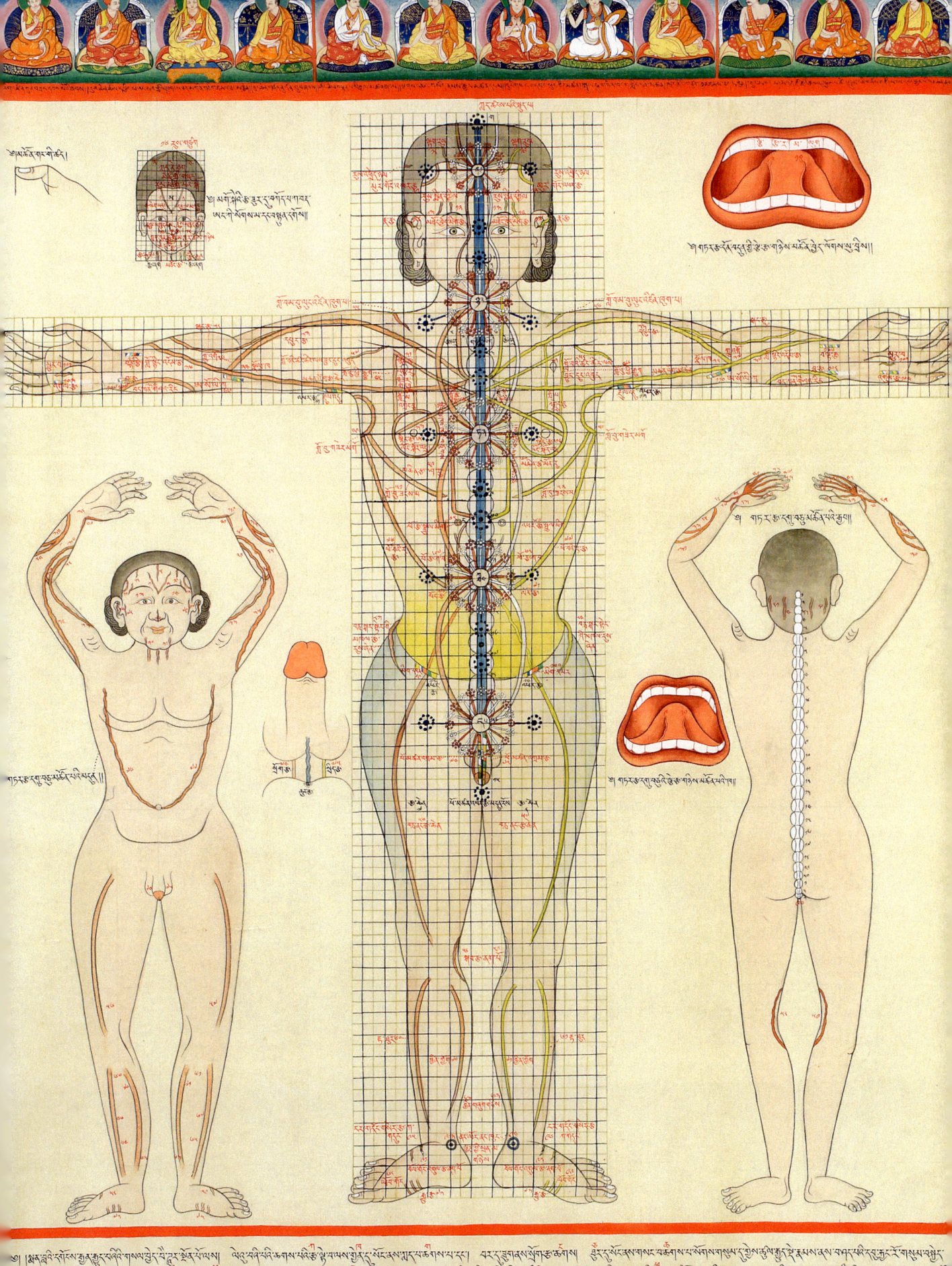

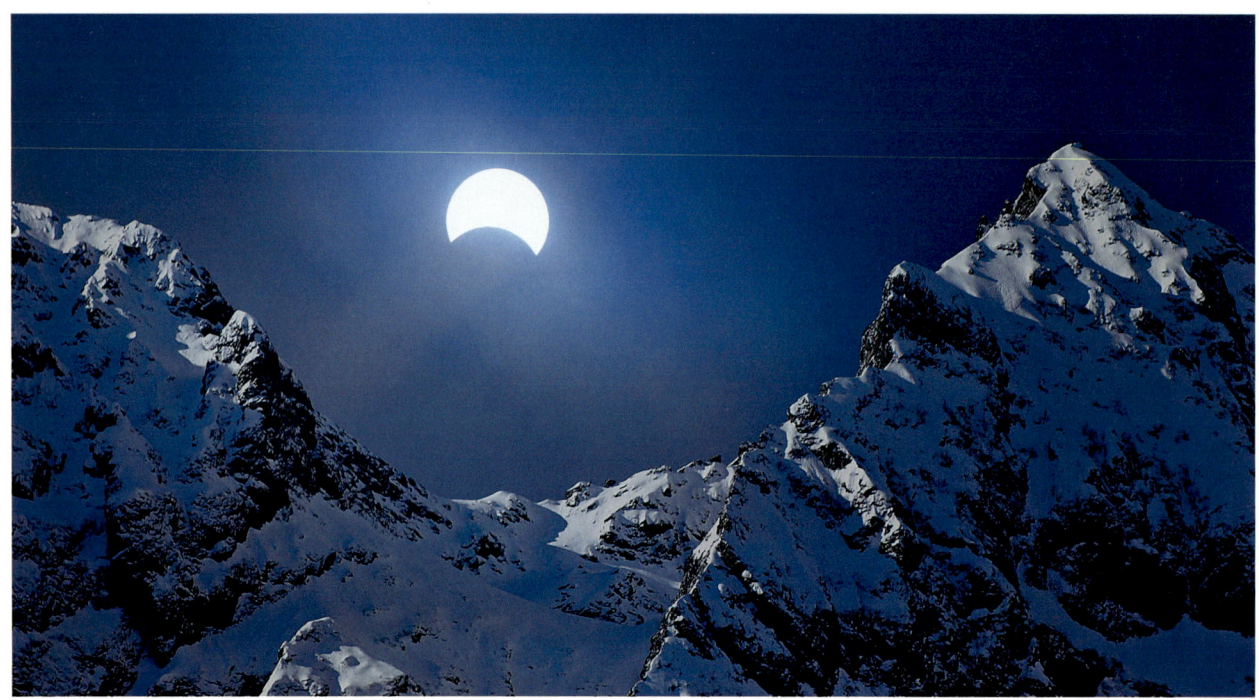

dkar dmar) zur Reife[120] (»rotes und weißes Bodhicitta«, ebenfalls mit dem inneren Feuer verbunden), wie auch die Essenz von *rLung* bzw. das »*rLung* des Erkennens« (je mehr davon durch den gewöhnlichen Atmungsprozess akkumuliert wurde, desto länger lebt man).

Die drei »Kanäle des langen Lebens« werden wie folgt identifiziert: Der Kanal (Reaktionsmechanismus), der »alle Teile des Körpers durchdringt«, bezieht sich auf die verdauende und Wärme produzierende Kraft des Körpers. Der Kanal (Reaktionsmechanismus), der »durch den Körper geht und mit dem Atmungsvorgang assoziiert ist«, bezieht sich auf den »Wind des Erkennens«, der den »*rLung* des Karmas« (d. h. den subtilen Körper) begleitet. Der Kanal (Reaktionsmechanismus), der »ähnlich der Lebenskraft ist und umherwandert«, meint die innere Leuchtkraft der Reproduktionsflüssigkeiten bzw. die weiße oder rote Natur des erwachenden Geistes (Bodhicitta). Wenn man die »Kanäle des langen Lebens« so versteht, stimmt das überein mit der wirklichen Bedeutung der »Vier Tantras«. Wenn wir gefragt werden, warum sie der Kategorie der »Kanäle« zugeordnet werden, ohne aber Kanäle zu sein, so erklären wir das folgendermaßen: Die »Reaktionswege/Kanäle des langen Lebens« basieren auf dem rechten und linken Hauptkanal, sie bewegen sich in allen Teilen des Körpers und führen dort ihre Funktionen aus. Deswegen werden sie in die Kategorie der Kanäle mit eingeschlossen. Der Grund, weshalb das Höchste Yogatantra und die tibetische Medizin miteinander in Beziehung stehen, liegt in diesen Ebenen begründet[121].

Die Anzeichen des Sterbens

Das tibetische Medizinsystem besagt, dass unser Körper der Dreieinheit von Entstehung, Erhaltung und Zerfall preisgegeben ist. Hier werden wir über den Zerfall des menschlichen Körpers sprechen. Das abschließende siebte Kapitel des zweiten Teils des »Erklärenden Tantra« betrifft die Anzeichen des nahenden Todes. Im Allgemeinen bedeutet der Zerfall des Körpers, dass das menschliche Wesen das Ende seines oder ihres Lebens erreicht hat – es bedeutet Tod. Unter »Zeichen« versteht man jene Anzeichen, die

[120] Hinter diesem unscheinbaren Satz versteckt sich eines der bestdokumentierten »Mysterien« des tibetischen Vajrayana, nämlich die Meditation über das »Innere Feuer« (»Tummo«). Durch den zentralen Kanal aufsteigende Energie entfacht im Nabel-Chakra das »Innere Feuer« und bringt – nachdem sie weiter aufgestiegen ist – im Schädel das »weiße Bodhicitta« zum Schmelzen, was mit dem intensiven Gefühl einer ekstatischen Auflösung verbunden ist. Die Intensität des Erlebens nimmt nochmals stark zu, wenn das »weiße Bodhicitta« den zentralen Kanal hinabfließt, die »Spitze des Juwels« erreicht und den Körper von unten her langsam wieder auffüllt. Praktizierende können damit tiefste Temperaturen über lange Zeiträume hinweg aushalten. Eigentlicher Zweck dieser Meditation ist es, den Erleuchtungsgeist (Bodhicitta) zu wecken und ihn zu stabilisieren; siehe Gyatso, Kelsang (²2002) und Cozort, Daniel (1986).

[121] Hier werden grundlegende Vorgänge im menschlichen Körper/Geist-Kontinuum beschrieben, in denen Bewusstsein und Materie sich treffen. Yogis (verwirklichte Praktizierende des Höchsten Yogatantra) verfeinern die Wahrnehmung dieser Vorgänge so weit, dass sie aus einem tiefen Mitgefühl heraus die leidverursachenden Emotionen vollkommen verstehen und ihnen nicht mehr unkontrolliert ausgeliefert sind. Äußerlich wahrnehmbare Anzeichen, dass ein Yogi in subtilen bzw. sehr subtilen Bewusstseinsebenen verweilt (siehe Abb. S. 80), sind über längere Zeit aussetzende Atmung und fehlende Gehirnströme sowie die Fähigkeit, beliebig lange im Höhepunkt des Orgasmus zu verweilen. Dies führt zu einer alles durchdringenden Reinigung des Körpers/Geistes. Siehe Gyatso, Tenzin, 14. Dalai Lama (1990).

Aus buddhistischer Sicht gilt eine Sonnenfinsternis als eine spirituell bedeutsame Erfahrung.
Gemäß S. H. dem Dalai Lama manifestieren sich während einer totalen Sonnenfinsternis im menschlichen Körper gewisse subtile Phänomene, die sonst verborgen bleiben und die naturwissenschaftlich erforscht werden sollten (Rasa, 2006).

man beobachtet, wenn jemand sich dem Tod nähert oder wenn er stirbt. Obwohl wir im Detail die Anzeichen diskutieren könnten, die im Höchsten Yogatantra erklärt werden, folgen wir hier den Ausführungen des tibetischen Medizinsystems, welches Entstehung, Erhaltung und Zerfall des menschlichen Körpers auf Basis der (fünf) elementaren Prozesse erklärt. Wenn der Zerfall eines Körpers mit einer graduellen Schwächung der Kraft der elementaren Prozesse beginnt, können Anzeichen nicht nur am Betroffenen selbst, sondern auch beim Arzt, den Pflegenden, den Bergen und Häusern, kurz: in der ganzen Umwelt festgestellt werden. Die »Vier Tantras« erklären die Signale spezifisch in vier Aspekten. Dies sind die **entfernten Anzeichen**, die **unmittelbaren Anzeichen**, die **unsicheren Anzeichen** und die **sicheren Anzeichen**. Wir werden sie im Folgenden diskutieren.

Die entfernten Anzeichen des Todes

Die entfernten Anzeichen des Todes müssen aus einer gewissen Distanz zu der betroffenen Person beobachtet werden. Sie zeigen, ob die betroffene Person sterben wird oder nicht. Die Methode wird »das Beobachten der entfernten Anzeichen des Todes« genannt, und sie wird in drei Abschnitte eingeteilt. Der erste Abschnitt betrifft die Zeichen, die mit dem Eintreffen **des Boten beim Arzt** in Verbindung stehen, der zweite betrifft die Zeichen, die sich in den **Träumen des Patienten** äußern, und im dritten Abschnitt geht es um die Zeichen, die mit dem **Ausdruck des Betroffenen** zu tun haben.

DIE ANZEICHEN DES TODES, DIE MIT DEM BOTEN IN VER-BINDUNG STEHEN[122] Mit dem Boten ist hier die Person gemeint, die den Arzt ruft, damit er sich um den Patienten kümmert. Wenn der Bote eine noble Person ist, die sich immer mit tugendhaften Taten beschäftigt, so zeigen diese Anzeichen, dass sich der Kranke von der Krankheit erholen wird. Wenn der Bote aber anders ist, so zeigt dies, dass der Kranke sterben wird. Zusätzlich werden auch die Anzeichen der Ankunftszeit des Boten beobachtet. Wenn der Arzt sich beim Eintreffen des Boten ängstlich oder innerlich bewegt fühlt oder wenn im Hause des Arztes gerade eine Feuer-Puja ausgeführt wird, gilt dies nicht als günstiges Zeichen; der Patient wird sterben. Wenn der Arzt den Patienten am 4., 6. oder 9. des tibetischen Kalenders sieht oder wenn der Tag auf eine Sonnenfinsternis oder einen glücksverheißenden Tag fällt oder wenn der Arzt nachts reisen muss, so wird dies als schlechtes Zeichen interpretiert.

Andere Anzeichen müssen vom Arzt beobachtet werden, während er sich auf dem Weg zum Patienten befindet. Wenn der Arzt Hügel, zerfallene Wege, in Brand gesetzte Objekte, weinende Menschen oder getötete Tiere beobachtet oder wenn er harte Worte hört und Katzen oder Schlangen sieht, die den Weg überqueren, so gilt dies als schlechtes Omen, das den Tod des Patienten ankündigt. Wenn der Arzt Behälter sieht, die mit Milch, Quark oder den fünf Arten von Korn gefüllt sind, wenn er Menschen beim Gebet sieht oder das Läuten religiöser Glocken hört und wenn er auf dem Weg Lampen und Blumen sieht, so wird dies als glücksverheißendes Zeichen interpretiert, das die Genesung des Patienten mit sich bringt.

DIE ANZEICHEN DES TODES AUS DER BEOBACHTUNG VON TRÄUMEN LESEN Im Buddhismus existieren tiefgehende Erklärungen über die Beobachtung und Auslegung von Träumen. Wir werden hier aber auf die Erklärungen des tibetischen Medizin-

---

[122] Diese Anmerkungen beruhen auf den entsprechenden Textstellen in den »Vier Tantras«; sie dürften im Wesentlichen von historischem Interesse sein. Darin spiegeln sich teils die Erfahrungen einer alten Kultur wider (die damals gültig waren), teils aber auch Ansichten, die der heutigen westlichen Erfahrung zuwiderlaufen.

systems zurückgreifen. Im tibetischen Medizinsystem deutet man Träume hinsichtlich der Ursachen und förderlichen Umstände, die zum Traum führen, sowie in Hinsicht auf die positiven und negativen Anzeichen im Traum selbst.

Ein Traum kann durch **sechs mögliche Ursachen** und förderliche Umstände entstehen: nämlich aufgrund von Gesehenem, Gehörtem und Erfahrenem, zudem aufgrund von Dingen, die man zu besitzen wünscht oder die man verstehen möchte, sowie aufgrund der Krankheit selbst. Die Ursache, die mit **Gesehenem** in Verbindung steht, bedeutet, dass der Betreffende von etwas träumt, das er während des Tages oder im Wachzustand gesehen hat. Die Ursache, die mit **Gehörtem** in Verbindung steht, bedeutet, dass der Betreffende von etwas träumt, das er während des Tages oder im Wachzustand gehört hat. Die Ursache, die mit **Erfahrenem** in Verbindung steht, bedeutet, dass der Betreffende von etwas träumt, das er während des Tages oder im Wachzustand getan hat, sei es nun im Geist, mit seiner Sprache oder mit dem Körper. Der Grund der **Erwartung** bedeutet, von etwas zu träumen, das man während des Tages oder im Wachzustand besitzen möchte und an das man deswegen andauernd denkt.

Der »**verwirklichte Grund**« bedeutet, von etwas zu träumen, das die betreffende Person in ihrem Geist besitzen möchte. Der »**Grund, der aus der Krankheit selbst aufsteigt**« bedeutet, dass die schlechten Träume als Folge von Problemen bei den Öffnungen entstehen, durch die geistiges Bewusstsein fließt[123].

Was auch immer aufgrund der oben genannten Ursachen im ersten Teil der Nacht geträumt wird, kann durch spätere Träume überdeckt werden und wird leicht vergessen. Ähnliches gilt für die Träume im mittleren Teil der Nacht. Was aber im letzten Teil der Nacht oder während der Dämmerung geträumt wird, wird nicht durch spätere Träume überdeckt und kann deswegen leicht in Erinnerung behalten werden. Solche Träume führen zu klaren Resultaten.

Falls der Patient fortwährend und über längere Zeit hinweg unglückverheißende Träume hat, die aus der Krankheit heraus entstanden sind, so ist dies ein Zeichen, dass der Patient bald sterben wird. Wenn Gesunde an solchen Träumen leiden, ist es ein Zeichen dafür, dass schlimme Dinge passieren werden; solche Personen sollten sich mit tugendhaften Dingen beschäftigen und über Geistesruhe (Konzentration, tib. *Zhi gnas*, skt. *Samatha*) meditieren. Dadurch entgehen sie möglicherweise den unguten Anzeichen.

Ungute Anzeichen sind, wenn man im Traum eine Katze, einen Affen, einen Tiger, einen Fuchs oder eine Leiche reitet, wenn man träumt, nackt zu sein, wenn man auf einem Pferd, Esel oder Kamel südwärts reitet, wenn man von Zweigen träumt, die aus dem eigenen Schädel wachsen, wenn man von Dornen oder Lotusblüten träumt, die aus dem Herzen wachsen, oder wenn man träumt, auf dem Friedhof zu schlafen, umgeben von Krähen, hungrigen Geistern und Menschen aus niedrigen Kasten. Ebenso ungünstig sind Träume, in denen man zu Boden fällt, während das Fleisch und die Haut von den Knochen abgezogen werden. Auch Träume, in denen man in den Schoß der eigenen Mutter eintritt, sind ungünstig. Von Patienten, die so träumen, sagt man, dass sie dem Herrn des Todes in die Hände gefallen sind.

Gute und glückverheißende Anzeichen sind Träume, in denen man mit dem eigenen Grundlegenden Lama oder mit berühmten Menschen, mit lebenden Freunden und Bekannten zusammen ist. Glückbringend sind auch Träume, in denen man Feuer entfacht und es schürt. Gleiches gilt für Träume von klaren Seen, für das Tragen weißer Kleider, das Hissen von Seidenwimpeln, für Sonnenschirme an hohen Orten, das Finden von Früchtesamen und

---

[123] Möglicherweise sind damit synaptische Ionenkanäle gemeint, die für die Übertragung der Nervenimpulse von Nervenzelle zu Nervenzelle verantwortlich sind.

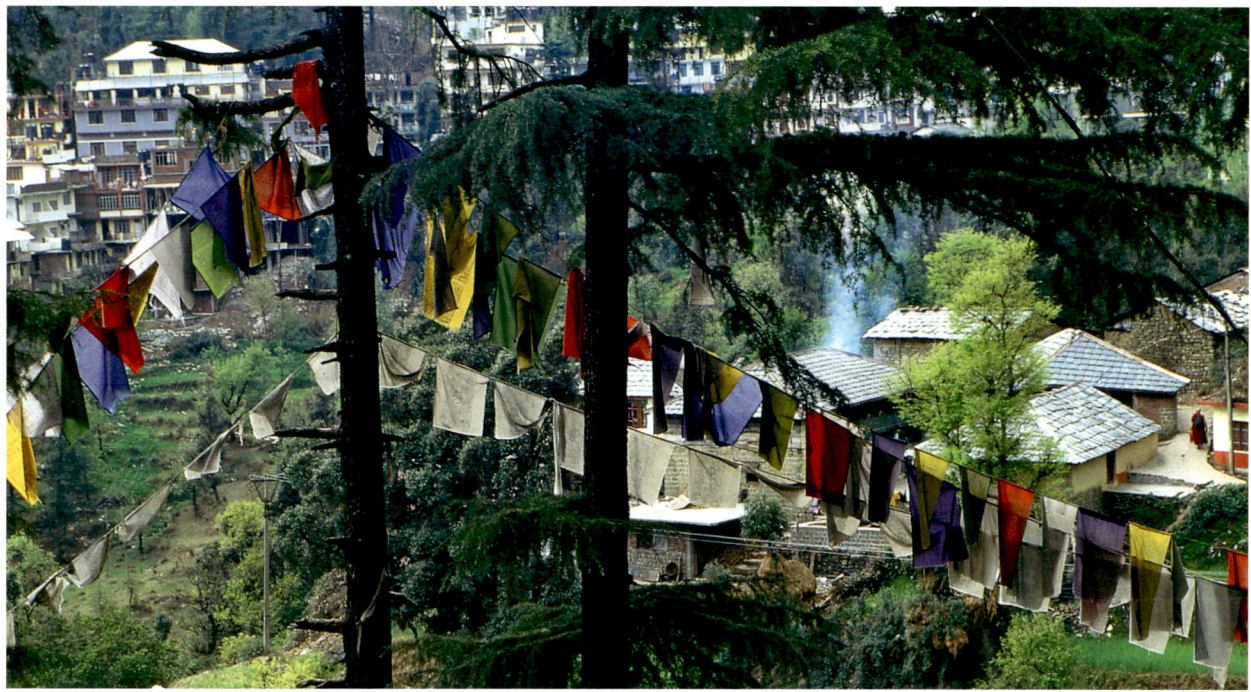

das Reiten auf Schneelöwen und Elefanten. Hat die Person solche Träume, so ist dies ein Anzeichen dafür, dass sie sich bald erholen wird. Falls Menschen, die nicht krank sind, solche Träume haben, gilt dies als Zeichen für ein langes Leben.

DIE ANZEICHEN LESEN DURCH DAS BEOBACHTEN DES AUS-DRUCKS Die »Zeichen des Ausdrucks« bedeuten, dass der Ausdruck einer Person sich plötzlich stark ändert, ohne dass direkte Anzeichen von Krankheit beobachtbar sind, und die Person kurz darauf stirbt. Dies kann den Ausdruck ihres Körpers betreffen, aber auch die Sprache oder den Geist. So wie der Samen aus der Blume entsteht, der Regen aus der Wolke und Rauch aus Feuer, so zeigt jemand, der sterben wird, gewisse Anzeichen des Todes. Deswegen gehören die Zeichen um die Deutung des Ausdrucks ebenfalls zum wichtigen Wissen im tibetischen Medizinsystem. Die folgenden Beispiele stammen aus den tibetischen medizinischen Schriften. So gehört zu den entsprechenden Anzeichen, dass die betreffende Person plötzlich Bitterkeit gegenüber geliebten Mitmenschen verspürt, etwa ihrem Lama, dem Arzt, den Eltern und Verwandten gegenüber, dass sie keine Arzneimittel mehr einnehmen will, dass sie plötzlich und ohne weiteren Grund liebevoll in ihrer Natur und ihrem Benehmen wird, dass ihr Gesicht plötzlich schön wird und zu strahlen beginnt oder dass plötzlich großer Wohlstand eintritt. Falls die folgenden Anzeichen auftreten, glaubt man, dass der Betreffende dem Tode nahe ist. Der Appetit wird schwach, ebenso

die drei Ausscheidungen des Körpers. Der Körper verliert seine Ausstrahlung und der Geist seine Stabilität. Wenn der Betreffende badet, fließt das Wasser von der Herzgegend sofort und ohne Rückstände ab und bleibt nicht dort. Tsampa[124] und Opferkuchen, die verwendet wurden, um die Person zu reinigen, werden von Kühen nicht mehr gefressen. Die Fingergelenke knacken nicht mehr, wenn man an den Fingern zieht, und die charakterlichen Schwächen und Stärken einer solchen Person ändern sich plötzlich. Von einer Person, die diese Zeichen zeigt, heißt es, sie sei in der Gewalt des Herrn des Todes.

Die unmittelbaren Anzeichen des Sterbens

Ein Patient, der diese Anzeichen aufweist, kann nicht mehr medizinisch behandelt werden. Treten sie auf, wurde der Patient von der Krankheit überwältigt, und seine Körperkräfte schwinden. Die Lebenskraft, der Körper und seine Energien werden schwächer. Diese speziellen Anzeichen werden »unmittelbare Anzeichen des Todes« genannt. Es gibt zwei Arten von unmittelbaren Anzeichen des Todes, nämlich die »nahen« und die »sehr nahen« Anzeichen des Todes.

Die **nahen Anzeichen** sind: Bluten aus einer der neun Körperöffnungen, ohne dass man durch Waffen verletzt wurde; Bildung von

[124] Geröstetes Gerstenmehl (traditionelles tibetisches Nahrungsmittel), das u. a. auch zum Abreiben von Schweiß verwendet wird.

Schleim, wo vorher keiner war; rasselnde Atmung; die fünf Sinnesorgane können ihre entsprechenden Objekte nicht mehr erkennen; der Patient kann das Handgelenk nicht mehr sehen, wenn er die Faust auf die Stirn legt und das Handgelenk anzuschauen versucht; er hat eingesunkene Augen, bei denen die Strahlkraft der schwarzen Pupillen verloren geht; seine Zunge wird dunkel, trocken und verkürzt sich, was dazu führt, dass er nicht mehr richtig sprechen kann; und wenn der Patient sich in der Sonne aufhält, sind die Aureolen um seinen Schatten nicht mehr sichtbar. Die medizinischen Abhandlungen sprechen von 35 solchen unmittelbaren Anzeichen für den bevorstehenden Tod. Da hier nur eine allgemeine Einführung gegeben wird, werden nicht alle Details besprochen. Wer die unmittelbaren Anzeichen des Todes erfährt, soll eine Einweihung für ein langes Leben erhalten und Tiere befreien, die auf dem Weg zum Schlachten sind. Dies könnte das Leben der betroffenen Person retten, auch wenn die meisten Menschen sterben, die solche unmittelbaren Anzeichen des Todes erfahren.

Die **unmittelbaren Anzeichen des Todes** gelten sowohl für Kranke als auch für Gesunde. Sie treten in gradueller Abfolge auf, wenn die betroffene Person trotz Ausführens religiöser Handlungen und trotz korrekter medizinischer Behandlung nicht gerettet werden kann. Der Grund dafür ist, dass die fünf elementaren Prozesse im Mensch von Grund auf schwächer werden, ebenso die mit ihnen verbundenen Sinneskräfte, die sich nach und nach ineinander auflösen. Auf dieser Ebene gibt es keine Alternativen mehr. Wenn im ersten Schritt die Kraft des Erd-Elements sich im Wasser-Element auflöst, geht die Sehkraft verloren und löst sich im Gehörsinn auf. Wenn sich im zweiten Schritt das Wasser-Element im Feuer-Element auflöst, trocknen die Körperöffnungen aus. Der Gehörsinn wird schwächer und löst sich im Geruchsinn auf. Wenn die Kraft des Feuer-Elements sich im Wind-Element auflöst, löst sich auch die Körperwärme im

Nichts auf. Der Geruchssinn wird schwächer und löst sich im Tastsinn auf. Wenn die Kraft des Wind-Elements sich in den Raum auflöst, hört der Sterbende auf zu atmen. Währenddessen löst sich auch der Geschmackssinn im Tastsinn auf. Dann löst sich auch der Tastsinn auf. Die Kraft des Wind-Elements löst sich im subtilen Körper auf, der wiederum ins sehr subtile (d. h. geistige) Bewusstsein übergeht und damit in die Erfahrung einer weiteren Existenz. Die hier gegebene Erklärung ist den Erklärungen vergleichbar, die im Höchsten Yogatantra über den Prozess der Auflösung der fünf grobstofflichen Ebenen gegeben werden; jeder dieser Bereiche umfasst fünf Teilbereiche.

Gemäß den buddhistischen Schriften des Höchsten Yogatantra folgt nach der Auflösung der vier groben Ebenen (Erd-, Wasser-, Feuer- und Wind-Element) die Auflösung von drei weiteren, subtilen Ebenen. Die erste der subtilen Ebenen, der »Geisteszustand der Weißen Erscheinung«, erscheint dem Meditierenden als ein »Schein von weißem Licht, ähnlich dem leeren Himmel einer klaren Herbstnacht, der vom Mondlicht durchflutet wird«. Die zweite der subtilen Ebenen, der »Geist des roten Zunehmens«, gleicht einem leeren Himmel, durchflutet von rotem Sonnenlicht. Die dritte und letzte der subtilen Stufen, der »Geist des nahen Erreichens«, gleicht einer überwältigenden Bewusstlosigkeit und Ohnmacht, ähnlich einem komplett schwarzen, leeren Himmel.

Nach der Auflösung der subtilen Ebenen wird die tiefste, sehr subtile Schicht des Geistes erreicht. Sie ist die tiefste, anfangslose Bereich des Bewusstseins, der als »Klares Licht« bezeichnet wird und dem Licht der ersten Dämmerung eines perfekt klaren Herbsthimmels gleicht[125].

---

[125] Diese Beschreibung der subtilen und sehr subtilen Ebenen wurde vom Übersetzer (SK) ergänzt; sie richtet sich nach Gyatso, Kelsang ([2]2002), sowie nach den mündlichen Übertragungen von Geshe Kelsang Gyatso und Gen Thubten Gyatso, gegeben im Sommer 1993 im Manjushri Mahayana Buddhist Center, Ulverston (GB).

Ärzte und andere Menschen, die sich nicht mit dem Buddhismus auskennen, betrachten die subtilen Ebenen bereits als den wirklichen Tod. Große tibetische Meister der Vergangenheit, die sich in der Praxis des Sterbens geübt hatten, konnten noch tagelang nach dem Aussetzen ihrer Atmung in tiefer Meditation sitzen, ohne dass die Verwesung des Körpers begann. Solche Fälle sind selbst für die indische Sommerhitze dokumentiert[126]. Das in der täglichen Meditation praktisch geübte Verweilen in diesen tiefsten Bewusstseinszuständen führt dazu, dass solche Meister mit dem Tod sehr vertraut sind und jegliche Angst vor dem Sterben verlieren.

Die unsicheren Anzeichen des Sterbens

Einige Anzeichen des bevorstehenden Todes können durch religiöse Zeremonien besänftigt werden[127]. Andere Anzeichen, die primär mit der Krankheit zu tun haben, können durch geeignete ärztliche Maßnahmen – namentlich Ernährung, Verhaltensänderungen, Arzneimittel und ergänzende Therapien – zum Verschwinden gebracht werden. Solche Anzeichen werden »unsichere Anzeichen des Todes« genannt. Man sollte deshalb den Patienten nicht einfach aufgeben, wenn einige Anzeichen des Sterbens auftreten.

Die sicheren Anzeichen des Sterbens

Anzeichen des Sterbens, die aufgrund einer Krankheit entstehen, können mit geeigneten Mitteln besänftigt werden. Wenn die Anzeichen des Sterbens andauern, obwohl die Ursachen befriedet wurden, ist dies ein Zeichen dafür, dass die betroffene Person bald sterben wird. Sie wird äußerlich und innerlich ausgezehrt, und die Kraft des verborgenen Lebenskanals erlischt. Solche Patienten werden trotz der Anwendung von Riten und Ritualen sterben; sie sind unter die Kontrolle des »Herrn des Todes« gefallen.

Ebenen des Geistes	Element Bewusstsein	Erscheinung beim Sterbeprozess
grob	Erdelement: Augenbewusstsein	wie eine flimmernde Fata Morgana
	Wasserelement: Gehörbewusstsein	wie ein aufsteigender Rauchwirbel
	Feuerelement: Geruchssinn	wie umherschwirrende Glühwürmchen
	Windelement: Geschmackssinn	wie eine ruhige Kerzenflamme
subtil	33 Konzepte	weiße Erscheinung im weiten Raum
	40 Konzepte	rote Erscheinung im weiten Raum
	7 Konzepte	schwarze Bewusstlosigkeit
sehr subtil	klares Licht	klares Licht

[126] Details dazu finden sich in Gyatso, Tenzin, 14. Dalai Lama (2005).
[127] Die entfernteren Anzeichen des Sterbens entstehen primär dadurch, dass der Betroffene den Wunsch zu leben aufgibt und den Tod innerlich willkommen heißt. Die Begegnung mit dem tiefen liebevollen Mitgefühl, das sich in einem spirituellen Meister manifestiert, kann die Fokussierung auf den Tod lösen und ein neues Interesse am Leben wecken.

Krankheit aus der Sicht des tibetischen Medizinsystems

Im »Tantra der mündlichen Anweisung« werden die Krankheiten in 92 Kapiteln abgehandelt. Sie werden in 15 Kategorien eingeteilt, und zwar ausgehend vom jeweiligen Krankheitstypus, dem Alter des Patienten und von der jeweiligen Lokalisierung der Krankheit. Basierend auf der Dreiteilung nach *rLung*, *mKhris pa* und *Bad kan* werden für jede Krankheit detailliert die Ursachen, die förderlichen Umstände, die interne Klassifikation, allgemeine und spezifische Symptome sowie die Methoden der Behandlung erklärt.

Im »Erklärenden Tantra« dagegen werden Krankheiten aus einer Sichtweise beleuchtet, die auf den fünf elementaren Prozessen beruht. Dieses Tantra sagt, dass der Körper auf den fünf elementaren kosmischen Prozessen basiert und der Ort ist, wo Krankheiten entstehen und auch wieder verebben. Aus diesem Körper entstehen *rLung*, *mKhris pa* und *Bad kan*, die sieben Körperbestandteile und die drei Ausscheidungen. Alle diese Komponenten nehmen aufgrund von gewissen Einflüssen ständig zu oder ab; manchmal wird eine gewisse Grenze überschritten, und der Körper erkrankt. Aus diesem Grund gilt der Körper als Ort der Entstehung und als Ort des Verschwindens von Krankheiten. Im »Erklärenden Tantra« werden die eigentlichen Krankheitsursachen, die auslösenden Umstände *(slong rkyen)*, die Arten des Eintritts in den Körper *(zhugs tshul)*, die Lokalisierung *(gnas sa)*, die Symptome, die Klassifizierung und die individuelle Bedeutung der Krankheiten in sieben Unterkapiteln erklärt.

Die Ursachen der Krankheit

Die Ursachen einer Krankheit werden in zwei Kategorien unterteilt: entfernte Ursachen und nahe Ursachen. Die entfernten Ursachen werden weiter unterteilt in die allgemeine Ursache und die spezifischen Ursachen.

Entfernte Krankheitsursachen

DIE PRIMÄRE URSACHE ALLER KRANKHEIT Die am Ego festhaltende Unwissenheit wird in den »Vier Tantras« als die allgemeine Ursache allen Leidens bezeichnet. Sie ist die Grundlage aller Probleme und die Wurzel allen Übels. Vergleichbar einem Vogel, der zwar hoch und weit fliegen kann, kann der gewönliche Mensch diesem Schatten niemals entkommen. Tatsächlich könnte der menschliche Körper und Geist aber frei von Krankheiten sein und frei in sinnlichen Vergnügen schwelgen[128]. Die Anwesenheit der am Ego festhaltenden Unwissenheit in den fühlenden Wesen wird jedoch zur Ursache von Krankheit; solange die fühlenden Wesen nicht Erleuchtung erlangen, werden sie nie frei von Leid sein. Deswegen erklären das tibetische Medizinsystem und der Buddhismus, dass der Geist und der Körper mit Krankheiten belastet sind, die wiederum aus der Unwissenheit heraus entstehen. Nehmen wir das Beispiel einer Person, die fettige Speisen liebt. Als Folge davon erkrankt sie an Gelbsucht. Analog dazu wird eine Person, die übermäßig raucht, von Husten und anderen tödlichen Krankheiten gepeinigt sein. Die beiden Krankheiten werden von Begierde verursacht; diese wiederum entsteht aus der grundlegenden Unwissenheit. Deswegen heißt es, dass die Unwissenheit die ursprüngliche Ursache aller Krankheiten ist.

[128] Die tiefste, anfangslose und ungeschaffene Ebene des Bewusstseins wird von hohen Lamas als vollständig reine, luminöse Klarheit beschrieben. Dieser Urgrund ist dauernd präsent, wird jedoch aufgrund seiner Feinheit und Subtilität gewöhnlich nicht wahrgenommen. Wer diese sehr subtile, ungeschaffene und deswegen auch nicht vergängliche Ebene ständig in seinem Bewusstsein präsent hat, erkennt das Wesen der Phänomene der gröberen Ebenen und speziell ihre Vergänglichkeit. Da die gröberen Ebenen spontan aus dem Urgrund heraus entstehen und sich mit absoluter Sicherheit wieder in ihm auflösen werden, lohnt es sich nicht, an ihnen krampfhaft festzuhalten oder sie zu bekämpfen.

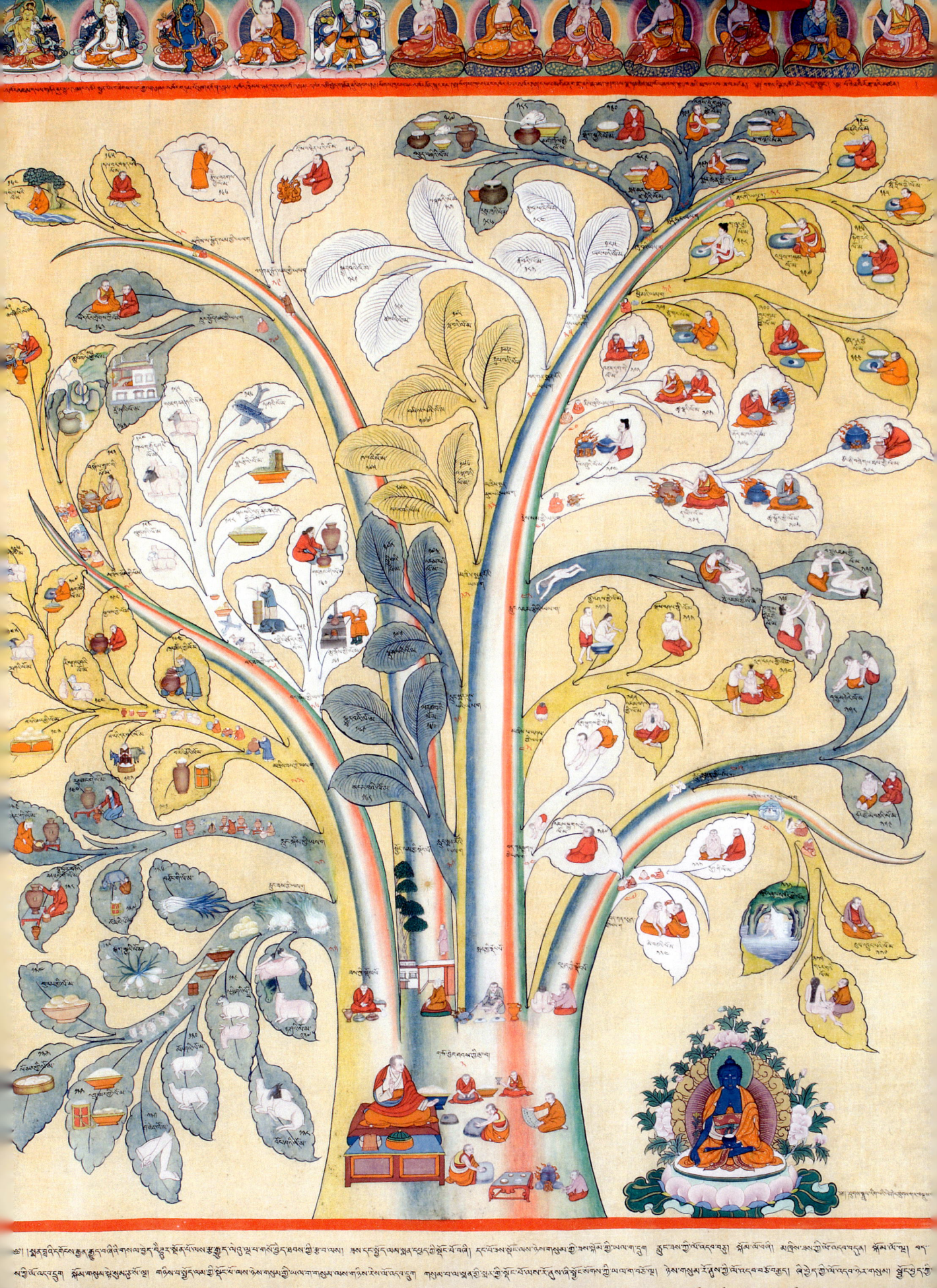

DIE SPEZIFISCHEN KRANKHEITSURSACHEN Die spezifischen Ursachen von Krankheit sind Begierde, Hass und Selbsttäuschung. Sie alle entstehen aus Unwissenheit und sind als die drei Geistesgifte bekannt, weil sie Hindernisse auf dem Pfad zur Erleuchtung darstellen. Aus Anhaftung entsteht *rLung*, aus Hass entsteht *mKhris pa* und aus Täuschung entsteht *Bad kan*.

Die nahen Krankheitsursachen

Die nahen Ursachen von Krankheit sind die drei grundlegenden Körperprozesse *rLung*, *mKhris pa* und *Bad kan* (die drei *Nyes pas*), die aus Gier, Hass und Täuschung hervorgehen. Wenn sie ausgeglichen ablaufen, wird auch der Körper in einem ausgeglichenen Zustand ohne Krankheit bleiben. Wenn die Prozesse aus dem Gleichgewicht geraten, führen sie zu Krankheit, schaden dem menschlichen Körper, verkürzen die Lebensspanne und verursachen Leiden. Deswegen sind die drei *Nyes pas* als die »nahen Ursachen der Krankheit« bekannt. Heiße Krankheiten können nur dann auftreten, wenn *mKhris pa* aus dem Gleichgewicht geraten ist oder gestört ist; kalte Krankheiten können nur auftreten, wenn *Bad kan* gestört ist, und ohne dass *rLung* gestört ist, kann weder eine heiße noch eine kalte Krankheit auftreten.

Die förderlichen Umstände der Krankheit

Die folgenden vier Umstände gelten als fördernd bzw. krankheitsauslösend: Jahreszeitliche Wechsel, Einflüsse von schädlichen subtilen Ursachen[129], unangebrachte Ernährungsgewohnheiten und ungesunder Lebensstil. Die genannten vier förderlichen Umstände kann man wie folgt einteilen. Erstens gibt es das **Ausbreiten einer bereits bestehenden Krankheit** (ein ursprüngliches Problem, z. B. Gallensteine, führt zu Leberproblemen und kann später Leberkrebs auslösen); zweitens das **langsame Akkumulieren bis hin zum Ausbruch der Krankheit** (ausgelöst durch einen förderlichen Umstand) und drittens die **Umstände, die zu einem sofortigen Ausbruch** bzw. einer Verschlimmerung der Krankheit führen (z. B. verdorbenes Fleisch, das Durchfall auslöst).

UMSTÄNDE DER AUSBREITUNG Sie erklären die Ausbreitung einer Krankheit aufgrund jahreszeitlicher Wechsel (heiße Jahreszeit, kalte Jahreszeit, Regenzeit), aufgrund falschen Gebrauchs der fünf Sinne und aufgrund unangebrachten körperlichen, sprachlichen und geistigen Verhaltens.

UMSTÄNDE VON ANSAMMLUNG UND AUSBRUCH Sie erklären detailliert die Ansammlung, den Ausbruch und das Abklingen von Krankheiten. Dies kann aus Sicht der Krankheitsursachen geschehen, aber auch aus Sicht der inneren Natur der Krankheit (d. h. auf der Grundlage von *rLung*, *mKhris pa* und *Bad kan*) und aus Sicht der Jahreszeiten, die jeweils die Krankheit fördern bzw. sie abklingen lassen. Nehmen wir ein Beispiel für Ansammlung, Manifest-Werden und Abklingen, das sich auf die **Ursache** bezieht. Eine Ernährung mit Nahrungsmitteln von rauer Wirkkraft forciert die Ausbreitung von *rLung*. Dies wiederum entfacht die Körperhitze, was dazu führt, dass *rLung* zwar stimuliert, aber am Ort der Entstehung »eingeschlossen« wird. Dies ist als **Umstand der Ansammlung** bekannt. Wenn nun der *rLung* mit Nahrungs-

---

[129] U. a. gewisse Bakterienarten und Viren, möglicherweise aber auch elektrische, elektromagnetische oder andere Felder .

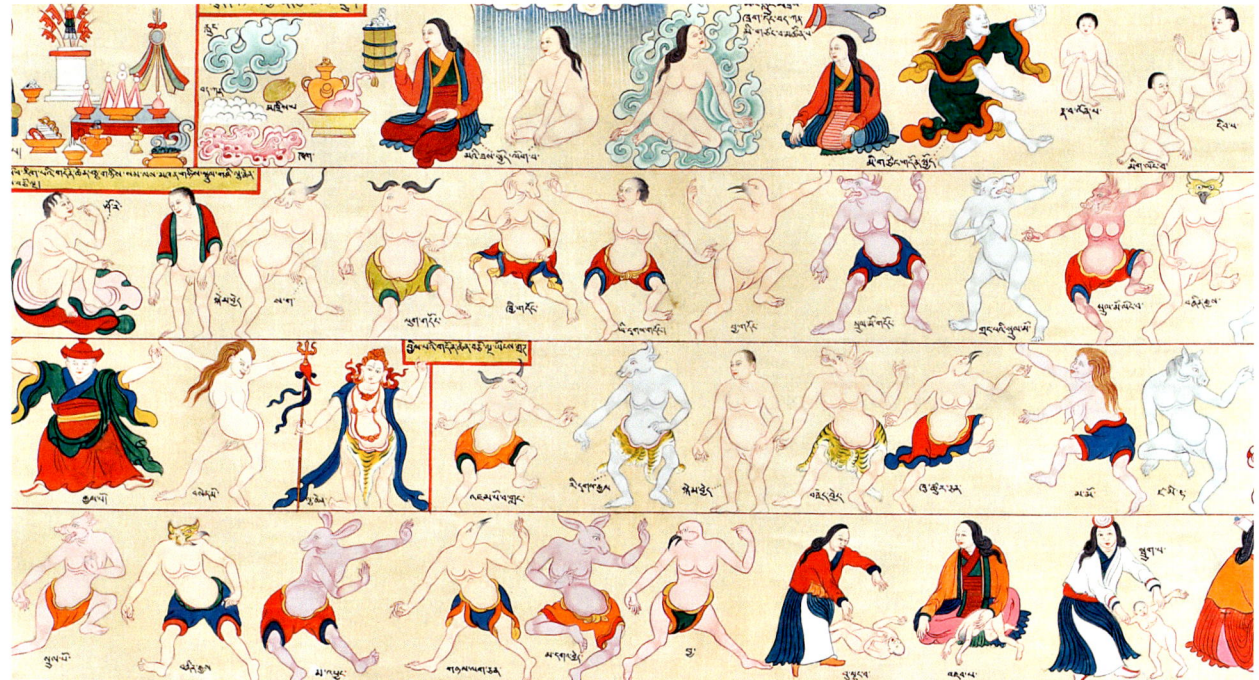

mitteln kalter Wirkkraft zusammenstößt, löst das Ungleichgewicht der Winde die Krankheit aus. Dies ist als **Umstand des Krankheitsausbruchs** bekannt. Wenn die ausgebrochene *rLung*-Krankheit einer Medizin begegnet, deren Wirkkraft ölig und wärmend ist, flaut sie natürlicherweise ab. Analoges gilt für Krankheiten von *mKhris pa* und *Bad kan*.

Ähnliches kann man sagen, wenn man die Akkumulation, den Ausbruch und das Abklingen einer Krankheit in Bezug auf die **Jahreszeiten** (anstatt in Bezug auf die Ursachen) oder aus der Sicht der **inneren Natur** (d. h. der drei *Nyes pas*) der jeweiligen Krankheit untersucht. Für genauere Beschreibungen sollte man die tibetischen medizinischen Schriften konsultieren.

UMSTÄNDE, DIE ZUR VERSCHLIMMERUNG FÜHREN Damit sind die folgenden Umstände gemeint: Schwankungen in der Aktivität der elementaren Prozesse, Verhalten, das für die Jahreszeit unangebracht ist, Einfluss von subtilen Störungen wie Viren und Bakterien, falsche Ernährung, Nahrungsmittelvergiftungen, falsche oder schädigende Arzneimittel und das Reifwerden von schlechtem Karma. Die spezifische unmittelbare Ursache, die eine Krankheit verschlimmert, ist das Ungleichgewicht der drei *Nyes pas*; dies wurde bereits früher diskutiert.

Das Eintreten der Krankheit in den menschlichen Körper

Die Wege, auf denen eine Krankheit in den Körper eintritt, können in allgemeine und spezifische eingeteilt werden. Zunächst breitet sich das Ungleichgewicht in seiner eigenen Lokalität aus[130]; dann weitet es sich in die Lokalität eines anderen *Nyes pa* aus. Auch die sieben Körperbestandteile (z. B. Blut, Fleisch, Fett usw.) und die drei Ausscheidungen (Schweiß, Urin, Exkremente) erleiden während dieses Prozesses Schaden. Dies wird folgendermaßen erklärt: Die drei grundlegenden Körperprozesse, welche Schaden verursachen[131], und die sieben Körperbestandteile, welche das Ziel für die Schädigung sind[132], koexistieren normalerweise wie ein Haus mit dem Land, auf dem das Haus gebaut ist. Wenn diese Koexistenz gestört wird, manifestiert sich die Krankheit zunächst bei den sechs Eintrittsöffnungen. Sie kann sich als Erstes auf der **Haut** oder im **Fleisch** entwickeln, in den **Kanälen** zirkulieren, sich an den **Knochen** festsetzen, sich in den **Vitalorganen** entzünden oder in die **Hohlorgane** eindringen.

---

[130] rLung in den unteren Körperteilen, mKhris pa in den mittleren und Bad kan in den oberen.

[131] Indem sie übermäßig schnell, zu langsam oder gestört ablaufen.

[132] Die sieben Körperbestandteile werden ständig auf- und abgebaut; obwohl sie scheinbar stabil und fest existieren, sind sie in Wirklichkeit andauerndem Wandel unterworfen. Falls Auf- und Abbau gleich schnell vor sich gehen, könnte der oberflächliche Betrachter meinen, dass »nichts« vor sich geht.

Die Lokalisierung der Krankheit

Die Lokalisierung der Krankheit wurde bereits in der Einführung in die drei *Nyes pas* ausführlich diskutiert (siehe S. 78–79) und wird deswegen an dieser Stelle bloß noch kurz umrissen. Geraten die Transport-, Abbau- und Aufbauprozesse *(rLung, mKhris pa* und *Bad kan)* aus dem Gleichgewicht und können sie ihren ursprünglichen Funktionen nicht mehr nachkommen, wird der menschliche Körper krank. So ist *rLung* hauptsächlich im Herzen, in den Lebenskanälen und im Dickdarm lokalisiert und führt in diesen Körperbereichen zu Störungen. m*Khris pa* findet sich als Hitze hauptsächlich in den Lungen, in der Leber und der Gallenblase, während *Bad kan* hauptsächlich im Magen, in den Nieren und der Milz lokalisiert ist und bei diesen Organen zu krankhaften Erscheinungen führt.

Symptome der Krankheit

Wenn das Fließgleichgewicht der drei grundlegenden Körperprozesse *(Nyes pas)*, der sieben Körperbestandteile und der drei Ausscheidungen durch Einwirkung der Umstände gestört wird, definiert man dies als »Symptom der Krankheit«.

Schauen wir uns nun die unerwünschten Veränderungen in Bezug auf die sieben Körperbestandteile und die drei Ausscheidungen an. Der Hauptgrund für solche Veränderungen liegt in den drei Verdauungskräften. Sie wirken überall in den sieben Körperbestandteilen und den drei Ausscheidungen. Wenn die Verdauungskräfte zu stark sind, werden die Körperbestandteile zu schnell abgebaut und erschöpfen sich vorzeitig. Wenn die Verdauungshitze zu klein ist, sammeln sich Körperbestandteile aufgrund des mangelnden Abbaus an[133]. Deswegen kann man

sagen, dass die Ursache für krankhafte Zu- und Abnahme von Körperbestandteilen und Ausscheidungen in der Verdauungshitze liegt. Diese wiederum wird durch Ernährung und Verhalten gesteuert. Wenn also der Körper gesund und normal erhalten bleiben soll, müssen die Verdauungskräfte angemessen funktionieren.

Es würde zu weit führen, alle Symptome, die bei einer Zu- oder Abnahme der einzelnen Körperbestandteile und Ausscheidungen beobachtet werden, bzw. die durch sie verursachten Krankheiten zu beschreiben. Stattdessen werden hier einige Beispiele gegeben.

Wenn Blut, das einer der sieben Körperbestandteile ist, über die normal benötigte Menge hinaus gebildet wird, führt dies zu Hautkrankheiten, inneren Abszessen oder Tumoren, Milzkrankheiten, Lepra, Blut-Galle-Krankheiten, Gelbsucht, Zahnfleischerkrankungen, zu Augenkatarakten sowie zu rötlicher Haut und rötlichem Urin. Bei Blutmangel verlieren die Kanäle in den oberen und unteren Teilen des Körpers ihre Spannung. Dies führt zu Ermattung, zu Schwindel und zu einer bleichen, weißlichen und groben Haut. Die betroffene Person hat das Bedürfnis, kühlende und saure Nahrungsmittel zu sich zu nehmen.

Wenn der Stuhlgang über die normale Menge hinaus zunimmt, fühlt sich der Körper schwer an, der Bauch schwillt an und die Gedärme machen ein glucksendes Geräusch. Wenn es an Stuhl mangelt, macht der Bauch ein knurrendes Geräusch und schwillt ebenfalls an. Manchmal steigt dann *rLung* auf und verursacht Herzschmerzen.

---

[133] Z. B. im Falle von rheumatischer Arthritis, wo sich Stoffwechselprodukte unerwünscht in den Gelenken ansammeln und dann zu schmerzhaften Entzündungen und Knorpelschäden führen.

Einteilung von Krankheiten

Das tibetische Medizinsystem kennt 1616 Krankheiten. Sie können im Wesentlichen auf drei Arten klassifiziert werden: nach ihrer Ursache, nach der Art des Patienten und nach den Symptomen.

Einteilung nach der Ursache

Das tibetische Medizinsystem kennt drei Krankeitsursachen: zum einen Krankheiten, die durch untugendhafte Handlungen in diesem Leben verursacht werden, zum anderen Krankheiten, die durch untugendhafte Handlungen in früheren Leben verursacht werden, und drittens Krankheiten, die durch untugendhafte Handlungen sowohl aus diesem Leben als auch aus früheren Leben hervorgerufen werden – also eine Mischung der ersten beiden Ursachen.

Es ist allerdings nicht möglich, spezifische Krankheiten einzig und allein einer der obigen Ursachen zuzuordnen. Die unterschiedliche Belastung mit Schmerzen und Leid bei Patienten mit derselben Krankheit wird jedoch karmischen Ursachen zugeschrieben. Patienten, die unter karmischen Schwierigkeiten leiden, sollen durch spirituelle Aktivitäten Tugenden ansammeln und dadurch die Krankheit bekämpfen.

Einteilung nach Art der Patienten

Die Einteilung in Bezug auf Patienten kann in fünf Abschnitte unterteilt werden: Kinderkrankheiten (Pädiatrie), Männerkrankheiten, Frauenkrankheiten (Gynäkologie), Alterskrankheiten (Geriatrie) und allgemeine (d. h. alle betreffende) Krankheiten. Die allgemeinen Krankheiten treten in allen genannten Klassen auf; die anderen kommen spezifisch nur in ihrer Kategorie vor.

KINDERKRANKHEITEN Die medizinischen Schriften sprechen von insgesamt 24 Kinderkrankheiten. Acht davon sind von grober Natur, acht von subtiler Natur, und acht sind von unbedeutender Natur.

MÄNNERKRANKHEITEN Die Männerkrankheiten umfassen drei Klassen: Krankheiten der Samenflüssigkeit (Prostata), Krankheiten der geschwollenen Hoden und Krankheiten des männlichen Zeugungsorgans (Penis). Die Krankheiten der Samenflüssigkeit können zweigeteilt werden in überschüssige und mangelnde Samenflüssigkeit. Es gibt sechs Arten von Krankheiten mit geschwollenen Hoden und neun Arten von Krankheiten des männlichen Zeugungsorgans. Die Ursachen, förderlichen Umstände, Symptome und Behandlungsmethoden sind im »Tantra der mündlichen Anweisung« detailliert erklärt.

FRAUENKRANKHEITEN Insgesamt gibt es 32 Arten von Frauenkrankheiten. Fünf stehen in Beziehung zu einem Ungleichgewicht von *rLung*, *mKhris pa* und *Bad kan* in der Gebärmutter, neun betreffen Tumore der Gebärmutter, zwei betreffen Mikroorganismen in der Gebärmutter, und 16 haben mit dem Monatszyklus zu tun. Die Ursachen, die auslösenden Umstände, die Symptome und die Behandlungsmethoden sind im »Tantra der mündlichen Anweisung« detailliert erklärt.

ALTERSKRANKHEITEN Die Krankheiten des fortgeschrittenen Alters sind primär mit einer Abnahme der Körper- und Sinneskräfte korreliert.

ALLGEMEINE KRANKHEITEN Es gibt 404 Arten von allgemeinen Krankheiten. Diese 404 Krankheiten werden weiter klassifiziert in vier Unterklassen mit je 101 Krankheiten. Die erste Unterklasse betrifft Krankheiten, die mit einer Überfunktion oder mangelnden Funktion der drei elementaren Körperprozesse einhergehen. In die zweite Unterklasse fallen Störungen der drei elementaren Körperprozesse. Die dritte Unterklasse basiert auf der spezifischen Lokalisierung gewisser Krankheiten, und die vierte Unterklasse beschäftigt sich mit der Art der Krankheit (z. B. Wunden, innere Krankheiten usw.).

In der ersten Unterklasse wird die **Funktion** (Über- bzw. Unterfunktion) der drei elementaren Prozesse *(Nyes pas)*, die bereits vorgestellt wurden, untersucht. Es sind dies *rLung, mKhris pa* und *Bad kan*. Man klassifiziert 42 *rLung*-Krankheiten, 26 *mKhris pa*-Krankheiten und 33 *Bad kan*-Krankheiten. Auch hier werden die Ursachen, die auslösenden Umstände, die Symptome und die Behandlungsmethoden im »Tantra der mündlichen Anweisung« detailliert erklärt.

Die zweite Unterklasse bezieht sich auf 74 **Störungen** von *rLung, mKhris pa* und *Bad kan* in einfacher Form oder in doppelter oder dreifacher Kombination. Weitere 27 Krankheiten entstehen dadurch, dass eine weitere neue Krankheit zu einer bereits bestehenden Krankheit hinzukommt und mit ihr verschmilzt.

Die dritte Klassifikation geschieht aufgrund der **Lokalisierung** der Krankheit. Man unterscheidet Krankheiten des Geistes und Krankheiten des Körpers, wobei die Krankheiten des Geistes[134] zweigeteilt werden in Verrücktheit und Vergesslichkeit. Die Krankheiten des Körpers werden in viele Subtypen unterteilt. 18 Subtypen betreffen den Kopf und die Körperteile oberhalb des Brustbeins. Elf davon betreffen entweder Vital- oder Hohlorgane; sechs davon betreffen Vital- und Hohlorgane zugleich. 19 Arten von Krankheiten beziehen sich auf alle Vitalorgane zugleich. Die unteren Körperteile sind von fünf Arten von Krankheiten betroffen, darunter Diabetes und Hämorrhoiden. Weiter gibt es 20 äußerliche Arten, wie Haut- und Nervenkrankheiten[135]. Schließlich kennt

man noch 37 Krankheiten, bei denen alle Körperteile zusammen betroffen sind.

Die vierte und letzte Einteilung erfolgt nach der **Art der Krankheit**; man teilt ein in innere Krankheiten, Wunden, Fieber und gemischte Krankheiten. Es gibt 48 innere Krankheiten, die aufgrund mangelnder Verdauungshitze entstehen. Die 15 Wunden werden in sieben natürlich auftretende Abszesse und acht absichtlich zugefügte Verletzungen unterteilt. Von den Fiebern wie auch von den gemischten Krankheiten gibt es je 19 Arten, insgesamt also 101. Auch hier werden die Ursachen, die auslösenden Umstände, die Symptome und die Behandlungsmethoden im »Tantra der mündlichen Anweisung« detailliert erklärt.

Die »Vier Tantras« zeigen, dass jede der oben erwähnten 404 Krankheiten in vier Untertypen unterteilt werden kann, und zwar anhand ihrer Ursache: Jede Krankheit kann karmisch verursacht sein, unbedeutend[136] sein, aus einer Störung der drei elementaren Körperprozesse hervorgehen oder durch »übelwollende Geister« (subtile schädliche Ursachen)[137] entstanden sein. Damit kommen insgesamt 1616 Krankheiten zusammen.

Klassifikation aufgrund der Krankheitssymptome

In der Übersicht über alle Krankheiten wird erklärt, dass es drei elementare Körperprozesse gibt, sieben Körperbestandteile und drei Ausscheidungen. Da diese sowohl einzeln als auch mehrfach

---

[134] Hier mit Krankheiten des Gehirns gleichzusetzen

[135] Z. B. Paralyse und Epilepsie

[136] Im Falle einer Erkältung z. B. eine unbedeutende Erkältung, die keiner ärztlichen Behandlung bedarf.

[137] Damit sind z. B. schädliche Bakterienschwärme und Viren gemeint. Ein Beispiel dafür ist die Lepra, die aus tibetischer Sicht von einer Unterart der Nagas (im Wasser oder auf Bäumen lebende »Geister«) verursacht wird. Vgl. Fußnoten 38 und 39.

sich überlagernd auftreten können, entstehen zahllose Krankheitsbilder. Trotzdem sagt das tibetische Medizinsystem, dass alle Krankheiten aus einer Störung der drei elementaren Körperprozesse hervorgehen und dass diese Prozesse kein anderes Ziel außer den sieben Körperbestandteilen und den drei Ausscheidungen haben. Aus diesem Grund sind alle Krankheiten, die aus *rLung* oder *Bad kan* hervorgehen, von kalter Natur, und alle Krankheiten, die aus *mKhris pa* hervorgehen, von heißer Natur. Die Einteilung in »kalte« und »heiße« Krankheiten ist die grundlegendste Einteilung.

Individuelle Gewichtung von gleichzeitig auftretenden Krankheiten

Wenn zwei Krankheiten gleichzeitig auftreten, gibt es Methoden, um herauszufinden, ob eine Krankheit aus einer älteren Krankheit heraus entstanden ist. Ebenso existieren Methoden, die beiden Krankheiten zu unterscheiden und die Schwere der einzelnen Krankheiten zu beurteilen. Dies geschieht aufgrund der Lokalisierung sowie aufgrund des Alters und des Wesens der Krankheiten. Dieses Thema wird detailliert in vier Übersichten behandelt; hier kann aber nicht darauf eingegangen werden.

Dies war eine kurze Einführung in die Krankheiten sowie ihre Lokalisierung aus der Sicht des tibetischen Medizinsystems. Alle Ursachen, förderlichen Umstände, die Klassifikation, die Symptome und die Behandlungsmethoden für jede einzelne Krankheit sind im »Tantra der mündlichen Anweisung« detailliert beschrieben. Für genauere Informationen sollte man die entsprechenden Schriften konsultieren.

Diagnosemethoden der traditionellen tibetischen Medizin

Im Folgenden wird eine kurze allgemeine Einführung in die Diagnosemethoden der traditionellen tibetischen Medizin gegeben; dies geschieht in Übereinstimmung mit den medizinischen Schriften. An vorderster Stelle stehen Pulsdiagnose und Urinanalyse. Wenn ein Patient behandelt wird, sollte der traditionelle tibetische Arzt den Wunsch und die Motivation entwickeln, dem bedauernswerten Leidenden zu helfen. Er sollte danach streben, die Krankheit – ungeachtet ihres Schweregrades – vollständig zu heilen. In den Schriften wird gesagt, dass ein Arzt nicht aus Ruhm- oder Gewinnsucht handeln sollte. Um seine noble Aufgabe ausführen zu können, sollte der betreffende Arzt alles über die jeweilige Krankheit wissen, bevor er mit der Behandlung beginnt. Seine Behandlung kann nur dann wirkungsvoll sein, wenn er das Wesen der Krankheit korrekt diagnostiziert. Deswegen muss er die Diagnosemethoden gründlich studieren[138]. Die Diagnosemethoden der tibetischen Medizin werden in drei Kategorien eingeteilt. Die erste Kategorie umfasst Diagnosetechniken, die sich mit der Ursache der Krankheit befassen. Die zweite Kategorie beinhaltet Techniken, die den heilsamen oder schädlichen Einfluss von äußeren Umständen zur Diagnose nutzen, und die dritte Kategorie beinhaltet Diagnosemethoden aufgrund der Krankheitssymptome.

Diagnose durch Untersuchen der Krankheitsursachen

Die Diagnose durch Befragung ist eine äußerst wertvolle Methode, da sie dem Arzt ein genaues Bild der Krankheit des Patienten gibt. Der Grund liegt darin, dass bestimmte Ursachen und förderliche Umstände auch zu entsprechenden Resultaten – sprich: Krankheiten – führen; es ist unmöglich, dass Resultate nicht mit ihren Ursachen übereinstimmen. Wenn jemand beispielsweise Ernährungs- und Verhaltensweisen zeigt, die zu *rLung*-Krankheiten führen, so werden daraus keine *mKhris pa*- oder *Bad kan*-Krankheiten entstehen. Deswegen sollte der Arzt den Patienten als Erstes nach den Ursachen und den auslösenden Umständen der Krankheit fragen, indem er sich detailliert nach Ernährung, Essen und Trinken, nach Verhalten, Schlaf und Bewegung erkundigt. Dies wird »Diagnose auf der Basis der Untersuchung der Gründe, die zur Krankheit führen« genannt.

Diagnose durch Beobachten von Nutzen und Schaden

Hier klassifiziert man eine Krankheit aufgrund der Faktoren, die zu einer Verschlimmerung bzw. Besserung im Krankheitsbild führen. Dazu gehören Faktoren wie der Wohnsitz, die Jahreszeit, die Natur des Patienten, sein Alter, seine Ernährung sowie seine Reaktion auf Arzneimittel und ergänzende Therapien. Wenn jemand beispielsweise kaltes Wasser und Molke aus Kuhmilch trinkt, starken sexuellen Begierden frönt, oft einen leeren Magen hat und unregelmäßig schläft, so stört dies die *rLung*-Prozesse im Körper. Gleiches gilt für Arzneimittel, deren Wirkkraft leicht und rau ist, und für den Aderlass. Kurzum, wenn jemand etwas zu sich nimmt, das in Übereinstimmung mit den *rLung*-Prozessen ist, und wenn dadurch seine Symptome verstärkt werden, so deutet dies auf

---

138 S. H. der 14. Dalai Lama hat u. a. bei den »Mind and Life«-Konferenzen in Dharamsala darauf hingewiesen, dass erfahrene tibetische Ärzte Störungen bereits so frühzeitig diagnostizieren können, dass sie zu diesem Zeitpunkt selbst mit den komplexesten naturwissenschaftlichen Methoden noch nicht erfassbar sind. Speziell wichtig und nutzbringend sind in diesem Zusammenhang die Methoden für die Erkennung (und Behandlung) von Krebs-Vorstufen.

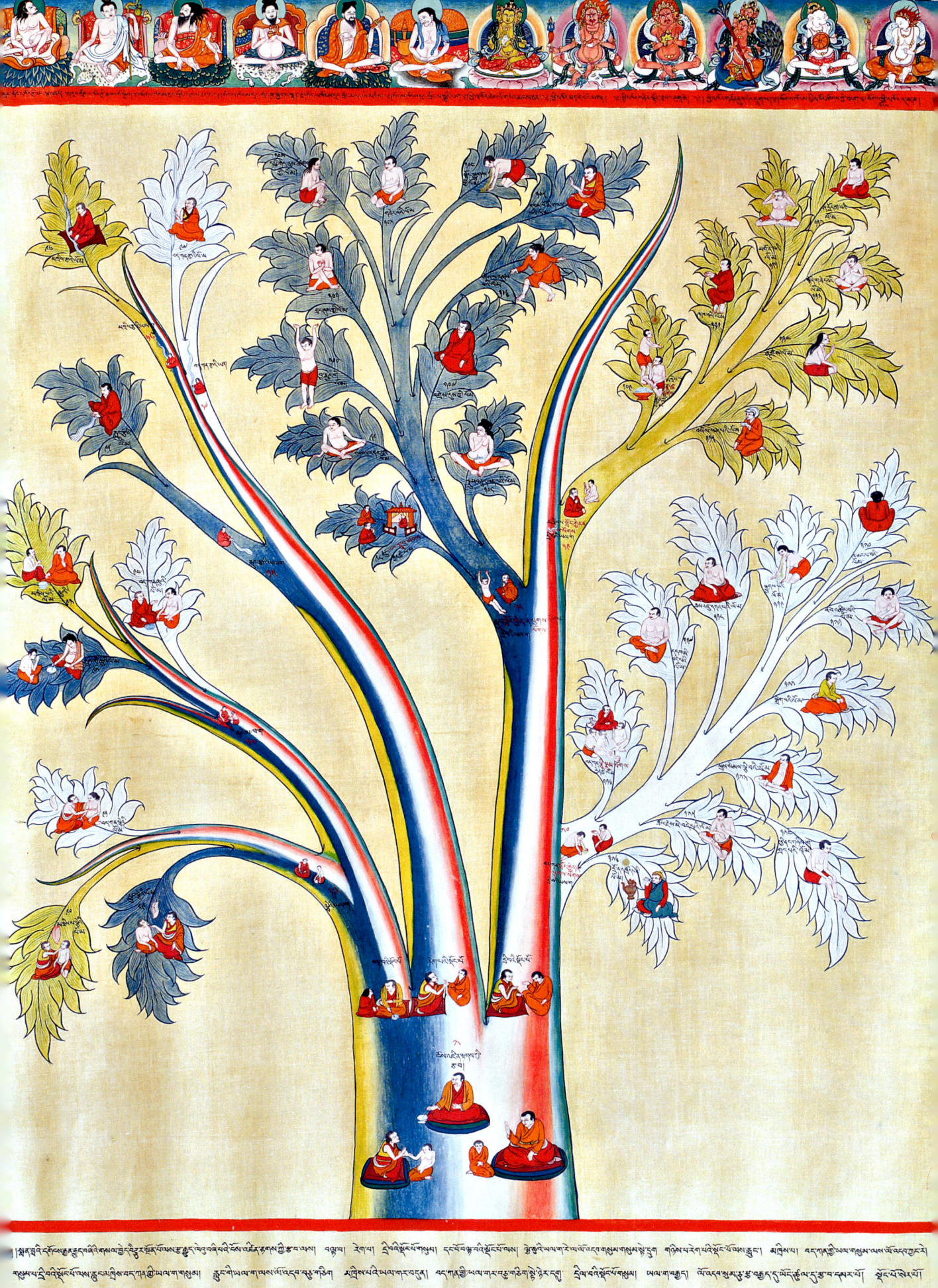

eine *rLung*-Krankheit hin. Wenn der Patient nun Ernährung, Verhalten und Arzneimittel so anpasst, dass alles dem *rLung*-Element entgegenwirkt, und wenn dadurch die Krankheit abgeschwächt wird, so kann die Krankheit ebenfalls als *rLung*-Krankheit klassifiziert werden. Beispiele für entsprechende Gegenmaßnahmen sind die Einnahme von nahrhaften, öligen Nahrungsmitteln, warme Kleidung, ergänzende Therapien wie Moxibustion und Massage und Arzneimittel, welche schwer und ölig sind. Zusätzlich sollte der Arzt die vorausgehenden Behandlungen bei anderen Ärzten kennen und untersuchen, welcher Nutzen oder Schaden daraus entstanden ist.

Diagnose durch Untersuchung der Symptome

Die »Untersuchung der Symptome« bedeutet, dass man eine Krankheit diagnostiziert, indem man die spezifischen Symptome genau untersucht. Diese Diagnosetechnik kann in vier Abschnitte unterteilt werden:
1) die Grundlage der Diagnose
2) das Objekt der Diagnose
3) Diagnose der förderlichen Umstände
4) wie der Arzt die Krankheit diagnostizieren soll

Die Grundlage der Diagnose

Wenn wir gefragt werden, welche Grundlage im Verlauf einer Diagnose untersucht werden soll, so ist die Antwort wie folgt: der unausgeglichene Zustand des Körpers rührt von einem Überschuss, einem Mangel oder einer Störung der elementaren Prozesse von *rLung* (Transport/Bewegung), *mKhris pa* (Abbau) oder *Bad kan* (Aufbau, Anhäufung) her. Eine Diagnose sollte auf Basis der Einteilung in heiße und kalte Krankheiten gestellt werden, und ohne die entsprechenden Symptome von *rLung*, *mKhris pa* und *Bad kan* durcheinanderzubringen.

Das Objekt der Diagnose

Wenn wir gefragt werden, welche Objekte der Arzt untersuchen soll, so ist die Antwort wie folgt: Farbe, Form, Geräusch, Geruch und Geschmack sind die Objekte der fünf Sinnesorgane. Diese Sinnesorgane werden genutzt, um Krankheiten zu diagnostizieren. Farbe, Geruch und Konsistenz von Durchfall, Erbrochenem, Auswurf, Stuhl, Urin und Blut werden als Objekte zur Identifikation von Krankheiten benutzt.

Diagnose aufgrund der förderlichen Umstände

Für die Krankheitsdiagnose sollte der Arzt die zehn förderlichen Umstände wie (Wohn-)Ort, Zeitpunkt des Krankheitsausbruchs, die Natur und das Alter des Patienten, den Zeitpunkt der Nahrungsaufnahme und die Lokalisation der Krankheit untersuchen. Dies soll am Beispiel von *rLung*-Krankheiten näher erläutert werden. Die förderlichen Umstände für *rLung*-Krankheiten sind der Aufenthalt an kalten und windigen Orten, regnerisches Wetter bzw. die regnerische Jahreszeit sowie die Gesellschaft von »windigen« und älteren Menschen. Die Symptome manifestieren sich abends, im Morgengrauen und nach der Verdauung von Nahrungsmitteln, und die Krankheiten sind im unteren Teil des Rumpfes lokalisiert. Wenn wir bei der Analyse der begleitenden Umstände zu diesen Ergebnissen kommen, können wir die Krankheit leicht als *rLung*-Krankheit diagnostizieren. Analog verfährt man mit den *mKhris pa*- und *Bad kan*-Krankheiten.

Der **Schweregrad** einer Krankheit wird mit »schwerwiegend«, »mittel« und »leicht« umschrieben, indem man die Anzahl der förderlichen Umstände berücksichtigt, die im gegebenen Fall zur Krankheit beitragen; es mögen alle, einige oder nur einzelne sein. Aufgrund der obigen Methoden kann auch festgestellt werden, ob nur ein einzelner oder mehrere der elementaren Prozesse gestört sind. Dies sind nur einige der zahlreichen Möglichkeiten, die die tibetischen Diagnosemethoden bieten und die in keinem anderen Medizinsystem zu finden sind[139].

Wie der Arzt die Krankheit diagnostizieren soll

Wenn wir gefragt werden, wie der Arzt Krankheiten diagnostizieren soll, lautet die Antwort wie folgt: In der tibetischen Medizin wird die Diagnose in drei Kategorien aufgeteilt, nämlich **Befragung,** taktile Untersuchung (hauptsächlich **Pulsdiagnose**) und visuelle Diagnose (hauptsächlich **Urinanalyse**). Die »Vier Tantras« sagen: »Der Urin gibt klare Indikationen zu den Krankheiten der Hohlorgane, während die Pulsdiagnose klare Indikationen zu den Krankheiten der Vitalorgane gibt.«

In der tibetischen Medizin existieren zahlreiche Diagnosemethoden. In diesem Kapitel werden die Diagnose durch Berührung und die visuelle Diagnose ausführlich beschrieben. Zusätzlich existieren die »Diagnose auf der Basis der vier Möglichkeiten, was zu tun oder zu unterlassen ist«[140] oder die »Diagnose auf der Basis von heißen und kalten Krankheiten«.

DIAGNOSE AUFGRUND VON BEFRAGUNG

Ein Arzt befragt den Patienten üblicherweise, um die begleitenden Ursachen einer Krankheit ausfindig zu machen – z. B. Ernährung, Verhalten und den gegenwärtigen Status der Krankheit. Der Arzt wird auch sorgfältig nach der Wirkung von Behandlungen fragen, die früher durch andere Ärzte gegeben worden sind, um dadurch die Krankheit zu identifizieren. Die Befragung durch den Arzt wird auch »Diagnose durch das Ohr« genannt.

DIAGNOSE DURCH BERÜHRUNG – PULSDIAGNOSE

»Diagnose durch Berührung« bezieht sich auf das ganzheitliche Fühlen des Arztes mit seiner Hand. Indem der Arzt den Körper des Patienten berührt, kann er feststellen, ob die Krankheit eine heiße, kalte, feine oder grobe Natur hat, ob sie schmerzhaft ist, ob Schwellungen auftreten und ob diese hart, weich, groß oder klein sind. Die tibetische Kunst des Pulslesens kennt spezielle Möglichkeiten, um den Verlauf einer Krankheit zu prognostizieren und andere Informationen in Bezug auf den Patienten zu erhalten. Sie fungiert als Bote zwischen dem Patienten und dem Arzt.

Das »Grundlegende Tantra« erklärt kurz die Charakteristiken des Pulses, falls die Transport-, Aufbau- und Abbauprozesse (*rLung*, *mKhris pa* und *Bad kan*) nicht ausgeglichen funktionieren. Das »Tantra der mündlichen Anweisung« schildert die Pulseigenschaften, die bei den jeweiligen Krankheiten auftreten, detaillierter. Die Charakteristiken der Pulse der spezifischen Krankheiten werden in der tibetischen Schrift »Sutra über taktile Diagnose« zusammengestellt. Die notwendigen Voraussetzungen für eine korrekte Pulsdiagnose und einige vitale Charakteristiken des Pulses werden im »Nachfolgenden Tantra« aufgezählt.

Wenn die Bedeutung dieser Anweisungen nicht richtig studiert wird, wird es für den Arzt schwierig werden, seine Arbeit mit dem nötigen Selbstvertrauen und der unabdingbaren Sicherheit aus-

---

[139] Es ist für den interessierten Beobachter immer wieder erstaunlich, wie ein erfahrener tibetischer Arzt allein durch das Erfühlen des Pulses innert weniger Minuten eine präzise Diagnose von komplex miteinander verflochtenen Problemen machen kann. Jahrelang zurückliegende Operationen sowie Störungen des Nervensystems, die einer organischen Krankheit zugrunde liegen, werden ebenso erkannt wie die langfristigen Wechselwirkungen der jeweiligen Körpersysteme oder Ernährungs- und Verhaltensgewohnheiten des Untersuchten.

[140] Die vier Möglichkeiten sind: leicht heilbare, schwer heilbare, teilweise heilbare und unheilbare Krankheiten.

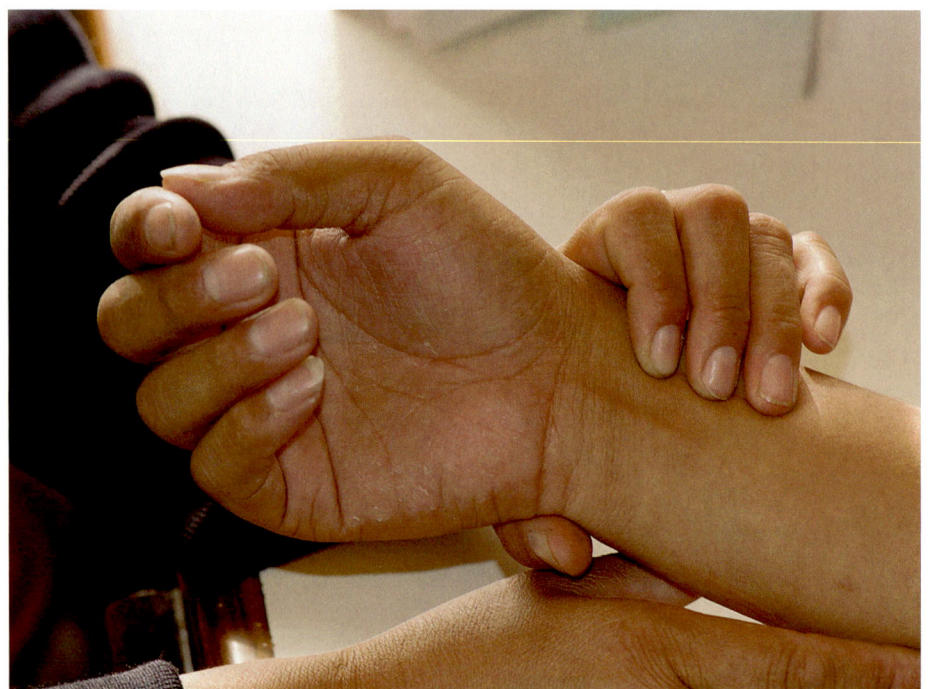

zuführen. All dies ist nicht einfach zu lernen und zu praktizieren. Deswegen muss der angehende tibetische Arzt das Kapitel über Pulsdiagnose im »Nachfolgenden Tantra« auswendig lernen. Das Lesen und Auswendiglernen garantiert aber noch nicht, dass ein tiefes Wissen über alle Krankheiten vorhanden ist. Diese Kenntnisse kann nur ein exzellenter persönlicher Lehrer vermitteln. Der Arzt muss Erfahrung sammeln, indem er den Puls von zahlreichen Patienten über Jahre hinweg beobachtet. Ohne Studium und ohne ausreichende praktische Erfahrung mit der Pulsdiagnose ist es nicht einfach, Krankheiten zu diagnostizieren und Patienten zu behandeln. Trotzdem ist die Pulsdiagnose durchaus erlernbar; dies braucht aber viel Zeit und harte Arbeit. Wenn man einmal die wesentlichen Eigenschaften der Pulsdiagnose im Detail kennt, ist es nicht mehr schwierig, einen Patienten zu untersuchen.

Nun folgt für alle, die an der tibetischen Medizin Interesse haben, eine kurze Einführung in die Pulsdiagnose. Die »Vier Tantras« erklären die Pulsdiagnose in 13 Unterkapiteln. Die ersten fünf beschäftigen sich mit den Vorbedingungen, die folgenden acht mit der eigentlichen Pulsdiagnose. Die fünf Vorbedingungen sind für den Arzt wichtig, damit er die Natur des Pulses im ausgeglichenen oder unausgeglichenen Zustand klar fühlen kann. Die fünf Vorbedingungen sind: Einschränkungen bezüglich Nahrungsmittel und Verhalten, die geeignete Zeit für Pulsdiagnose, der geeignete Ort, der richtige Druck und die Art und Weise des eigentlichen Pulsfühlens.

EINSCHRÄNKUNGEN BEZÜGLICH NAHRUNGSMITTEL UND VERHALTEN Wenn der Patient am nächsten Morgen zur Pulsdiagnose will, sollte er sich gewisser Nahrungsmittel und Verhaltensweisen enthalten, die die Pulsdiagnose stören. Der Patient sollte wärmende und nahrhafte Speisen wie Fleisch und Alkohol meiden, denn dies könnte dem Puls gewisse Charakteristiken geben, die denjenigen einer heißen Krankheit ähneln. Man sollte auch keine Nahrungsmittel von ausgesprochen kühlender Natur wie z. B. starken Tee, schales Gemüse oder Ziegenfleisch zu sich nehmen. Im Übermaß eingenommen, führen sie zu einem Puls, der dem einer kalten Krankheit ähnlich ist. Es ist wichtig, Nahrungsmittel einzunehmen, die von ausgewogener Natur sind. Man sollte kalte Plätze, Hunger und übermäßige sexuelle Aktivitäten meiden und genügend schlafen. Ebenso sollte man am Vortag nicht übermäßig viel reden, denken oder wandern. Falls diese Faktoren nicht berücksichtigt werden, wird eine korrekte Diagnose schwierig sein. Deswegen sagen die »Vier Tantras«: »Der Puls sollte nicht unmittelbar nach einer physischen Anstrengung gelesen werden, da dies die Atmung und den Rhythmus des Pulses beeinflusst«. Diese Empfehlung sollte berücksichtigt werden, wenn man eine Diagnose machen muss, ohne die Vorbedingungen zu kennen. Die meisten tibetischen Ärzte respektieren diese Regeln.

DIE BESTE ZEIT FÜR DIE PULSDIAGNOSE Die beste Zeit für die Pulsdiagnose ist der frühe Morgen, wenn die Sonne bereits den Him-

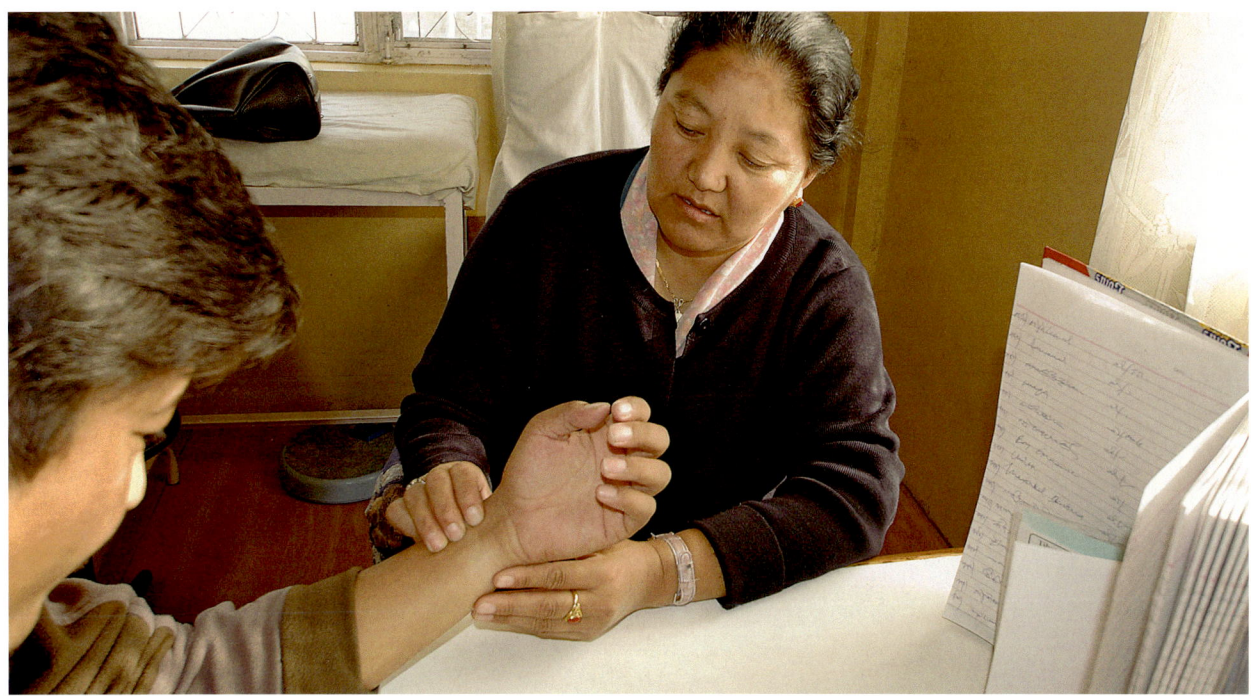

mel erhellt, aber die Täler noch nicht erreicht hat. Es ist die Zeit, wenn der Patient noch im warmen Bett liegt und somit der Kälte der Umgebung noch nicht ausgesetzt wurde. Es ist wichtig, dass der Puls gelesen wird, bevor der Patient sich der Kälte aussetzt und bevor er das Frühstück zu sich genommen hat. Falls die Pulsdiagnose zu früh gemacht wird, fließt das Blut in den Adern langsamer, der Pulsrhythmus ist schwächer und könnte somit mit dem kalten Puls von *Bad kan-* und *rLung*-Krankheiten verwechselt werden. Wenn die Diagnose lange nach Sonnenaufgang gemacht wird, wird der Blutfluss aufgrund der Sonnenwärme stärker sein und zu einem kraftvollen Pulsrhythmus führen. Dies wiederum könnte mit dem heißen Puls von *mKhris pa*-Krankheiten verwechselt werden.

Das tibetische Medizinisystem teilt die grobstofflichen Kanäle in Arterien (*dbus*), Nerven (*rkyang*) und Venen (*ro*) ein. Der Puls der Arterien sollte dann gelesen werden, wenn die Temperatur angenehm mild ist und keine Störungen auf den Körper einwirken. Wenn der Patient zu einem anderen Zeitpunkt als dem empfohlenen untersucht werden muss, sollen sowohl Arzt als auch Patient zuvor kurz ruhen, und der Körper des Patienten sollte eine ausgeglichene Temperatur haben.

DER ORT DES PULSLESENS Der Arzt platziert den Zeige-, den mittleren und den Ringfinger einen *Tshon* (Distanz von der Daumenspitze zum vordersten Daumengelenk) weit von der ersten Falte im **Handgelenk** des Patienten. Die Finger sollen dabei nicht zu nah und nicht zu weit voneinander entfernt sein. Die wichtigsten Gründe für dieses Vorgehen sind die folgenden: Obwohl die Arterien in allen Teilen des oberen und unteren Körpers vorhanden sind, wäre eine Pulsdiagnose in der Nähe des Nackens oder der Achseln doch schwierig, da der Puls dort sehr stark ist. Es wäre, als wollte man in der Nähe eines reißenden Gebirgsflusses sprechen; man könnte einander nur mit Mühe verstehen. Würde man den Puls in der Nähe des Fußknöchels lesen, würde das wie die Worte eines Gastes wirken, der von weither kommt und dessen Gerede oft nicht sehr zuverlässig ist. Der Pulsrhythmus ist schwach, weil das Blut dort nicht mehr kraftvoll durch die Arterien fließt. Man kann nur abschätzen, ob der Patient sterben wird oder nicht[141]. Eine genaue Diagnose der spezifischen Ursache ist hier nicht möglich. Deswegen ist das Handgelenk der geeignete Ort. Es erfreut sich der richtigen Distanz sowohl zu den oberen und unteren Körperteilen als auch zu den Vital- und Hohlorganen, und das Blut fließt mit einer ausgeglichenen Geschwindigkeit. Aus diesem Grund wird der Puls am Handgelenk untersucht, um so die spezifischen Charakteristiken der jeweiligen Krankheit herauslesen zu können.

[141] Wenn kein Puls mehr fühlbar ist (d. h. wenn die Blutzirkulation in den Extremitäten bereits aufgehört hat), wird der Patient sterben.

Pulsdivination.
Aus tibetischer Sicht können im Puls
gewisse Tendenzen für zukünftige
Vorkommnisse im Leben des Betreffen-
den gelesen werden. Das entsprechende
Wissen verschwindet jedoch zusehends,
und nur mehr wenige Praktizierende
verstehen sich darauf.
Thangka Nr. 60 aus der Serie von Desi
Sangye Gyamtso, angefertigt 1687–1703
in Lhasa. Kopie des verschollenen
Originals (Museum des Men-Tsee-Khang,
Dharamsala).

DER RICHTIGE DRUCK Der Arzt sollte den Puls am oben erwähnten Ort erfühlen. Die medizinischen Abhandlungen sagen,
dass man den **Zeigfinger** nur leicht auf die Haut des Patienten
legen soll. Der **Mittelfinger** soll mit mäßig starkem Druck das
Fleisch erfühlen, und der **Ringfinger** soll so stark eingedrückt
werden, dass man den Knochen spürt. Der Grund dafür ist, dass
die pulsierende Arterie tief im Handgelenk liegt; sie wird mit
einem Rettich verglichen, der allmählich aus dem Untergrund
heranwächst.

METHODEN DES PULSLESENS Die Finger des Arztes sollten glatt,
geschmeidig und warm sein, da dies für den Patienten am
angenehmsten ist. Zunächst sollte die rechte Hand des Arztes das
linke Handgelenk des Patienten untersuchen (siehe Abb.
S. 118–119). Der obere Teil der Zeigefingerspitze sollte den Herzpuls lesen, der untere Teil den Puls des Dünndarms. Der obere Teil
des Mittelfingers sollte den Milzpuls erfühlen, der untere den Ma-
genpuls. Der obere Teil des Ringfingers sollte den Puls der linken
Niere lesen, der untere Teil den der Keimdrüsen. Darauf sollte die
linke Hand des Arztes das rechte Handgelenk des Patienten untersuchen. Der obere Teil des Zeigefingers sollte den Puls der Lungen lesen, der untere den Puls des Dickdarms. Der obere Teil des
Mittelfingers sollte die Leber, der untere die Gallenblase untersuchen. Mit dem oberen Teil des Ringfingers diagnostiziert man
den Zustand der rechten Niere und mit dem unteren Teil schließlich Störungen der Harnblase. Diese Art des Pulslesens gilt für
männliche Patienten.

Bei weiblichen Patienten ertastet der rechte Zeigefinger die Lungen, der linke Zeigefinger das Herz. Der Grund dafür liegt in der
unterschiedlichen Anordnung des Aortabogens *(bu ga)* auf dem
oberen Teil des Herzens, durch welche die leidverursachenden
Emotionen fließen. Bei männlichen Personen ist sie in Richtung

des linken Kanals *(rkyang ma)* orientiert, bei weiblichen in Richtung des rechten Kanals *(ro ma)*. Deswegen ist es besser und genauer, wenn bei männlichen Patienten der Herzpuls von der unteren Seite genommen wird; bei weiblichen Patienten sollte er
folglich von der oberen Seite genommen werden. Die zuvor beschriebenen fünf Vorbedingungen müssen sowohl vom Arzt als
auch vom Patienten sorgfältig beachtet werden, wenn man den
Zustand des Körpers vollständig erfassen will.

DIE DREI PULSARTEN DES GESUNDEN KÖRPERS Aufgrund der individuell unterschiedlichen Gewichtung der fünf elementaren Prozesse im menschlichen Körper unterscheiden sich die Pulse – auch
bei Gesunden – von Mensch zu Mensch. Aus diesem Grund wurden die menschlichen Pulsrhythmen traditionell in drei Klassen
unterteilt, nämlich männlich *(pho rtsa)*, weiblich *(mo rtsa)* und
neutral *(byang chub sems rtsa* oder *ma ning)*. Der Pulsrhythmus
einer *rLung*-dominierten Person wird »männlich« genannt; die
Arterien treten dick hervor und der entsprechende Puls ist sehr
grob. Der Pulsrhythmus einer *mKhris pa*-dominierten Person gilt
als »weiblich«, die Arterie ist fein und der entsprechende Puls
schnell. Der Pulsrhythmus einer *Bad kan*-dominierten Person wird
als »neutral« bezeichnet; die Arterie ist weich und geschmeidig,
der Rhythmus langsam und erholt. Diese drei unterschiedlichen
Pulsrhythmen sollten gründlich gelehrt werden, damit sie von An-
beginn im Geist präsent sind. Ohne das richtige Wissen über die
verschiedenen Pulsrhythmen wird der Arzt mit seiner Diagnose
scheitern.

Wenn Vater und Mutter einen »männlichen« Puls haben, wird der
Fötus tendenziell ein Junge sein, wenn beide einen »weiblichen«
Puls haben, eher ein Mädchen. Man sagt, dass ein Paar nur ein
Kind bekommen wird, wenn ein Partner einen neutralen und der
andere einen männlichen (bzw. weiblichen) Puls hat.

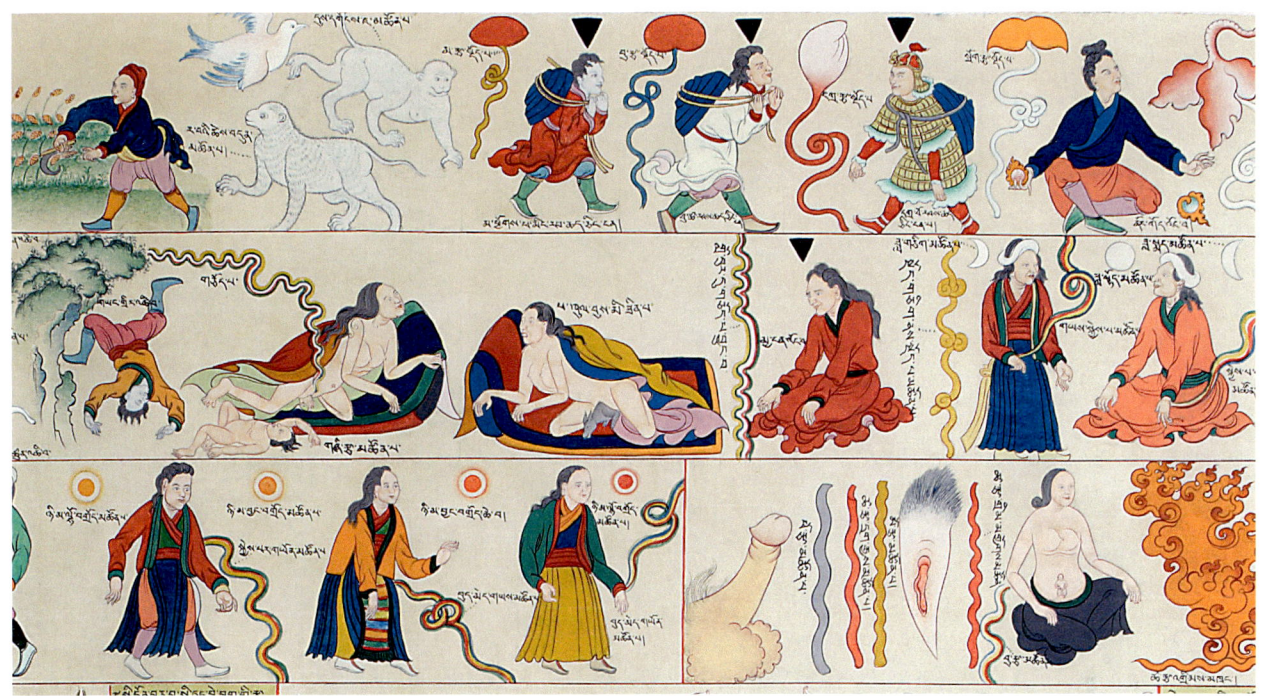

PULSDIAGNOSE UND IHRE BEZIEHUNG ZU ASTRONOMISCHEN

GEGEBENHEITEN In Bezug auf Astronomie und Astrologie[142] existieren innerhalb des traditionellen tibetischen Medizinsystems zwei Auslegungen der »Vier Tantras«: die eine aus der Sicht der indischen (sog. »weißen«) Astrologie, die andere aus der Sicht der chinesischen (»schwarzen«) Astrologie. Im »Grundlegenden Tantra« werden die vier Jahreszeiten und die fünf elementaren Prozesse auf der Basis der elementaren Astrologie erklärt. Aus der Sicht der »schwarzen Astrologie« gehören Januar, Februar und März zum Frühling, April, Mai und Juni zum Sommer, Juli, August und September zum Herbst und Oktober, November und Dezember zum Winter. Die fünf Elemente sind hier Holz, Feuer, Erde, Metall und Wasser[143]. Die entsprechende Technik wird »Pulsdiagnose, die die vier Jahreszeiten und die fünf elementaren Prozesse mit einbezieht« genannt. Ob die Person nun krank oder gesund ist – die jahreszeitlichen und die elementaren Faktoren müssen berücksichtigt werden, weil gewisse elementare Prozesse zu gewissen (Jahres-)Zeiten mit verstärkter Intensität ablaufen – sowohl außerhalb als auch innerhalb des Körpers. Falls die durch jahreszeitliche Einflüsse verstärkte Aktivität eines Organs als Krankheit interpretiert wird, so wäre dies ein Fehler. So ist beispielsweise während des Frühlings »Holz« das lebenserhaltende Element, und in der ersten und mittleren Monatsphase[144] sind »Tiger« und »Hase« die entsprechenden Monatsherrscher. In einem solchen Zeitraum verstärken sich die äußere »Holz«-Pro-

zesse, und als Resultat davon sprießen und blühen Bäume und Pflanzen. Das verstärkte »Holz«-Element führt innerlich zu einer Verstärkung des Leber- und Gallenblasen-Pulses. Dies darf während der entsprechenden Jahreszeit nicht als Krankheit interpretiert werden; eine solche Fehldiagnose würde nur allgemeine Heiterkeit auslösen. Aus diesen Gründen ist es wichtig, die entsprechenden Pulsrhythmen der jeweiligen Jahreszeiten mit in die Diagnose einzubeziehen.

In der »schwarzen (chinesischen) Astrologie« existieren im Wesentlichen vier Jahreszeiten; zwischen den einzelnen Jahreszeiten befinden sich Lücken von je 18 Tagen, die zusammengenommen als »Fünfte Jahreszeit« bezeichnet werden[145]. In den »Vier Tantras« heißt es: »Jede Jahreszeit setzt sich aus drei Monaten zusammen und hat 90 Tage. Die ersten 72 Tage stehen unter dem Einfluss des jeweiligen elementaren Prozesses, der die Jahreszeit dominiert. In den letzten 18 Tagen steht das Erd-Element im Vor-

[142] Die gegenseitigen Wechselwirkungen zwischen astronomischen und biologischen Rhythmen sind (abgesehen vom offensichtlichen Einfluss der Sonne) in den Naturwissenschaften ein relativ junges Forschungsgebiet. Viel beachtet war ein Nature-Artikel, in dem Korrelationen zwischen dem Durchmesser lebender Bäume und den Gezeiten beschrieben wurden; siehe Zürcher et al. (1998).
[143] Diese Aufzählung bezieht sich auf das chinesische System. Die fünf Elemente im Buddhismus sind Erde, Wasser, Feuer, Luft und Raum.
[144] Bezogen auf den lunaren Kalender.
[145] Im Allgemeinen spricht die tibetische Medizin von sechs Jahreszeiten; nur in jenen Teilgebieten, in denen auf das chinesische Astrologiesystem Bezug genommen wird, ist von fünf Jahreszeiten die Rede.

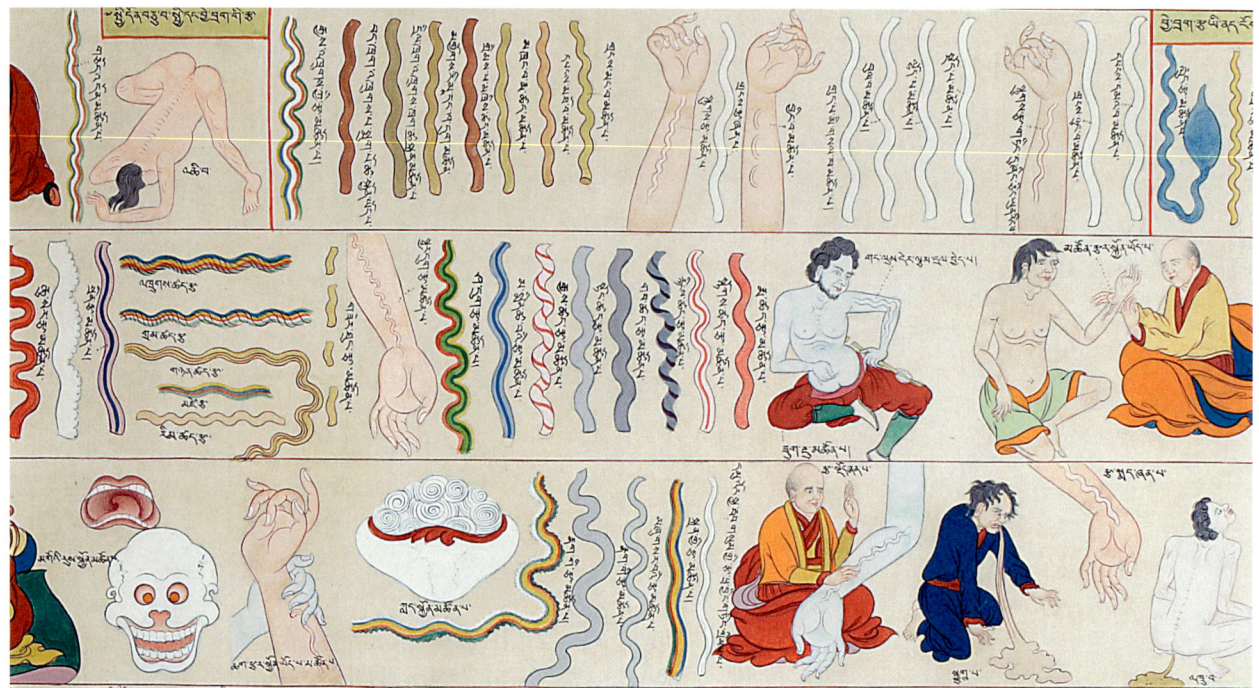

dergrund; es beeinflusst den Milzpuls und macht ihn energisch und aktiv.« Deswegen sollte der Puls untersucht werden, indem man die fünf Jahreszeiten mit den fünf elementaren Prozessen, den fünf Vitalorganen und den sechs Hohlorganen korreliert (d. h. der Einfluss der äußerlichen, jahreszeitlich vorherrschenden elementaren Prozesse auf die fünf vitalen Organe und die sechs Hohlorgane sollte berücksichtigt werden). Dieser Faktor muss vom Arzt gründlich studiert werden, um zu spezifischen Informationen über die gesunde oder kranke Person zu kommen, und die Anweisungen, die in den medizinischen Texten gegeben werden, müssen sorgfältig beachtet werden.

DER PULS VON GESUNDEN UND KRANKEN Eine Person gilt als gesund, wenn während eines Atemzyklus (Ein- und Ausatmung) des Arztes fünf Pulsschläge auftreten, und wenn dies während hundert Atemzügen des Arztes so bleibt. Ebenso dürfen keine starken, langsamen, schwachen, überquellenden, haltenden, angespannten, unklaren und losen Pulse fühlbar sein. Wenn der Patient mehr als fünf Pulsschläge pro Atemzyklus des Arztes hat, so deutet dies auf eine heiße oder sehr heiße Krankheit hin. Wenn weniger als fünf Pulsschläge auftreten, handelt es sich um eine kalte oder sehr kalte Krankheit. Eine Person mit solchen Pulsen gilt als nicht gesund. Gemäß dem tibetischen Medizinsystem ist es einfach, den Puls einer gesunden Person von dem einer kranken zu unterscheiden.

DIE SIEBEN ERSTAUNLICHEN PULSE Manche religiöse Menschen und gewisse andere Personen können kommende Geschehnisse durch gewöhnliche Divination[146] oder Spiegel-Divination[147] vorausahnen. Durch die Methode der Pulsdiagnose sind auch gewisse Ärzte in der Lage, den Wohlstand von Freunden oder Verwandten sowie Schaden durch Feinde oder »übelwollende Geister« (Bakterien, Viren usw.) vorauszusagen oder Informationen über Freunde zu erhalten. Man kann den Puls des Sohnes prüfen, wenn der Vater krank ist, oder den Puls des Vaters, wenn der Sohn krank ist, um zu sehen, ob der Kranke überleben wird; analog kann man den Puls des Ehegatten oder der Ehegattin untersuchen. Diese Pulse sind als die »sieben erstaunlichen Pulse« bekannt. Es ist unumgänglich, solche Diagnosen bei gesunden Menschen zu machen. Man muss aber den Einfluss von Jahreszeiten sowie den der vorherrschenden äußeren elementaren Prozessen auf die Vital- und Hohlorgane berücksichtigen, wenn man die »sieben erstaunlichen Pulse« liest. Wer Erfahrung in dieser Technik hat, kann damit Aussagen machen, die andere Menschen in Erstaunen versetzen. Unglücklicherweise ist diese Praxis im Laufe der Zeit degeneriert, und gegenwärtig beherrschen nur mehr wenige Praktizierende die »sieben erstaunlichen Pulse«.

[146] Durch hohe Lamas mit Würfeln oder Rosenkränzen ausgeführt.
[147] Durch Blick in den Spiegel, normalerweise nach längerer Meditation über eine spezifische Gottheit.

Pulsdiagnose: typische Pulse von Krankheiten.
Oben: verschiedene Fieber sowie kalte
Krankheiten; Mitte: Fieber und Störungen durch
Mikroorganismen; unten: Schädel- und Gehirn-
verletzungen, Verdauungsstörungen, Tumore
und Ödeme sowie Diarrhöe.
Thangka Nr. 60 aus der Serie von Desi Sangye
Gyamtso, angefertigt 1687–1703 in Lhasa.
Kopie des verschollenen Originals (Museum des
Men-Tsee-Khang, Dharamsala).

PULS-CHARAKTERISTIKEN UND KRANKHEITSDIAGNOSE Krankheiten werden in allgemeine und spezifische Krankheiten eingeteilt[148]. Parallel dazu werden auch die Puls-Charakteristiken in allgemeine und spezifische Charakteristiken eingeteilt. Die sechs
allgemeinen Charakteristiken des Pulses von heißen Krankheiten
sind: stark (Drag), überquellend (rGyas), rollend ('Dril), schnell
(mGyogs), angespannt (Grims) und fest (mKhrang). Die sechs allgemeinen Charakteristiken des Pulses von kalten Krankheiten
sind: schwach (Zhan), eingesunken (Bying), abnehmend (Gud),
langsam (Bul), lose (Lhod) und leer (sTong). Diese 12 Charakteristiken sind als »allgemeine Pulse« bekannt. Um die Krankheit
richtig zu diagnostizieren, ist es wichtig, die Puls-Charakteristiken
und die Informationen über das Organ den jeweiligen Krankheiten zuordnen zu können.
Jede einzelne Krankheit hat viele Eigenheiten des Pulses. Hier sollen sie gemäß dem Kapitel über Pulse im »Grundlegenden Tantra« erklärt werden. Es gibt elf gewöhnliche Pulse, sieben Pulse
für ansteckende Fieber, sieben Pulse für zeitweilige Fieber, sieben
für Fieber, das an einen bestimmten Ort gebunden ist[149], sechs
Pulse für Verdauungsbeschwerden und innere Krankheiten, vier
Pulse für sequenziell zusammengesetzte Krankheiten[150] und sechs
verwirrende Pulse[151] (siehe Abb. S. 122). Dazu kommen die vier
Methoden zur Diagnose des Pulses der Hohl- und Vitalorgane, die
mit dem oberen bzw. unteren Teil der Fingerspitzen jeweils rechts
oder links gemacht werden. Wer also die Charakteristiken der
Pulse durch und durch beherrscht, kann den Puls problemlos untersuchen und Krankheiten einfach diagnostizieren.

PULSE DES STERBENS Wenn jemand aufgrund einer Krankheit im
Sterben liegt, ändert sich sein Puls. Dieses Phänomen wird als
»Puls des Sterbens« bezeichnet; es wird in »wechselnden Puls«,
»fehlenden Puls« und »aussetzenden Puls« eingeteilt.

Wechselnder Puls: Wenn die pulsierende Arterie einer rLung-
Krankheit leer ist, stoppt der Puls. Wenn aber jemand aufgrund
einer rLung-Krankheit im Sterben liegt, wird der Puls leer und
dick. Er flattert umher wie eine Fahne im Wind und verändert sich
ständig. Als Anzeichen des bevorstehenden Todes verändern sich
die Charakteristiken des Pulses, und diese Veränderungen sind
charakteristisch für die jeweilige Krankheit.

Fehlender Puls: Dies bezieht sich auf den fehlenden Puls eines
Vital- oder Hohlorgans, wenn der Arzt das Handgelenk des Pa-
tienten mit seinen Fingern untersucht. Der Arzt empfindet den
Puls als hüpfend. Um einen solchen Puls mit Sicherheit als »Puls
des Sterbens« identifizieren zu können, müssen auch die Anzeichen berücksichtigt werden, die sich bei den äußeren Sinnesorganen des Patienten zeigen. So heißt es, dass die Zunge mit dem
Herzen in Verbindung steht. Wenn nun der Herzpuls fehlt, die
Zunge blau wird und die Augen hervorstehen, ist es ein »Puls des
Sterbens«. Die anderen Vital- und Hohlorgane können nach dem-
selben Prinzip untersucht werden.

Aussetzender Puls: Es gibt drei Arten von aussetzendem Puls,
nämlich Aussetzer aufgrund einer Krankheit, aufgrund von »übelwollenden Geistern« (bzw. Bakterien, Viren usw.) und aufgrund
des Sterbens. Ersteres bedeutet, dass die Aussetzer aufgrund einer
Krankheit der Hohl- und Vitalorgane auftreten, z. B. ein Aussetzen
des Lungenpulses bei einer Lungenkrankheit. Der Puls kann auch
aufgrund einer plötzlichen unvorhersehbaren Situation aussetzen. Die Anzahl Pulsschläge zwischen den Aussetzern ist dann
unsicher und nicht festgelegt. Wenn der Puls aussetzt, nachdem

[148] Allgemein: z. B. rLung-Krankheit; spezifisch: rLung-Krankheit, die das Herz betrifft
[149] Z. B. Lunge oder Herz
[150] Wenn ein Patient z. B. zusätzlich zu einer bestehenden Bad kan-Erkrankung noch
eine Erkältung entwickelt.
[151] Sehr ähnliche Pulse, die leicht verwechselt werden können.

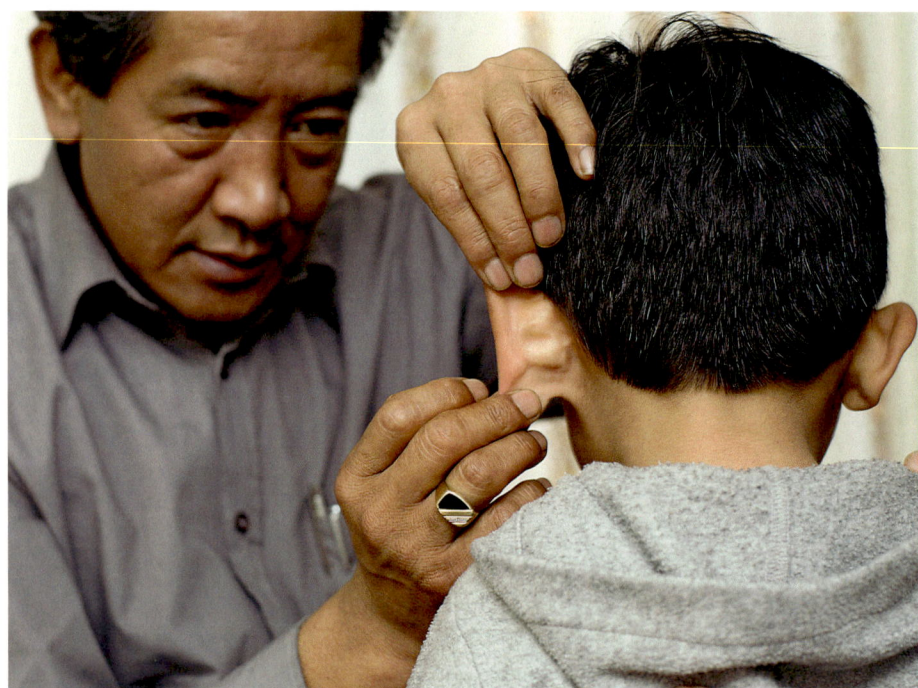

Visuelle Diagnose. Ohren, Augen und Zunge reflektieren den Zustand des Gesamtorganismus und geben ergänzende Informationen zu Pulsdiagnose, Urinanlyse und Befragung (Dr. Tenpa Chöphel, Dharamsala, 2006).

die Schläge kräftig, schwach, schnell, langsam usw. waren, wird dies »aufgrund von übelwollenden Geistern aussetzender Puls« genannt. »Aussetzender Puls aufgrund des Sterbens« bezeichnet den letzten Pulsschlag des sterbenden Patienten. Detaillierte Erklärungen dazu finden sich in den medizinischen Schriften.

PULSE VERURSACHT DURCH SCHÄDLICHE SUBTILE EINFLÜSSE

Wenn der Puls unausgeglichen und mit vielen Veränderungen schlägt, so deutet dies auf den schädlichen Einfluss subtiler Ursachen[152] hin. Der Puls kann dabei schnell oder langsam sein, angespannt bleiben (d. h. nur halb schlagen), oder es können zwei gegeneinander verschobene Schläge auftreten. Dies alles kann in Bezug auf Herz, Lungen, Leber, Milz und Niere geschehen oder auf der Basis des Pulses einer anderen spezifischen Krankheit. Dieses Phänomen wird »Puls von übel wollenden Geistern« oder »dämonischer Puls« genannt; die medizinischen Abhandlungen beschreiben zwölf Arten von solchen Pulsen, die durch schädliche subtile Einflüsse verursacht werden.

DER PULS DER LEBENSESSENZ

Im Allgemeinen sind die Arterien mit dem Herzen in Verbindung; deshalb pulsieren sie auch in Übereinstimmung mit dem Herzrhythmus. Die Arterie, die den Lebenspuls in sich trägt, zweigt am Ellbogen ab und verläuft zwischen den Sehnen und Bändern des unteren Handgelenks zum Ringfinger. Der Puls der Lebensessenz wird untersucht, um die Lebens-

spanne einer Person zu bestimmen. Die vitale Essenz von *rLung* und Blut ist für die Aufrechterhaltung des Lebens menschlicher Wesen unerlässlich. Auf tibetisch wird dies *bla* genannt, übersetzt »höchste Energie« oder »Lebensenergie«. Falls der Puls der Lebensessenz frei von Mängeln wie Aussetzern und angespannten, langsamen, überstürzten, feinen oder schweren Schlägen ist, so besteht kein Problem. Wenn der Puls der Lebenskraft in einer ausgewogenen Art schlägt, besteht keine Bedrohung für das eigene Leben. Darüber hinaus wird in den medizinischen Abhandlungen gesagt, dass eine Person hundert Jahre lang leben wird, wenn ihr Puls hundert Mal nacheinander regelmäßig schlägt. Schlägt er nur fünfzig Mal regelmäßig, so deutet dies auf eine fünfzigjährige Lebensspanne hin[153]. Wenn der Puls der Lebenskraft manchmal stillsteht, angespannt bleibt[154] oder hastig, langsam, schwach oder stark schlägt, so ist dies ein Zeichen, dass der Puls der Lebenskraft mangelhaft ist. Dann sollte man die Erläuterungen beachten, die dazu in den medizinischen Schriften gegeben werden.

[152] Traditionell als »übelwollende Geister« übersetzt, deutet vieles darauf hin, dass damit schädliche Bakterien und Viren, eventuell auch neurotoxische Giftstoffe oder Kraftfelder gemeint sind. In tibetischen Schriften werden acht Klassen von subtilen schädlichen Einflüssen genannt; eine genaue Übersetzung ist erst teilweise möglich. Vgl. Fußnoten 38 und 39.

[153] Diese Angaben beziehen sich strikt auf die alten medizinischen Schriften; inwiefern diese Aussagen heute noch Gültigkeit haben, bleibt auch aus tibetischer Sicht offen (gemäss mündlichen Informationen des Autors).

[154] Damit ist ein »halber Schlag« gemeint; d. h. die Stärke des Schlages erreicht nur die Hälfte seiner normalen Intensität.

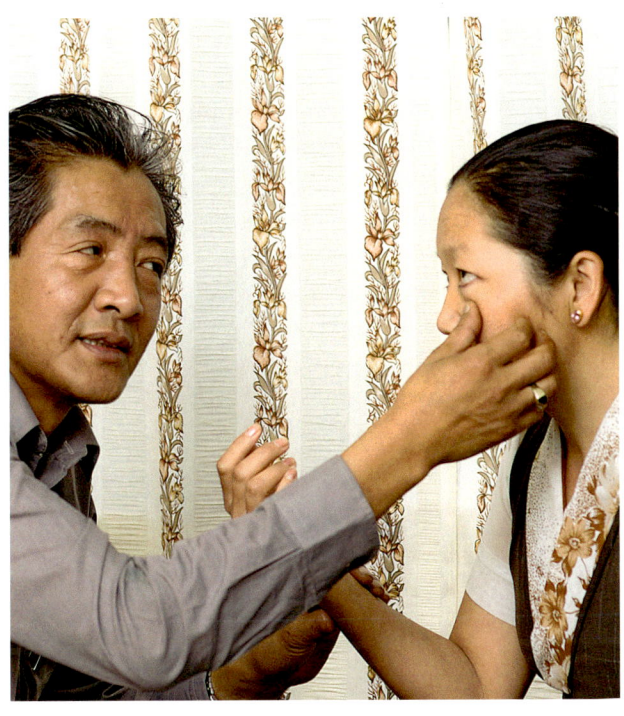
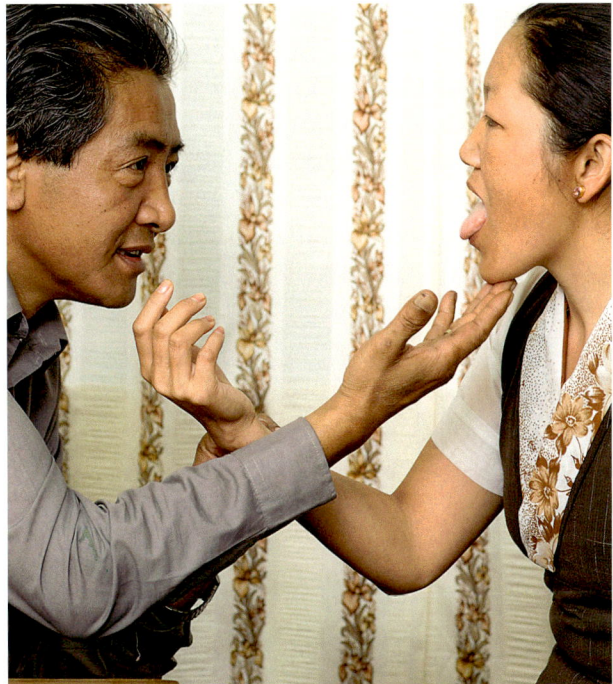

Um die 13 allgemeinen Anleitungen zur Pulsanalyse (d. h. die fünf vorbereitenden Punkte und die acht Punkte der eigentlichen Puls-diagnose) korrekt ausführen zu können, sollte sich der Arzt voll konzentrieren und keine Ablenkungen zulassen. Die charakteris-tischen Pulse von Gesunden und Kranken sollten nicht mit jenen Pulsen verwechselt werden, die einen bevorstehenden Tod an-kündigen; sie sollten unabhängig voneinander erkannt werden.

VISUELLE UNTERSUCHUNG EINSCHLIESSLICH URINANALYSE

Bei der visuellen Untersuchung werden die Größe des Patienten, seine Figur, sein Alter sowie die Farbe seines Auswurf, seines Stuhls und von Erbrochenem geprüft. Von spezieller Bedeutung ist die Untersuchung der Zunge und des Urins. Diese Art der Unter-suchung ist als »visuelle Diagnose« bekannt.

Als »Urinanalyse« bezeichnet man die analytische Methode, mit der man zwischen gesundem und krankem Körper sowie zwi-schen heißen und kalten Krankheiten unterscheidet, indem man Farbe, Geruch und Sedimente des zur rechten Zeit gesammelten Urins beurteilt.

Die Urinanalyse gleicht einem klaren Spiegel, in dem sich Gesicht und Körper exakt spiegeln – deshalb reflektieren sich darin auch die Gesichtszüge der Krankheit. Die Gründe dafür werden im Fol-genden genannt.

Nachdem die Nahrungsmittel im Magen durch die drei Arten der Verdauungshitze komplett verdaut wurden, werden Nähr- und Abfallstoffe sorgfältig voneinander getrennt; die Abfallstoffe wandern weiter in den Dünndarm. Am Ende des Dünndarms wer-den die flüssigen von den festen Abfallstoffen getrennt. Die fes-ten werden zu Exkrementen und wandern weiter in den Dickdarm, während die flüssigen als Urin in der Harnblase enden, nachdem sie durch interne Kanäle gewandert sind. Die Nährstoffe gehen aus dem Magen in die Leber, wo sie weiter aufgetrennt werden in Nährstoffe (die dann zu Blut werden) und Sedimente. Die Nähr-stoffe im Blut sammeln sich in den fleischigen Teilen des mensch-lichen Köpers an, wo sie sich in Körpergewebe umwandeln. Die Rückstände sammeln sich in Form von Galle in der Gallenblase. Auch der Galleninhalt wird in nährende und überflüssige Stoffe aufgetrennt; die nährenden Stoffe wandeln sich in Lymphe um, während die Rückstände als Sediment im Urin ausgeschieden werden.

Aus dieser Erklärung folgt, dass die Farbe des Urins stark durch die eingenommenen Nahrungsmittel beeinflusst wird. Weil die Sedimente im Urin aus dem Blut bzw. der Galle stammen, die beide ursprünglich aus der Leber hervorgehen, können heiße und kalte Krankheiten (z. B. Gelbsucht oder *rLung*-Krankheiten) aus der Menge des Sedimentes im Urin diagnostiziert werden. Ähn-lich können aus der Farbe und den Dämpfen des Urins spezifi-sche weitere Störungen herausgelesen werden.

Im Urin spiegeln sich also zahlreiche Krankheitsanzeichen, die durch die Pulsdiagnose nicht erkennbar sind. Die Urinanalyse hat

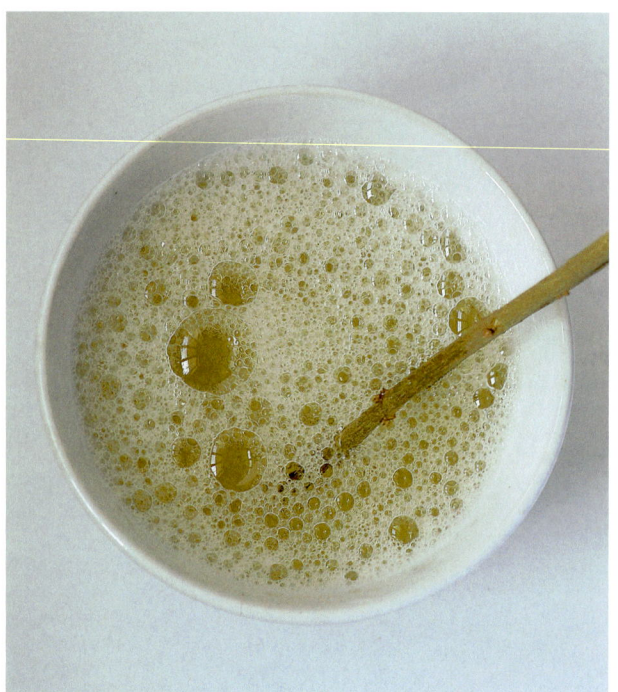
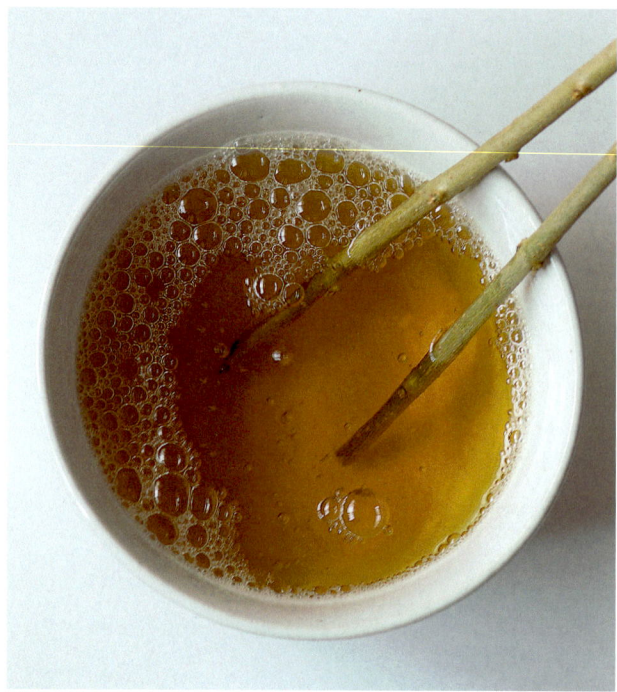

zahlreiche profunde Eigenheiten, die sie wertvoll machen. Ein Beispiel dafür sind Tumore (*skran*), deren Symptome und Lokalisierung sich im Urin deutlicher spiegeln als in der Pulsdiagnose. Mittels Urinanalyse lässt sich einfach unterscheiden, ob eine Krankheit als heiß oder kalt einzustufen ist, während die Pulsdiagnose klar zeigt, ob ein Patient sterben wird oder nicht. In der Vergangenheit behandelten tibetische Ärzte ihre Patienten einzig aufgrund der Resultate von Pulsdiagnose und Urinanalyse, was die Wichtigkeit dieser beiden Methoden illustriert.

Gegenwärtig werden Urinanalyse und Pulsdiagnose gleichwertig nebeneinander gelehrt. Aufgrund von Bequemlichkeit nutzen dennoch nur wenige tibetische Ärzte die Möglichkeiten der Urinanalyse. Wenn dieser Trend noch länger anhält, wird dies zur Degeneration und schließlich zum Verschwinden der Urinanalyse führen. Nebst der Befragung sind Puls- und Urinanalyse in der alltäglichen Praxis von essenzieller Wichtigkeit. Das »Grundlegende Tantra« stellt fest, dass die Diagnose der tibetischen Medizin auf Anschauen (von Zunge und Urin), Berührung (Pulsdiagnose) und Befragung (Erfragen der Gründe und der fördernden Umstände) basiert. Man kann ohne weiteres behaupten, dass der Prozess der Diagnose eine einzigartige Qualität erreicht, wenn der Patient mit allen oben erwähnten Diagnosetechniken sorgfältig untersucht wurde. Im Folgenden wird die Urinanalyse erklärt, wie sie im »Nachfolgenden Tantra« in acht Unterkapiteln erläutert wird.

WAS VOR DER URINANALYSE ZU BEACHTEN IST Die Farbe und Beschaffenheit des Urins von Gesunden und Kranken wird von Ernährung und Verhalten beeinflusst. Deswegen sind einige Vorbedingungen zu beachten, will man eine Krankheit korrekt diagnostizieren. Gemäß den »Vier Tantras« soll der Patient in der Nacht vor der Untersuchung die folgenden Nahrungsmittel nicht zu sich nehmen:

»*Starker Tee (Kaffee), der rLung-Krankheiten stimuliert, Sauermilch und Molke, die Bad kan-Krankheiten stimulieren, und alkoholische Getränke, die mKhris pa-Krankheiten stimulieren.*«

Bestimmte Verhaltensweisen beeinflussen die Farbe und Beschaffenheit des Urins ebenfalls:

»*Ungenügender Schlaf, Geschlechtsverkehr oder sexuelle Praktiken, die zum Verlust der Vitalflüssigkeiten führen, ungelöschter Durst, starke physische Anstrengung, mentaler oder emotionaler Stress usw.*«

Urin, der vor Mitternacht gebildet wird, sollte verworfen werden, da er Überreste der während des Vortags genossenen Nahrungsmittel und Getränke enthält. Für die Urinanalyse wird der nach Mitternacht gebildete Urin benötigt, denn er war lange im Körper und besitzt die zur Diagnose notwendigen Eigenschaften aller jeweils im Körper existierenden Krankheiten. Zusammenfassend ist es wichtig, dass sowohl Patient als auch Arzt am Tag vor der Urinanalyse bestimmte Vorschriften in Bezug auf Ernährung und Ver-

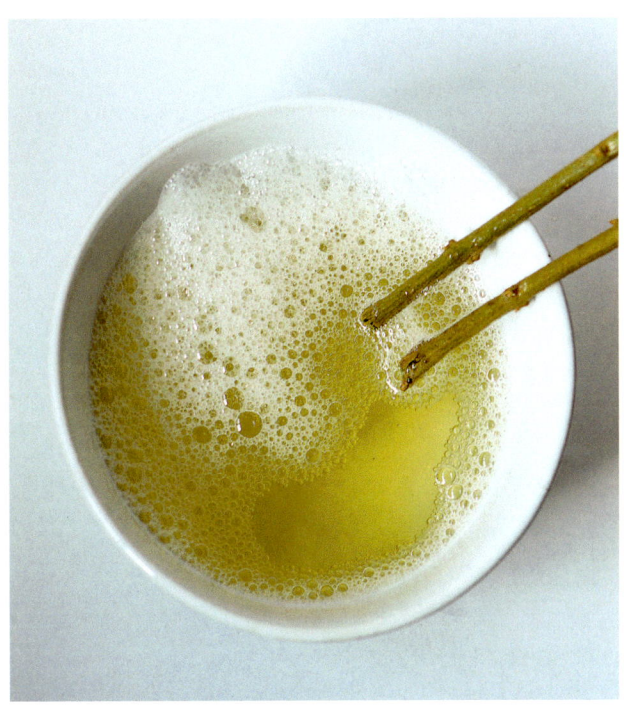

Urinanalyse.

Links: Typischer *rLung*-Urin, der »wie Wasser« ist und beim Rühren große Blasen bildet.

Mitte: *mKhris pa*-Urin, der von rötlich-gelber Farbe ist, viel Dämpfe entwickelt, übel riecht und dessen Blasen schnell verschwinden.

Rechts: *Bad kan*-Urin, der weißlich ist, wenig Geruch und Dämpfe hat, und der beim Rühren kleine Blasen entwickelt, die wie Speichel aussehen.

halten berücksichtigen; Urin, der zur Diagnose gebraucht wird, sollte diese Vorbedingungen erfüllen.

DER RICHTIGE ZEITPUNKT Bei der Urinanalyse untersucht der tibetische Arzt die Farbe, Dämpfe, Geruch, Sedimente des Urins und die Beschaffenheit des Schaums. Man sagt, dass der Patient den in der zweiten Nachthälfte angesammelten Harn bei Morgengrauen in ein geeignetes Gefäß lassen soll. Der Urin soll daraufhin unmittelbar untersucht werden, und zwar an einem Ort, der viel Licht hat – am besten Tages- oder Sonnenlicht. Diese traditionell vorgegebenen Bedingungen sind heutzutage kaum mehr erfüllbar, so dass der Arzt heute fast immer kalten Urin erhält, der während der Nacht gesammelt wurde. Dies erschwert eine Untersuchung der Dämpfe und der Wärme.

GEEIGNETE BEHÄLTER In den »Vier Tantras« wird gesagt, dass der Arzt dem Behälter, in dem Farbe und Beschaffenheit des Schaums untersucht werden, spezielle Aufmerksamkeit schenken soll. Das am besten geeignete Gefäß ist eine schlichte Schale aus weißem Porzellan, sauber und ohne Verzierungen. So wird die Farbe des Urins nicht beeinflusst. Falls eine solche nicht verfügbar ist, kann auch ein Gefäß aus Bronze, Silber oder Eisen verwendet werden, das mit einem weißen Tuch ausgelegt wurde. Das Gefäß sollte aber weder aus Kupfer noch aus Ton sein, und es sollte die Farbe des Urins nicht beeinträchtigen, denn dadurch

würde eine klare Diagnose unmöglich. Auch das Stäbchen, das benutzt wird, um Blasen zu schlagen, sollte weiß sein. Gelegentlich wird auch ein farbloses Glas verwendet, um Farbe und Sedimente zu beurteilen, wenn eine weiße Schale nicht zugänglich ist. Man sollte aber getönte Gläser vermeiden, da dies die Beurteilung der Farbe und der Sedimente beeinträchtigt.

EIGENSCHAFTEN DES URINS VON GESUNDEN Der Urin von Gesunden hat eine charakteristische hell-gelbliche Farbe, die der von frisch zubereiteter Butter eines Dri (weibliches Yak) gleicht, solange der Urin warm ist. Der Urin sollte klar sein und wie ein Schaf-Pferch riechen. Die Blasen sollten von gleichmäßiger Größe sein, und die Dämpfe sollten nicht zu stark und nicht zu schwach sein. Die Sedimente sollten in mäßiger Stärke in allen Teilen des Gefäßes ausfallen. Ein leichter Schaum sollte obenauf schwimmen, und er sollte so stabil sein, dass ein Sommerwind seine Blasen nicht zerstört. Wenn der Urin auskühlt und die Dämpfe verschwinden, sollte sich die Farbe vom Rand zum Zentrum hin verändern. Aufgrund der Altersdifferenzen und der unterschiedlichen Natur *(rLung, mKhris pa, Bad kan)* der Patienten kann der Urin von gesunden Kindern weißlich sein, falls sie von *Bad kan* dominiert werden. Der Urin von gesunden, *mKhris pa*-dominierten jungen Erwachsenen kann gelb sein, und der Urin von gesunden, *rLung*-dominierten alten Menschen kann vorherrschend bläulich sein. Dies sind die Eigenschaften des Urins von Gesunden.

URIN VON KRANKEN Hat ein Urin Eigenschaften, die vom Urin eines Gesunden abweichen, so deutet dies auf Krankheit hin. Die Untersuchung des Urins von Kranken wird mittels allgemeiner und spezifischer Methoden durchgeführt. Die **neun allgemeinen Methoden** werden in drei zeitlich gestaffelte Gruppen unterteilt, während die **spezifischen Methoden** zur Unterscheidung von heißen und kalten Krankheiten beigezogen werden.

Die ersten vier allgemeinen Methoden werden angewendet, solange der Urin warm ist; es ist dies die Untersuchung von **Farbe, Dämpfen, Geruch** und **Schaum.** Wenn der Urin abkühlt, werden zwei Methoden angewendet: Untersuchung von **Sedimenten** und des **Häutchens,** das sich auf dem Urin bildet. Wenn der Urin ausgekühlt ist, werden drei Sachverhalte untersucht: die **Zeitdauer bis zu den eintretenden Veränderungen,** die **Art der Veränderungen** und die **Farbe nach Eintreten der Veränderungen.** Dies ist die Diagnose basierend auf einer Untersuchung der drei Zeiten auf neun Arten.

Im traditionellen tibetischen Medizinsystem werden die Krankheiten zunächst in heiße und kalte Krankheiten eingeteilt. Auch die Eigenschaften des Urins von spezifischen Krankheiten werden in kalt und warm eingeteilt.

Die im Folgenden erwähnten Eigenschaften beziehen sich auf Urin, der eine **heiße Krankheit** andeutet. Er ist entweder rot oder gelb, hat eine trübe Natur und fauligen Geruch und starke und lang anhaltende Dämpfe. Die Blasen des Schaums sind leicht gelblich, transparent und klar wie ein Fischauge und verschwinden schnell. Die Sedimente sammeln sich im Zentrum, zusammen mit dickem Schaum. Der Urin ändert seine Eigenschaften bereits vor dem Abkühlen, und nach dem Auskühlen wird er braun und noch trüber als zuvor.

Die folgenden Eigenschaften von Urin deuten auf **kalte Krankheiten** hin: Der Urin ist entweder weißlich oder bläulich, klar, mit wenig Dämpfen und Geruch und mit lange haltenden Blasen. Es gibt wenig Sedimente, und das Häutchen auf dem Urin verschwindet, wenn der Urin erkaltet ist. Zudem ist kein signifikanter Farbwechsel zu beobachten. Wenn der Urin diese Anzeichen aufweist, ist die Krankheit von kalter Natur. Auf diese Art und Weise kann man klar zwischen heißen und kalten Krankheiten unterscheiden.

EINIGE ERGÄNZENDE BEMERKUNGEN ZUR URINANALYSE Die oben erwähnten Anzeichen zur Differenzierung zwischen heißen und kalten Krankheiten können manchmal verwirrend sein. Um dies zu klären, gibt es Methoden, die als »Methoden zur Klärung von Problemen bei der Urinanalyse« bekannt sind; ihnen ist ein ganzes Kapitel in den »Vier Tantras« gewidmet. Es geht dabei um »offensichtliche Unklarheiten, um Unklarheiten betreffend Farbe, Unklarheiten betreffend Schaumblasen und Unklarheiten betreffend Häutchen auf dem Urin«. So stellt sich beispielsweise bei weißlichem oder bläulichem Urin in Kombination mit starken Sedimenten die Frage, ob dies auf eine heiße oder auf eine kalte Krankheit hindeutet. Der weißliche bzw. bläuliche Urin deutet auf eine kalte Krankheit hin, das starke Sediment auf eine heiße. Wenn wir gefragt werden, welche Eigenschaft Priorität hat, so ist dies das Sediment – die Krankheit ist also eine heiße Krankheit.

Das nächste Kapitel erklärt, wie man anhand des Urins herausfindet, ob ein Patient, der an einer langen und ernsthaften Krankheit leidet, sterben wird. Auch hier beobachtet man Farbe, Geruch, Dämpfe und Sedimente sowie das Auftreten oder Fehlen von Veränderungen.

Ein weiteres Kapitel unter dem Titel »Gitter mit neun Teilen« *(Ling tshe dgu yis brtag thabs)* schildert eine Methode, um festzustellen, ob ein Patient schädlichen subtilen Einflüssen (»übelwollenden Geistern«) ausgesetzt ist. Man legt über das Gefäß mit dem Urin des Patienten ein (imaginäres) Gitter mit 3 x 3 Bereichen, um zu sehen, welche subtilen Einflüsse den Schaden aus welcher Richtung verursachen.

Wenn die Urinanalyse gründlich studiert und richtig angewendet wird, könnte sie weltweit einen wesentlichen Beitrag zur korrekten Krankheitsdiagnose bei zahlreichen Patienten leisten und damit deren Leiden lindern. Sie ist eine wertvolle Methode, die großen Nutzen für andere und sich selbst bringt. Deswegen liegt es in der Verantwortung des traditionellen tibetischen Arztes, dieses einzigartige Diagnosewerkzeug zu erhalten und die Anwendung zu fördern, um damit die geistige und körperliche Gesundheit der Patienten aufrechtzuerhalten. Es ist auch wichtig, dass diese Technik an alle Interessierten weitergegeben wird, die zur Förderung von Gesundheit und Hygiene beitragen. Dies ist nur eine kurze Einführung in die Urinanalyse; die detaillierten Instruktionen müssen den medizinischen Schriften entnommen und angemessen befolgt werden.

Ernährung und Verhalten

Das tibetische Medizinsystem nennt vier Gegenmittel zur Heilung von Krankheiten: Verhalten, Ernährung, Arzneimittel und ergänzende Therapien. Erklärungen zu Ernährung und Verhalten werden in allen Teilen der »Vier Tantras« gegeben. Die Kapitel 13–15 im »Erklärenden Tantra« sind speziell dem Verhalten gewidmet, die Kapitel 16–18 der Ernährung. Spezifische Vorschriften zu Diät und Verhalten bei bestimmten Krankheiten finden sich im »Tantra der mündlichen Anweisung«. Gegebenenfalls sollte man direkt darauf zurückgreifen. Richtige Ernährung und angemessenes Verhalten sind die zwei wichtigsten Punkte, die man für ein gesundes und langes Leben berücksichtigen muss. Beides kann Krankheiten vorbeugen und sie am Ausbruch hindern. Wenn man sich unangemessen verhält und ernährt, wird dies Krankheiten auslösen. Wenn man bereits an einer Krankheit leidet, kann der Patient die Wirkung der Krankheit mildern, indem er sich entsprechend ernährt und verhält. Ernährung und Verhalten dienen also sowohl zur Prävention als auch zur Heilung von Krankheiten. Deswegen werden im Folgenden Diät und Verhalten gemäß dem »Erklärenden Tantra« – einem der »Vier Tantras« – vorgestellt.

Angemessenes Verhalten

Richtiges Verhalten wird in drei Kategorien eingeteilt: alltägliche Verhaltensweisen (welche die Lebensspanne verlängern helfen), jahreszeitliches Verhalten (das der jeweiligen Jahreszeit angepasst werden muss) und spezifische Verhaltensratschläge (die nur bei bestimmten Gelegenheiten anzuwenden sind).

Allgemeine Ratschläge
Hier sind Verhaltenweisen geschildert, die zu einem langen und gesunden Leben führen und die als die »dreizehn richtigen Hand-

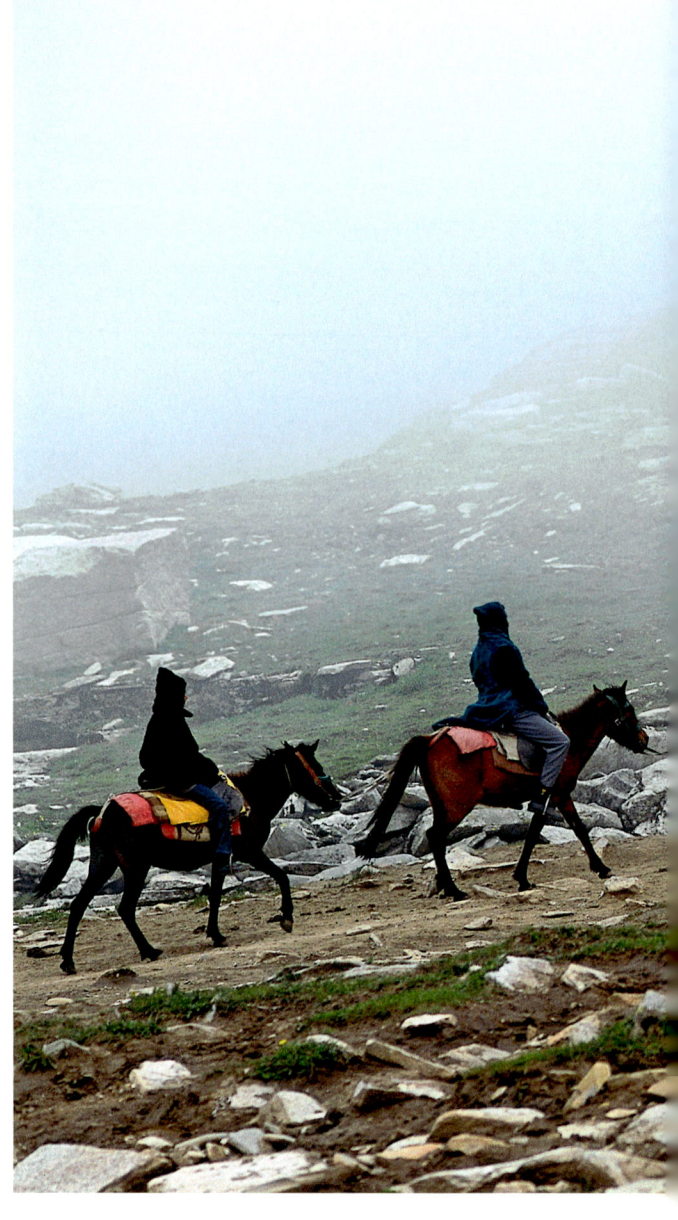

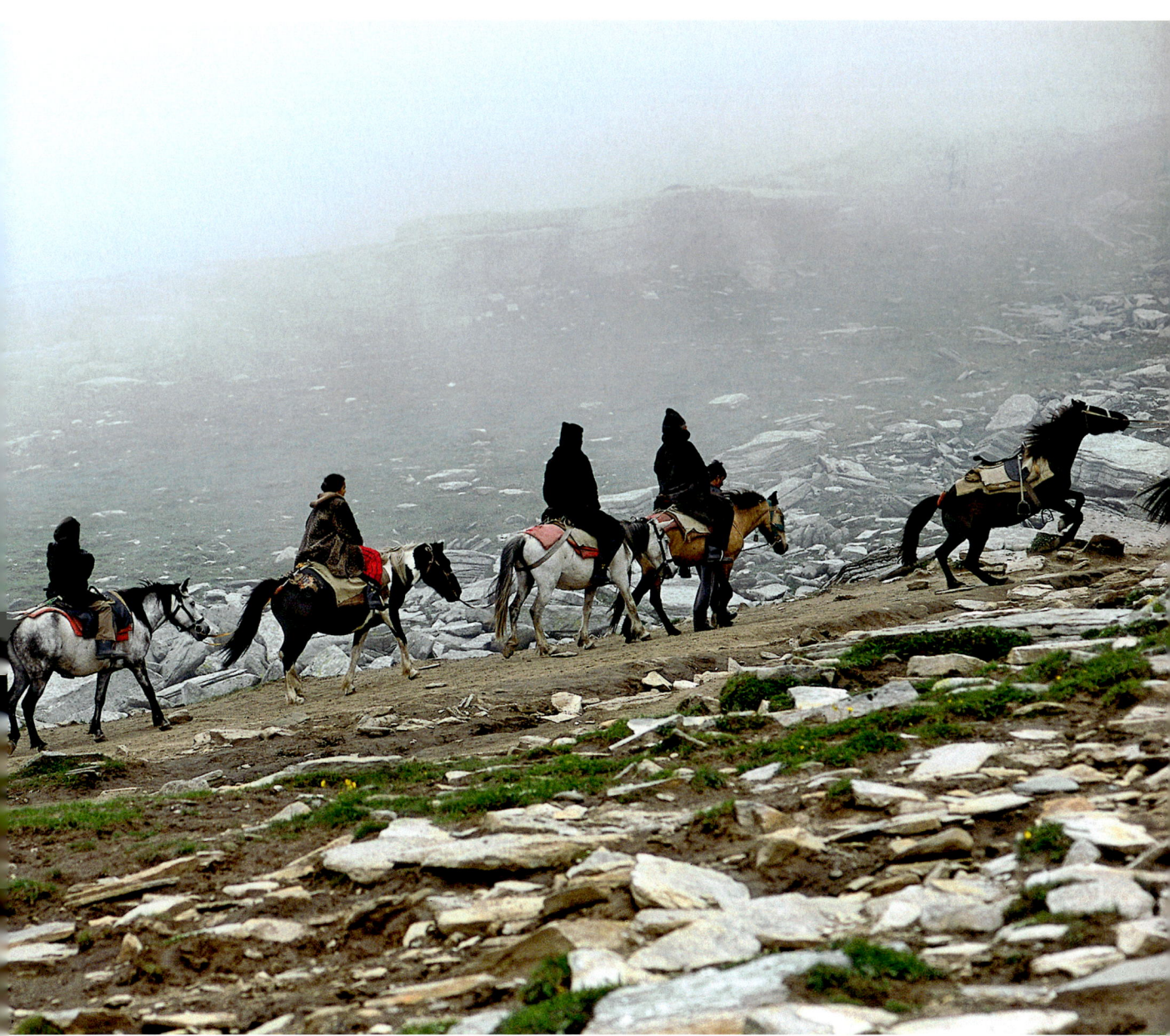

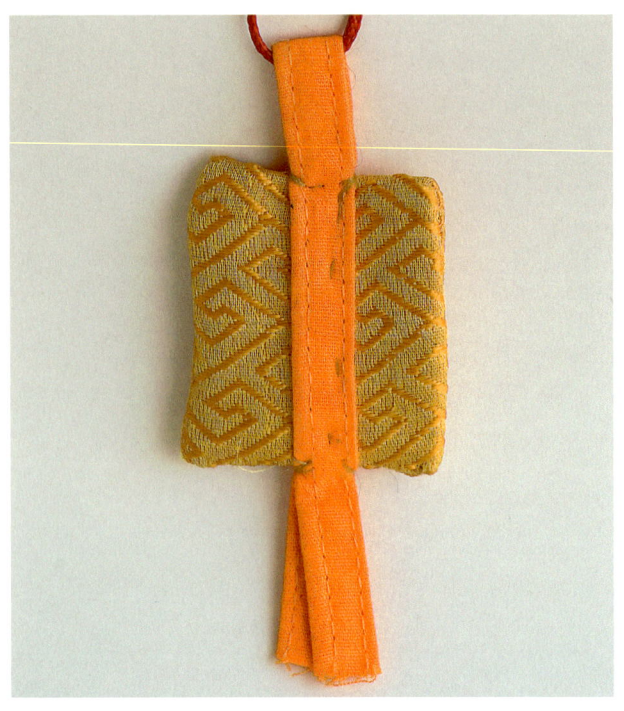
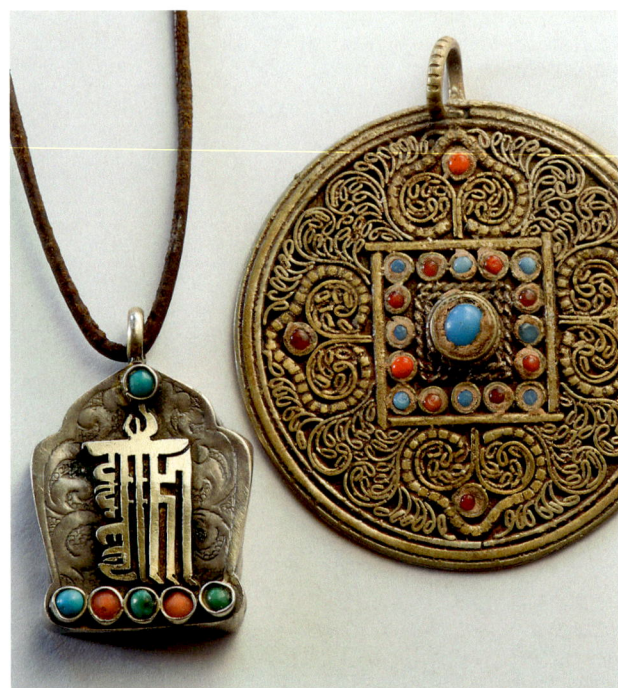

lungen« bekannt sind. Sie haben präventiven Charakter und dienen dazu, schädliche Einflüsse von Körper und Geist fernzuhalten. Die dreizehn richtigen Handlungen sind:

TRAGEN VON SCHUTZSCHNÜREN UND AMULETTEN Schutzschnüre und Amulette dienen dazu, Schaden und Hindernisse abzuwenden, die durch subtile schädliche Einflüsse (»Geister«) verursacht werden. Die Kraft von kostbaren Gegenständen und medizinischen Substanzen[155] wird ebenso genutzt wie Schutzschnüre[156] und Amulette[157], die immer am Körper getragen werden.

SICH DER KRANKHEITSFÖRDERNDEN UMSTÄNDE BEWUSST SEIN Krankheitsfördernde Umstände sind falsche Ernährung und falsches Verhalten, unangemessene Handlungen von Körper, Rede und Geist[158] sowie falscher Gebrauch der fünf Sinnesorgane. Diese Verhaltensweisen können Krankheiten auslösen und fördern, und man sollte sich dessen ständig bewusst sein.

RICHTIG REISEN UND RICHTIG WOHNEN Aufgrund der Ablenkungen in unserem Geist kommt es vor, dass wir beim Reisen unaufmerksam sind und an unangemessenen Orten wohnen. Wir haben Unfälle, fallen von Klippen, werden durch Waffen verletzt oder getötet, ertrinken in Fluten und vieles mehr. Um dem vorzubeugen, lehren uns die medizinischen Schriften zehn Punkte, die

befolgt werden sollen – etwa, dass man beim Reisen sein Augenmerk auf die Straße richten soll oder dass man bei einem Aufenthalt die umgebenden Berge und das Haus selbst, in dem man übernachtet, sorgfältig auf Gefahren hin untersuchen soll. Auf diese Art und Weise soll man immer versuchen, Körper und Geist zu schützen.

GUTER SCHLAF Wer die Vor- und Nachteile des Schlafens nicht kennt, kann seine Körperprozesse schädigen und Krankheiten verursachen. Die medizinischen Schriften sagen, dass Schlafmangel zu *rLung*-Krankheiten führt, ebenso zu Verdauungsstörungen und

[155] Zu den subtilen schädlichen Einflüssen gehören z. B. bestimmte Bakterien und Viren. Ein Beispiel für solche medizinische Substanzen sind am Men-Tsee-Khang (Tibetan Medical and Astro Institute, TMAI) hergestellte, von schwarzem Stoff umhüllte Pillen, die unmittelbar nach Ausbruch von SARS aufgrund von alten Voraussagen hergestellt wurden. Sie wurden präventiv gegen SARS um den Hals getragen. Da sie stark schweflig rochen und ihre Wirksamkeit mit dem Geruch erklärt wurde, ist anzunehmen, dass der tibetische Terminus »Geister« in diesem Fall mit »Viren« übersetzt werden muss.

[156] Solche Schutzschnüre werden den Teilnehmern von religiösen Zeremonien durch hohe Lamas überreicht. Im Moment der Übergabe kann im Bewusstsein des Teilnehmers ein kurzer Moment von geistiger Freiheit – und damit wirklicher Gesundheit – aufleuchten. Durch jahrelanges respektvolles Tragen der Schutzschnur kann sich diese subtile Erfahrung stabilisieren.

[157] Es existieren zahlreiche verschiedenartige Amulette; in einem Amulett von Hayagriva finden sich z. B. zahlreiche entsprechende Mantren, die auf Papier aufgedruckt, gefaltet und anschließend durch spezielle Handlungen des Lamas mit schützender Energie versehen werden.

[158] Die zehn Untugenden sind: Töten, stehlen und sexuelles Fehlverhalten (Körper); lügen, Zwietracht säen, verletzend reden und sinnlos schwätzen (Rede); entwickeln von Gier bzw. Hass sowie das Festhalten an falschen Vorstellungen von der Realität (Geist).

Vorherige Seite: Viele Aussagen der »Vier Tantras« zum Verhalten beziehen sich auf die Situation im alten Tibet. Reisen im Himalaya (Rohtang-Pass, 4000 m ü. M., 2004).

Amulette.

Ganz links: Amulett, das gedruckte Mantren enthält und durch die Kraft eines hohen Lamas Störungen fernhält.

Links: Das Kalachakra-Symbol und Mandala. Das Kalachakra-Symbol zeigt eine Kombination der sieben Silben ya, ra, va, la, ma, ksa und ha sowie die drei Symbole für Mond, Sonne und Feuer. Es hat eine äußerst tiefgründige Bedeutung, die nur dem Praktizierenden der entsprechenden Weisheitsmethoden voll zugänglich ist.

Rechts: Viele tibetische Kinder tragen Amulette, die sie vor subtilen Störungen bewahren sollen (Dharamsala, 2006).

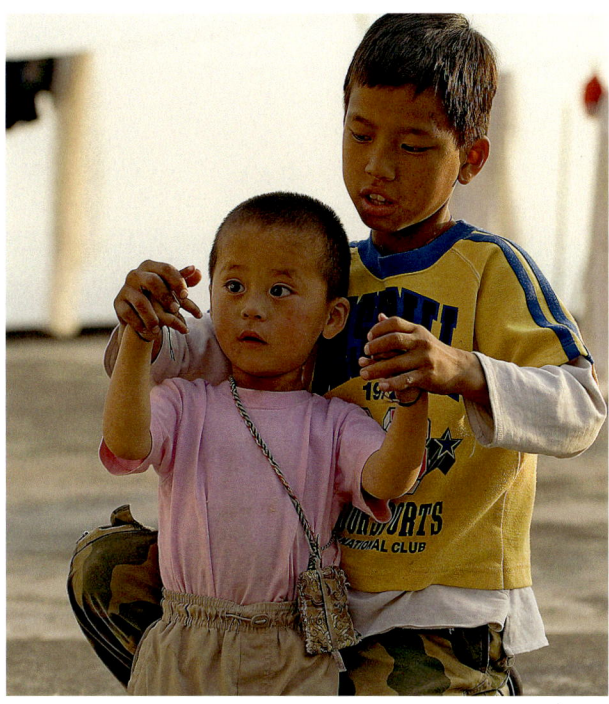

Bad kan-Krankheiten. Bei einigen Krankheiten muss der Patient während des Tages schlafen. Bei anderen (wie etwa der gewöhnlichen ansteckenden Erkältung) sollte Schlaf tagsüber vermieden werden. Es werden Methoden beschrieben, um Tiefschläfern zu einem leichteren Schlaf zu verhelfen, aber auch um Einschlafschwierigkeiten zu überwinden.

RICHTIGES SEXUALVERHALTEN Aufgrund von unangemessenem Sexualverhalten stecken sich zahlreiche Menschen mit Krankheiten an. Die »Vier Tantras« erklären dazu, dass sexuelle Affären mit der Frau eines anderen, mit Schwangeren, mit Infizierten sowie mit Tieren zu Schaden führen können. Man sagt, dass solche Handlungen sowohl den Geist als auch den Körper beeinträchtigen. Um den eigenen Körper und Geist zu schützen und die Körperkräfte zu bewahren, geben die »Vier Tantras« zahlreiche Hinweise zum richtigen Sexualverhalten.

KÖRPERMASSAGE Die richtige Massage eines Körpers kann ältere Menschen vor Krankheit schützen. Sie kann guten Schlaf fördern, die Sinnesorgane schärfen, zu feiner Haut führen, Müdigkeit entgegenwirken und die *rLung*-Prozesse im Körper unterstützen. Aus all diesen Gründen ist Massage sehr wichtig.

BEWEGUNG Wenn wir unseren Körper richtig und genügend bewegen, wird er durch die Verbrennung überschüssiger Fette leicht und beweglich werden. Dies führt zu gutem Aussehen und klaren Sinnesorganen. Der Körper wird gut gebaut sein, und die Verdauungskräfte werden angeregt. Zusätzlich wird erklärt, dass wir das Training beenden sollen, bevor wir zu schwitzen beginnen. Bevor wir mit dem Training beginnen, muss sorgfältig ein Trainingsplan erstellt werden, in dem unsere Kondition, eine allfällige Krankheit, unser Alter und die Jahreszeit berücksichtigt werden.

REINIGUNG DES KÖRPERS Nach einer Massage mit Öl und nach einer physischen Anstrengung müssen wir die Natur und eine allfällige Krankheit der betreffenden Person berücksichtigen, bevor wir sie entweder mit *Tsampa* (geröstetem Gerstenmehl) oder einem Pulver aus getrockneten Erbsen abreiben, um Schweiß und fettige Rückstände zu entfernen. Dies führt zu einer geschmeidigen und feinen Ausstrahlung der Haut. Die Glieder werden kräftig, und der Körper kann Fette leicht verdauen.

RICHTIGES BADEN Wenn man regelmäßig in kaltem und sauberem Wasser badet, wird dies den Körper wärmen und ihn stärken, das Leben verlängern und den Körper von innen her leuchten lassen. Hautirritationen, Schweißgeruch und Müdigkeit schwinden. Richtiges und regelmäßiges Waschen hat zahlreiche Vorteile, und in den »Vier Tantras« wird erklärt, welchen Einfluss der Zeitpunkt des Badens und die jeweiligen Jahreszeiten auf bestimmte Krankheiten haben. Ebenso wird erklärt, dass das Wa-

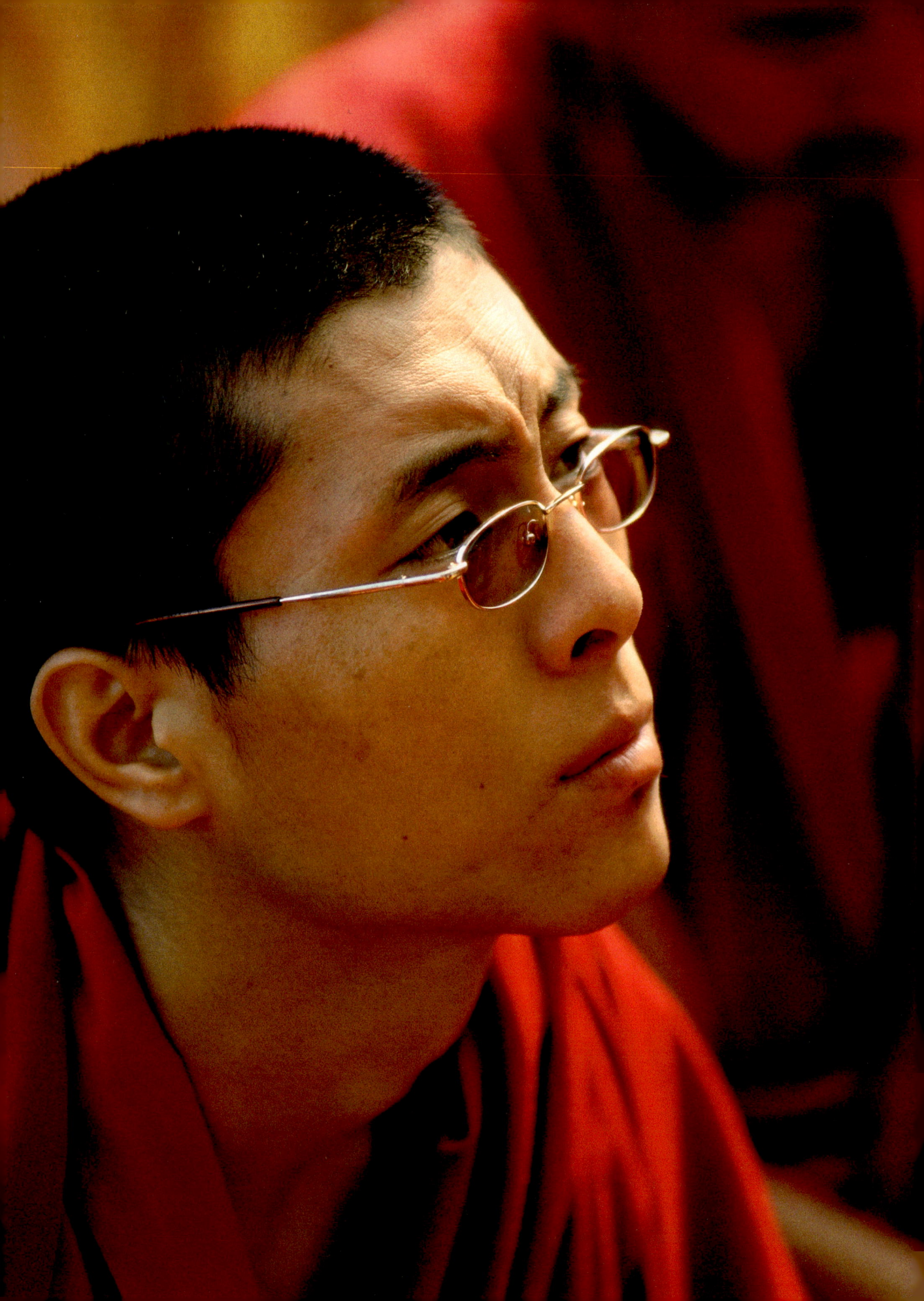

schen der Haare mit warmem Wasser schädlich ist. Bei einigen Krankheiten – so bei Cholera und Ruhr, die mit Fieber und Durchfall auftreten – wird jegliches Baden strikt verboten.

DIE AUGEN SCHÜTZEN Die Augen werden als »Blume der Leber« betrachtet; sie sind deswegen von Hitze dominiert und haben die Natur von Feuer. Wenn die feuchten Teile (z. B. Augenwasser), welche die Eigenschaften von Erde und Wasser haben und das Schleim-Element im Auge unterstützen, austrocknen, so schwächt dies die Sehkraft der Augen. Um dies zu verhindern, sollte einmal wöchentlich ein konzentriertes Dekokt ins Auge geträufelt werden.

SICH VOR RÄUBERISCHEN KRANKHEITEN SCHÜTZEN Fünf Krankheiten werden als räuberische Krankheiten bezeichnet, weil sie tödlich enden, aber sich nur sehr langsam entwickeln. Oftmals beachtet man sie nicht rechtzeitig und nimmt sich nicht die Zeit, die richtigen regulierenden Arzneimittel einzunehmen und weitere notwendige Maßnahmen zu ergreifen. Diese fünf Krankheiten sind: Halsentzündung, Magenkrankheiten, ein Schrumpfen der Sehnen, Epilepsie und übermäßiges Nasenbluten. Die medizinischen Schriften führen die Arzneimittel und Therapien, die angewendet werden müssen, auf, um folgenschwere Probleme zu verhindern. Heutzutage nehmen viele respektierte Tibeter »Juwelenpillen« ein, wenn sie reisen – um den räuberischen Krankheiten vorzubeugen.

Die oben genannten Ratschläge sollten von jedermann beachtet werden, ob man nun zuhause oder auf Reisen ist. Man sollte sich ihrer immer bewusst sein, und zu gegebener Zeit sollten die entsprechenden Maßnahmen angewendet werden. Wenn man diese Ratschläge in der Praxis beherzigt, führt dies zu einem langen und gesunden Leben.

SICH MENSCHLICH VERHALTEN Als menschliches Wesen sollten wir uns bemühen, dass unsere Handlungen von Körper, Rede und Geist allen fühlenden Wesen Glück und innere Zufriedenheit bringen. Dies gilt nicht nur für Tibeter; alle Menschen, die auf dieser Erde leben, können von solchem Engagement profitieren. Wenn man sich entsprechend verhält, so führt dies zu materiellem Wohlstand und innerer Erfüllung. Wo immer man auch lebt, wird man friedvoll und wohlhabend sein Leben genießen können.

DIE LEHREN DES BUDDHISMUS BEHERZIGEN Die Lehren des Buddhismus zu beherzigen bedeutet, dass man ein Leben in Übereinstimmung mit den Idealen Buddhas führt. Das Leiden der Menschen resultiert aus unangemessenen Handlungen im täglichen Leben, und diese wiederum entstehen aufgrund fehlender Wachheit und Klarheit im Geist. Solange diese falschen Haltungen im Geist nicht überwunden sind, wird der menschliche Körper und Geist weiter leiden. Das tibetische Medizinsystem lehrt, dass das Ausüben der zehn Tugenden von Körper, Rede und Geist[159], der sechs Vollkommenheiten[160] und das Entwickeln von reinem Mitgefühl gegenüber allen Lebewesen letztlich dazu führt, dass alle Lebewesen andauerndes inneres Glück erfahren können.

Ratschläge zu den Jahreszeiten

Das Jahr wird durch das Studium der Vollmonddaten, der Sterne und der Sonnenwende in sechs (tibetische) Jahreszeiten unterteilt. Die sechs Jahreszeiten sind: früher Winter (10. und 11. tibetischer Monat, etwa November und Dezember), später Winter (12. und 1. Monat), Frühling (2. und 3. Monat), später Frühling (4. und

[159] Das jeweilige Gegenteil der zehn Untugenden (vgl. Fußnote 158, d. h. nicht töten, nicht stehlen, keine sexuellen Fehlhandlungen, usw.).
[160] Freigebigkeit, ethisches Verhalten (vgl. Fußnoten 158 und 159), Geduld, Tatkraft, Konzentration (d. h. vollkommene geistige Ruhe) und Weisheit.

5. Monat), Sommer (6. und 7. Monat) und Herbst (8. und 9. Monat). Im folgenden Abschnitt wird erklärt, welche spezifischen Verhaltens- und Ernährungsregeln in den jeweiligen Jahreszeiten angemessen sind.

Die Temperatur des jeweiligen Monats, die Tageslänge und die jahreszeitlichen Wechsel verändern die Wirkkräfte der Heilpflanzen. Ebenso ändern sich unsere eigenen Körperkräfte im Laufe eines Jahres, weshalb wir Nahrung und Verhalten an die Jahreszeiten anpassen müssen. Wenn wir dies nicht tun, können Ernährung und Verhalten unerwünschte Wirkungen haben, ein Ungleichgewicht in den Körperprozessen erzeugen und schließlich Krankheit in Körper und Geist zur Folge haben. Dies wird im Folgenden am Beispiel des Übergangs vom Winter zum Sommer erklärt. Vom kürzesten Tag im Winter zum längsten Tag im Sommer verstreichen genau sechs Monate. Während dieser Zeit wagt sich die Sonne nordwärts vor. Die zunehmende Kraft der Sonne bewirkt einen zunehmenden Einfluss der *rLung*-Prozesse und zunehmende Wärme. Deswegen werden die Wirkkräfte der Pflanzen und Bäume während dieser Zeit ebenfalls zunehmend schärfer, wärmer und rauer. Die erdige Natur des Mondes, die die Wirkkräfte »kühl« und »ölig« hat, wird schwächer, und stattdessen werden die drei Geschmacksrichtungen scharf, bitter und zusammenziehend immer kräftiger. Dies schwächt die physische Stärke des Körpers Tag für Tag[161]. Deswegen sollte während dieser Zeit vermehrt auf süße, saure und salzige Nahrungsmittel zurückgegriffen werden. Analoge Anpassungen im Verhalten und in der Ernährung sind notwendig, wenn die Sonne südwärts wandert.

Spezifische Verhaltensregeln bei bestimmten Gelegenheiten

Es gibt 13 verschiedene körperliche Reaktionen, denen wir von Zeit zu Zeit unterliegen: Hunger, Durst, Erbrechen, Gähnen, Niesen, Atmen, Schlaf, Halsschleim ausspucken, Weinen, Stuhlgang, Flatulenz, Urinieren und der Abgang von Samen (bzw. Blut). Menschliche Wesen sollten die Bedürfnisse des Körpers beachten und entsprechend handeln. Manche Leute urinieren nicht, wenn der Körper das entsprechende Bedürfnis signalisiert; sie unterdrücken die natürlichen Reaktionen des Körpers, um später bei passender Gelegenheit Wasser zu lassen. Andere wiederum versuchen zu urinieren, wenn gar kein Bedürfnis besteht. Aufgrund solchen forcierenden Verhaltens entgegen den natürlichen Bedürfnissen des Körpers entstehen zahlreiche Krankheiten und Störungen der *rLung*-Prozesse. Die »Verhaltensregeln bei bestimmten Gelegenheiten« versuchen, diese Art von Störungen zu verhindern. Wenn die Maßnahmen, die in den medizinischen Schriften erklärt werden, richtig umgesetzt werden, helfen sie nicht nur vorbeugend, sondern tragen auch zur Heilung bereits ausgebrochener Krankheiten bei.

Ernährung

Nahrung erhält den menschlichen Körper und das menschliche Leben und lindert die Leiden von Hunger und Durst. Im Kapitel über die Ernährung wird erklärt, dass gewisse Ernährungsweisen der Entwicklung des menschlichen Körpers schaden können, während andere seiner Entwicklung förderlich sind. So unterstützt das Fleisch und Blut von Tieren die Entwicklung des menschlichen Fleisches und Blutes. Nahrungsmittel, die in Übereinstimmung mit den jeweiligen elementaren Prozessen im menschlichen Körper sind, können entsprechend wohltuende Wirkungen haben; Nahrungsmittel, die den elementaren Prozessen entgegenwirken, schaden

[161] »Frühlingsmüdigkeit«.

136

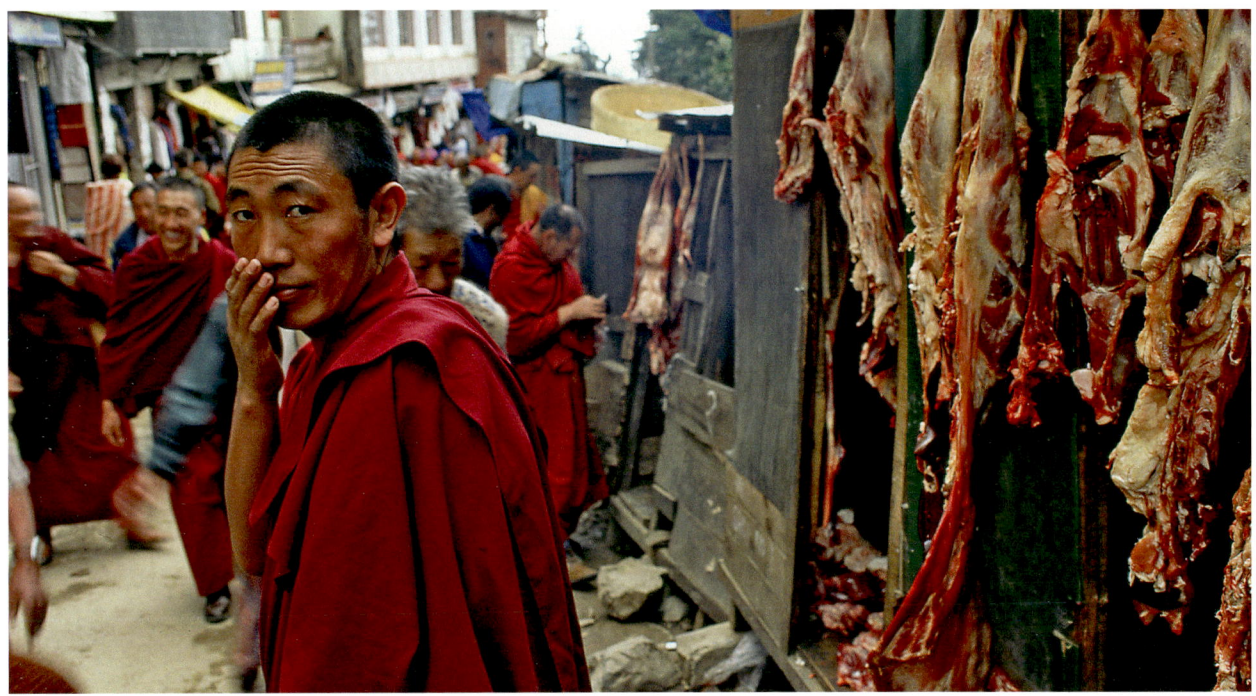

dementsprechend. Süße Speisen und Getränke werden durch die elementaren Prozesse von Erde und Wasser dominiert. Sie stimulieren diese Prozesse auch im Körper und führen zur Entwicklung von Schleim, was wiederum der Bildung von Fleisch und Blut förderlich ist. Süßes reduziert aber auch die Stärke der entgegengesetzten elementaren Prozesse, namentlich Hitze bzw. *mKhris pa*. Weil sowohl die Nahrungsmittel als auch der menschliche Körper auf den vier elementaren Prozessen basieren, ist es wichtig, den Geschmack, die Wirkkraft, den Nutzen und die richtige Anwendung der Nahrungsmittel zu kennen. Jeder, der ein langes Leben ohne Krankheit wünscht, sollte über den Schaden und Nutzen von Nahrungsmitteln im Bilde sein, bevor er sie verzehrt. Wenn dieses Wissen nicht angewendet wird, resultiert daraus eine Überaktivität, Dämpfung oder Störung der elementaren Prozesse im Körper, und dies wiederum führt zum Entstehen von Krankheiten.

Die tibetischen medizinischen Schriften erklären, dass der Erhalt eines gesunden Körpers und Geistes auf einem korrekten Gleichgewicht zwischen den einzelnen Körperbestandteilen[162] basiert. Dies wiederum hängt grundlegend mit den Funktionen der drei Verdauungs- bzw. Abbauprozesse[163] zusammen. Die Kraft der Verdauungsprozesse wird durch geeignete Nahrungsmittel sichergestellt. Die »Vier Tantras« erklären in drei Kapiteln die wohltuenden Wirkungen der einzelnen Nahrungsmittel und Getränke, die darin enthaltenen Giftstoffe, die Eignung zum Verzehr sowie die jeweilige Menge, die genossen werden sollte. Ebenso wird er-

läutert, ob die Nahrungsmittel schwer oder leicht verdaulich sind. All diese Aspekte werden in Relation zur Verdauungskraft des Körpers gesetzt.

Die fünf Klassen von Nahrungsmitteln

KÖRNER Es gibt zwei Arten von Körnern, nämlich Getreide und Hülsenfrüchte (Leguminosen). Der Geschmack, die Wirkkraft und der Nutzen der verschiedenen Getreidearten sind in den »Vier Tantras« ausführlich beschrieben. Beispiele sind Reis, entschrotetes Getreide, Schrot, Gerste und Weizen. Die Samen von Leguminosen, z. B. Erbsen, Linsen, weiße und dunkle Bohnen, Leinsamen sowie weiße Sesamsamen werden ebenfalls nach Geschmack, Wirkkraft und Nutzen beschrieben. Zusätzlich wird zwischen frischen und gelagerten Körnern unterschieden.

Gerste hat grobe, kühle und schwere Wirkkräfte und ist von süßlichem Geschmack. Gerste steigert das Körpergewicht, regt die Samenproduktion an und führt zu Flatulenz. Gerste wirkt heilend auf *mKhris pa*- und auf *Bad kan*-Krankheiten sowie auf Krankheiten der Harnwege, Grippe, übermäßigen Auswurf und Asthma. Geröstete Gerste wirkt positiv auf *rLung*-Krankheiten. **Reis** ist leicht fettig, fein, kühl und von leichter Wirkkraft.

---

[162] Die Existenz unserer Körpers hängt davon ab, dass Auf- und Abbauprozesse korrekt ablaufen und sich die Waage halten.

[163] Vgl. Fußnote 91; eine biochemisch korrekte Zuordnung der tibetischen Begriffe bleibt späteren Forschungen vorbehalten.

Reis wirkt ausgleichend auf alle drei elementaren Körperprozesse, steigert die Kräfte und die Vitalität, und stoppt Durchfall und Erbrechen. **Weizen** ist nahrhaft und von schwerer und kühler Wirkkraft. Gerösteter Weizen hilft bei Halsproblemen. Weizenmehl reduziert Schwellungen, wenn es auf die entsprechenden Körperstellen aufgebracht wird.

Weisse Bohnen haben eine grobe und schwere Wirkkraft sowie einen zusammenziehenden und süßen Geschmack. Sie vermehren *rLung*, verengen die Öffnungen der Körperkanäle, wirken stopfend und vermindern Fieber, das *Bad kan*-Störungen begleitet. **Erbsen** haben kühle und leichte Wirkkräfte und vermehren deswegen *rLung*. Sie können Giftstoffe in die Hohlorgane ableiten und den Fettgehalt der Galle reduzieren sowie Wunden heilen. **Leinsamen** haben eine ölige und sanfte Wirkkraft. Der Geschmack ist süß und bitter. Leinsamen helfen bei *rLung*-Krankheiten, vermehren aber gleichzeitig *mKhris pa* und *Bad kan*. Sie trocknen die Samenflüssigkeit aus, und sind aufgrund ihres scharfen Geschmacks nach der Verdauung schädlich für die Augen. **Linsen** haben einen zusammenziehenden und süßen Geschmack. Sie fördern alle drei elementaren Körperprozesse und heilen Hämorrhoiden. Das Aufbringen einer Paste hilft bei Wundrose, Gicht und Blutkrankheiten. **Sojabohnen** heilen aufgrund der fettigen Charakteristik *rLung*-Probleme, steigern die Reproduktionsfähigkeit der Samenflüssigkeit und allgemein die Körperkräfte sowie *Bad kan* und *mKhris pa*.

FLEISCH Fleisch wird in acht Klassen unterteilt; deren allgemeiner Geschmack und ihre Wirkkraft wird erklärt. Aus tibetischer Sicht werden 18 spezifische Arten von Fleisch unterschieden, deren Eigenschaften weiter klassifiziert und spezifiziert werden, namentlich in männlich und weiblich bzw. trächtig sowie in obere und untere Teile.

Huhn und **Spatzenfleisch** fördert die Produktion von Samenflüssigkeit und unterstützt die Behandlung von Geschwüren und Wunden. **Kaninchenfleisch** hat ölige, warme und schwere Wirkkräfte. Es bekämpft Krebs, kalte *rLung*-Krankheiten sowie Magen- und Nierenkrankheiten. Es lindert Kopfschmerzen, Schmerzen in der Bauchregion und wird bei gynäkologischen Problemen empfohlen. **Pferdefleisch** trocknet Eiter, lindert Schmerzen in Bauch und Nierengegend und heilt Lymphstörungen, *rLung*-Probleme und allgemein kalte Krankheiten. **Rindfleisch** hat kühlende und ölige Wirkkräfte und kann deswegen heiße Krankheiten besänftigen, die zusammen mit *rLung* auftreten. **Schaffleisch** hat ölige, warme und leichte Wirkkräfte und ist deshalb leicht verdaulich. Es steigert die Vitalität, stimuliert den Appetit und bekämpft Störungen von *rLung* und *Bad kan*. **Schweinefleisch** hat kühle und leichte Wirkkräfte. Es wirkt hilfreich bei der Behandlung von Geschwüren und Wunden. **Ziegenfleisch** hat kühle und schwere Wirkkräfte. Es bekämpft Fieber, das zusammen mit *rLung*- und *mKhris pa*-Krankheiten auftritt, und es wirkt untertützend bei der Bekämpfung von Pocken, Syphillis und Verbrennungen.

ÖLE UND FETTE Es gibt verschiedene Öle und Fette wie Butter, Sesamöl, Knochenmark und Schmalz. Sie werden in 11 Arten unterteilt, und ihre Wirkkraft und ihr Nutzen werden beschrieben. **Frische Butter** von der Kuh hat eine kühle Wirkkraft, stärkt die Manneskraft und die Hautfarbe, und eliminiert *mKhris pa*-Störungen. **Eingesottene Butter** stärkt die geistigen Kräfte, das Gedächtnis, die Körperwärme und die Verdauungshitze. **Schafbutter** eliminiert *Bad kan*- und *rLung*-Krankheiten und vermehrt die Verdauungshitze.

GEMÜSE In den »vier Tantras« werden neun aromatische Gemüsearten beschrieben, zu denen beispielsweise Zwiebeln und

Knoblauch gehören. Ihre verschiedenen Geschmäcker und Wirkkräfte sowie ihr Nutzen im rohen, getrockneten und gekochten Zustand werden beschrieben. Dazu kommen Informationen darüber, wie man diese aromatischen Gemüsesorten verwerten darf und wie nicht.

Blumenkohl und **Broccoli** wirken vorbeugend gegen Brustkrebs. **Gurken** werden zur unterstützenden Behandlung von Verstopfung, Übersäuerung und bei Magengeschwüren empfohlen. **Karrotten** wirken bei Infektionen von Augen, Hals, Mandeln und Atmungswegen. Sie unterstützen die Heilung von Geschwüren, Krebs, Verdauungsstörungen und Durchfall. **Kartoffeln** unterstützen die Behandlung von chronischer Verstopfung, Nierensteinen und Ödemen, wirken kühlend und sind eher schwer verdaulich. Roher Kartoffelsaft gilt als exzellentes Arzneimittel bei Rheuma sowie bei Magen- und Darmkrankheiten. **Knoblauch** macht schläfrig, stärkt die Blutgefäße, vermindert Infektionen, heilt mit *rLung* assoziiertes Fieber, verstärkt die Speichelbildung und unterstützt die Verdauung. Er reduziert den Blutdruck, Arteriosklerose und das Risiko von Herzinfarkten. Knoblauch wirkt auch unterstützend bei Krankheiten des Atmungssystems. **Radieschen,** die frisch und scharf sind, haben eine leichte und wärmende Wirkkraft und verbessern die Verdauung. Alte und fade Radieschen hingegen wirken schwer und kühlend, und sie vermehren *Bad kan*. **Spinat** verbessert die Qualität der Muttermilch, hilft gegen Verstopfung, Nachtblindheit und fördert die Blutbildung. **Zwiebeln** machen schläfrig, steigern den Appetit und heilen *rLung-* und *Bad kan*-Krankheiten. Sie verbessern den Abfluß von Urin und Menstruationsblut sowie von Schleimsekretionen aus den Bronchien. Zwiebeln reinigen das Blut und bekämpfen Entzündungen. Sie wirken heilend u. a. bei Husten, Diabetes, Brust- und Lungenproblemen, Grippe, Rheuma, entzündeten Gelenken, Verstopfung, Tumoren, Geschwüren und Arthritis.

FRÜCHTE UND NÜSSE **Ananas** hilft unterstützend bei Halsentzündungen, Diphtherie und Tuberkulose und wirkt schleimlösend. **Äpfel** wirken kühlend, feucht und meist süß. Sie vermindern Schmerzen und Geräusche im Darmtrakt, lindern Atemnot, verbessern das Augenlicht, stoppen Durchfall und erhalten das physische Wohlbefinden. **Aprikosen** unterstützen die Heilung von Wunden und *mKhris pa*-Krankheiten und fördern den Haarwuchs. Sie lindern Verstopfung, allergische Reaktionen und Nesselfieber. **Bananen** heilen Magengeschwüre, wirken als leichtes Abführmittel, stoppen Durchfall, wirken harntreibend und schützen den Verdauungstrakt. Sie helfen bei der Behandlung von Diabetes, Blut im Auswurf, Verdauungsproblemen, abgehenden Winden, Übersäuerung des Körpers, Blutarmut, Krankheiten des Rektums, entzündetem Hals und festsitzendem Schleim in den Bronchien, der von Husten begleitet ist. **Granatäpfel** unterstützen die Verdauungswärme, speziell in Magen und Leber, verbessern den Appetit und stärken die Nieren und die Blutzirkulation. **Grapefruits** stärken die Lungen, stoppen Fieber und sind sehr empfehlenswert bei Blutarmut. Sie helfen, die Übersäuerung des Körpers zu vermeiden, und sind wichtig zur Vorbeugung von Krebs. Reife Früchte wirken harntreibend und helfen bei Schlaflosigkeit. **Orangen** haben eine leicht kühlende Wirkung, reduzieren das Bedürfnis nach Alkohol, sind ausgezeichnete Gegenmittel gegen alle Fieber, und stärken die Abwehrkräfte des Köpers. Sie sind sehr wertvoll zur Vorbeugung gegen Brust-, Magen- und Bauchspeicheldrüsenkrebs, ebenso gegen Schlaflosigkeit. Orangen können aber auch zu einem erhöhten Blutdruck führen. **Papaya** unterstützt das Verdauungssystem und heilt Verstopfung, hilft bei Pilzbefall, Entzündungen, Husten, Bronchitis, Magersucht (Anorexie), Hautkrankheiten, Hämorrhoiden und Problemen des Harntraktes. Getrocknete **Pflaumen** helfen bei Verstopfung und nervösen Irritationen. Sie sollten aber unbedingt gemieden werden, wenn man unter zuviel Harnsäure, Gicht oder Nierensteinen leidet. **Wassermelonen** sind ein mildes Abführmittel und stärken den Urinfluss. Der Saft von reifen Wassermelonen hilft, Nierensteine aufzulösen und Infektionen der Harnwege und der Prostata zu heilen. Ebenso werden Rheuma, entzündete Gelenke, Fieber und chronische Bronchitis, Arthritis, Lungenkrankheiten, Übergewicht, Verdauungsschwierigkeiten und hoher arterieller Blutdruck günstig beeinflusst. **Zitronen** und **Limonen** stimulieren den Appetit und stärken den Magen. Sie verringern Müdigkeit und wirken einer allgemeinen Schwäche entgegen, entstopfen die Leber, vermindern das Zahnfleischbluten und helfen bei fauligem Atem, Übelkeit und Erbrechen.

Baumnüsse wirken wohltuend bei *rLung*-Störungen und angespannten Gliedmassen, bei Störungen, die mit dem Gehirn verbunden sind, sowie bei Gicht und Rheuma. **Datteln** sind sehr hilfreich für Menschen mit schwachen Knochen und Blutarmut. Frauen mit Akne und Menstruationsproblemen können von Datteln profitieren. Sie wirken hilfreich bei Verdauungsproblemen, Verstopfung, Herzschwäche, und sexueller Lustlosigkeit. **Feigen** reinigen das Blut. Das Trinken von in Wasser zerstampften, getrockneten Feigen wirkt gegen Verstopfung. **Kokosnuss** behandelt Probleme der Gallenblase, Magengeschwüre und Entzündungen der Magenschleimhaut (Gastritis). Frisches Kokoswasser reduziert Fieber und hilft den Nieren, Schadstoffe auszuschwemmen. **Mandeln** gelten als »König der Nüsse« und sind sehr nährreich. Sie unterstützen das Nervensystem, speziell die Entwicklung der Gehirnfunktionen bei Kindern, und sie sind ideal für Diabetespatienten.

GEWÜRZE Asant (Teufelsdreck) heilt Ungleichgewichte in *Bad kan* und *rLung*. **Ingwer** vermehrt die Körperwärme, die Verdauungshitze und den Appetit. Ingwer bringt *rLung*- und *Bad kan*-Störungen wieder ins Gleichgewicht und unterstützt die Heilung von zahlreichen ansteckenden Krankheiten. **Kardamom** hat wärmende und leichte Wirkkraft und ist ein überlegenes Mittel gegen Nierenkrankheiten, die mit Erkältung zusammenhängen. Kardamom verbessert die Verdauung und stimuliert den Appetit. **Kümmelsamen** nützen dem Gehirn. Samen des schwarzen Kümmels, gemischt mit reinem Honig, stärken das Erinnerungsvermögen. **Muskat** hat scharfe und wärmende Wirkkraft. Muskat löst Spannungen, vermindert Entzündungen, stimuliert den Appetit und fördert die Verdauung. Er ist eine überlegene Medizin für das Herz sowie für *rLung*-Krankheiten und wird auch zur Behandlung von Rheuma beigezogen. Übermäßige Einnahme kann zu Herzklopfen, Krämpfen und einem schlaftrunkenen Zustand führen. **Nelken** sind eine unangefochtene Medizin bei Problemen, die mit dem Nervensystem zusammenhängen. Sie heilen *rLung*-Krankheiten. **Safran** hilft bei Problemen der Harnwege und der Verdauung. **Schwarzer Pfeffer** heilt *Bad kan*-Krankheiten und fördert den Appetit. **Zimt** heilt kalte *rLung*-Störungen des Magens, fördert die Körperwärme und bekämpft Durchfall.

HONIG Honig hilft bei Vereiterungen und Geschwüren in Mund und Hals, die durch Bakterien oder Pilzinfektionen hervorgerufen wurden. In der tibetischen Medizin wird reiner Honig zur Gewichtsabnahme bei Fettleibigkeit empfohlen.

GERÜHRTES UND GEKOCHTES Hier werden 35 Arten von Speisen in fünf größere Klassen unterteilt, die gerührt und gekocht werden müssen. Wiederum werden ihre Eigenschaften, ihr Nutzen und potenzieller Schaden aufgezeigt. Obwohl es sich dabei meist um traditionelle tibetische Gerichte handelt, kann man trotzdem einiges über heute zubereitete Mahlzeiten lernen.

Die drei Klassen von Getränken

MILCH Außer den allgemeinen Eigenschaften von Milch werden auch die spezifischen Wirkkräfte und der Nutzen von Ziegenmilch, Kuhmilch, Dri-Milch[164] und der Milch von drei weiteren Arten gegeben. Im Weiteren finden sich Informationen über Nutzen und Schaden von Sauermilch und Molken, die aus den entsprechenden Milcharten gewonnen wurden.

Kuhmilch hilft bei Tuberkulose, chronischen ansteckenden Fiebern, häufigem Harndrang, Problemen der Atemwege. Sie baut reduzierte Körperbestandteile wieder auf. **Pferde-** und **Eselmilch** stärkt schwache Lungen, kann aber zu geistiger Stumpfheit und Konfusion führen. **Schafmilch** hilft, *rLung*-Störungen zu heilen, schädigt aber das Herz und kann zu verminderter Gedächtnisleistung führen. **Ziegenmilch** heilt Asthma und wirkt allgemein günstig auf Atemschwierigkeiten.

WASSER Wasser wird in sieben Untertypen eingeteilt: Regenwasser, Schneewasser bzw. Schmelzwasser, Wasser aus Bächen, Quellwasser, Seewasser, Meerwasser und Wasser aus Wäldern. Es wird gesagt, dass die ersteren eine bessere Qualität aufweisen als die letzteren[165]. Praktizierende der tibetischen Medizin sollten den jeweiligen Nutzen der verschiedenen Wassertypen kennen. Zusätzlich sind die Vorteile von abgekochtem und lauwarmem Wasser im Zusammenhang mit der Einnahme von Arzneimitteln geschildert.

ALKOHOLISCHE GETRÄNKE Zusätzlich zu den allgemeinen Informationen über Geschmack, Wirkkraft, Nutzen und Schaden von *Chang* (tibetisches Gerstenbier) werden auch die spezifischen Eigenarten von etwa zehn weiteren vergorenen und alkoholischen Getränken aufgezählt.

Aus den obigen Nahrungsmitteln und Getränken sollten diejenigen ausgewählt werden, die für den eigenen Körper geeignet sind. Schädliche Nahrung sollte unter allen Umständen vermieden werden. Darüber hinaus sollte die nützliche Nahrung im richtigen Maß genossen werden. Für die Beschreibung der **richtigen Menge an Essen** wird folgendes Bild verwendet: Die Hälfte des Magens sollte mit Essen gefüllt werden, ein weiteres Viertel mit Getränken und das letzte Viertel sollte leer bleiben, um Raum für den Prozess der Bewegung (»Wind-Element«) zu schaffen. Wenn dies befolgt wird, werden die drei Aspekte der Verdauungshitze die Nahrungsmittel effektiv verdauen und damit den Körper stärken. Wenn Getränke und Speisen im Übermaß bzw. im falschen Verhältnis genossen werden, führt dies zu Ungleichgewichten im Körper und später zu Krankheiten. Wenn zuwenig Nahrungsmittel eingenommen werden, fehlen dem Körper die Nährstoffe, und der Körper wird dünn und schwach. Dies wird zur Entstehung von *rLung*-Krankheiten führen. Diese Einführung in Ernährung und Verhalten wurde gemäß den sechs Kapiteln der »Vier Tantras« gegeben.

---

[164] Weibliches Yak.
[165] Die genannte Reihenfolge gilt für unverschmutzte Ökosysteme.

Tibetische Materia medica

Die tibetische Medizin kennt vier Kategorien von Heilmethoden, nämlich Ernährung, Verhalten, Arzneimittel und ergänzende Therapien. Die Informationen über tibetische Arzneimittelrohstoffe *(Materia medica)* finden sich in der Kategorie über die Arzneimittel. Diese wiederum wird in zwei Teile eingeteilt, nämlich »medizinische Rohstoffe« und »Formulierung der Arzneimittel«. Die tibetischen Arzneimittelrohstoffe werden in mineralische, pflanzliche und tierische Rohstoffe eingeteilt. Nach einer kurzen allgemeinen Einführung werden die drei Kategorien von Rohstoffen näher erläutert.

Kurze allgemeine Einführung

Arzneimittel haben die Qualität, die Krankheiten aller Lebewesen zu heilen und ihre physische Gesundheit zu erhalten. Die Identifikation und Klassifikation von *Materia medica* werden von Land zu Land und von Region zu Region verschieden gehandhabt. Die tibetischen *Materia medica* werden in acht Klassen eingeteilt: Kostbare Rohstoffe *(rin po che'i sman)*, Erden *(sa sman)*, Gesteine *(rdo sman)*, essenzielle Rohstoffe *(rtsi sman)*, Hölzer *(shing sman)*, einjährige Pflanzen *(thang sman)*, mehrjährige Pflanzen *(sngo sman)* und tierische Rohstoffe *(srog chags sman)*. Mineralien, Gesteine und Erden bilden zusammen die Kategorie der mineralischen Rohstoffe. Aromatische Rohstoffe, Hölzer sowie ein- und mehrjährige Pflanzen gehören zur Kategorie der Pflanzen und Bäume, weil sie daraus gewonnen werden. Tierische Rohstoffe schließlich stammen von verschiedenen Tieren. Alle Arzneimittel des über 2500-jährigen tibetischen Medizinsystems basieren auf diesen drei Kategorien. Grundsätzlich gilt dies auch für moderne westliche Arzneimittel. Die Einteilung der tibetischen Arzneimittel nach Geschmack, Wirkkräften und »Geschmack nach der Ver-

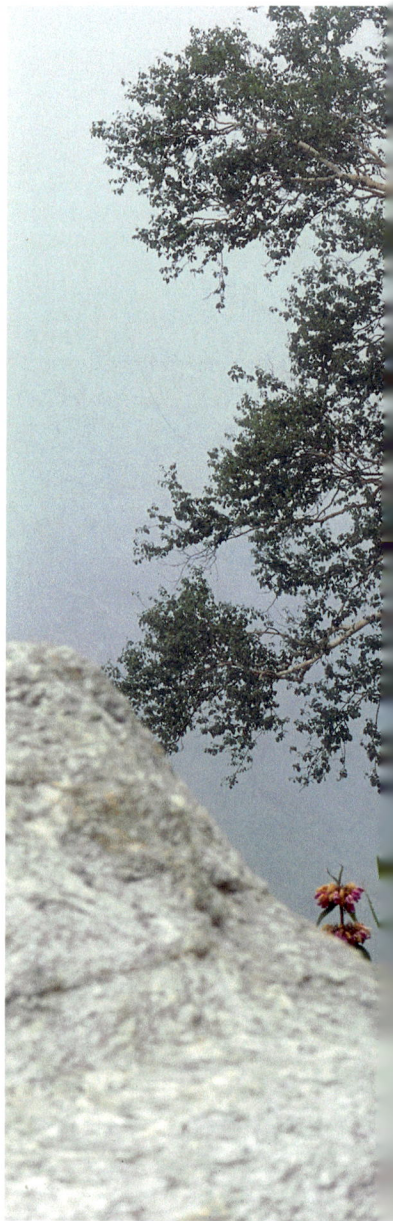

Tibet gilt als reiche Schatzkammer von medizinischen Rohstoffen, die allerdings durch übermäßige Ausbeutung gefährdet ist. In der tibetischen medizinischen Literatur werden gegen 2000 Arzneimittelrohstoffe beschrieben, und an manchen Orten können innert kurzer Zeit gegen hundert verschiedene Medizinalpflanzen identifiziert werden (indischer Himalaya, ca. 3500 m ü. M., 2004).

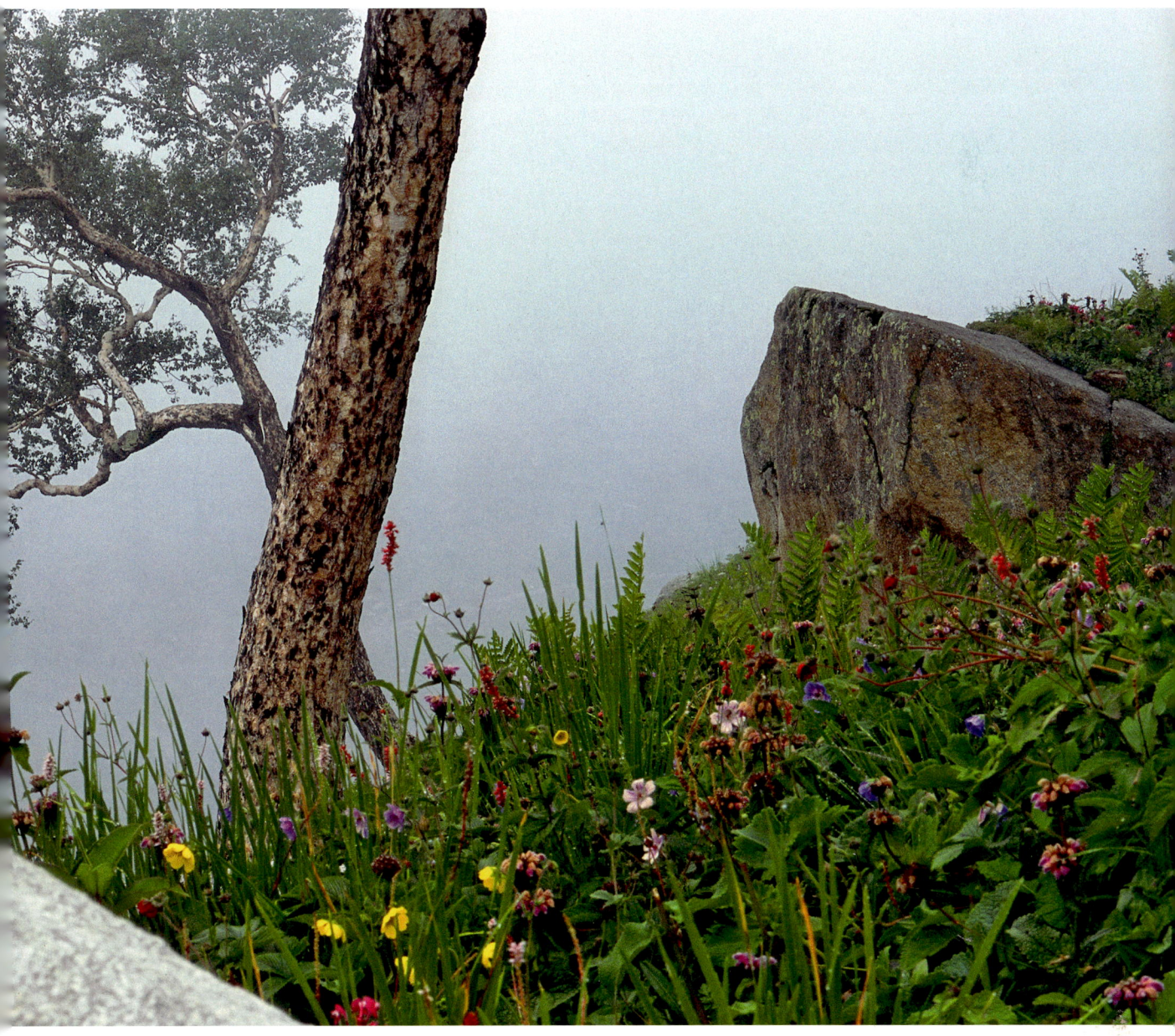

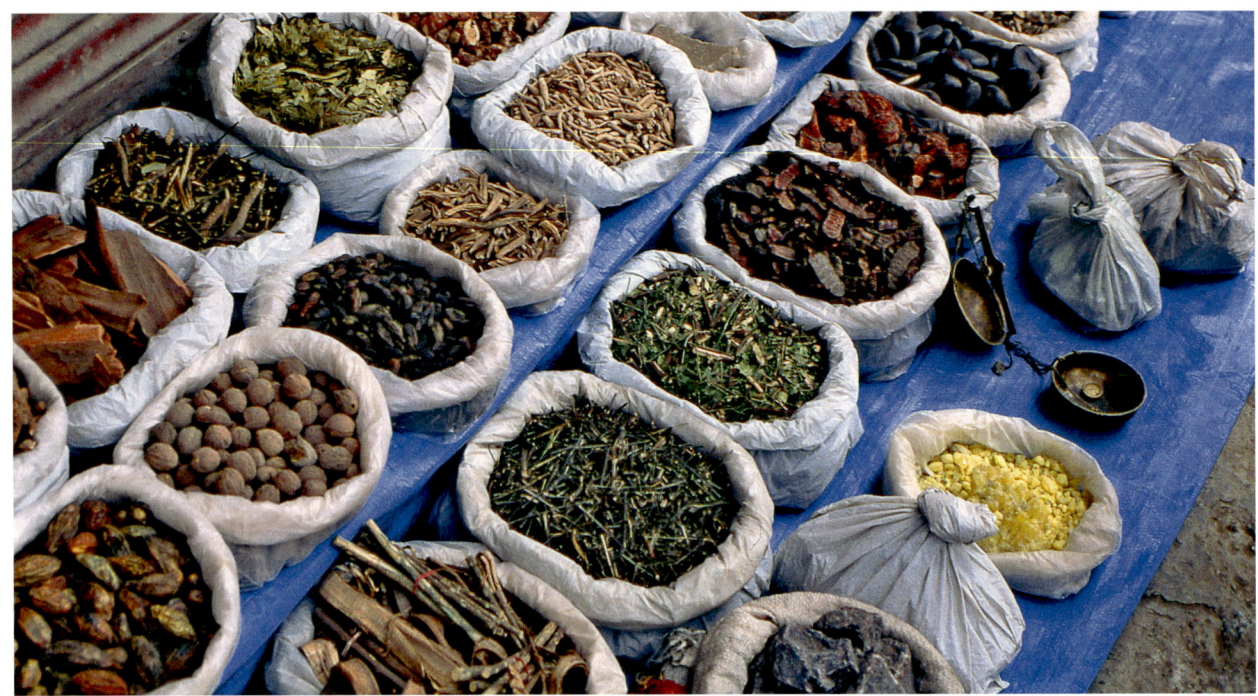

dauung« hingegen ist einzigartig und unterscheidet das tibetische System von den andern medizinischen Systemen[166]. Diese Klassifizierung ist sehr wertvoll und kann von großem Nutzen für die Lebewesen sein. Daraus lässt sich ableiten, dass die großen Meister, die vor Tausenden von Jahren lebten, umfassendes Wissen auf diesem Gebiet angesammelt haben. Ihre Erfahrung ist auch heute noch relevant und wird in gewissen Bereichen von keiner anderen Wissenschaft übertroffen.

In den tibetischen medizinischen Schriften werden rund 1500 – 2000 Arzneimittelrohstoffe identifiziert. Mit der Ausnahme von einigen wenigen, die aus benachbarten Ländern stammen, kommen die meisten in Tibet selbst vor. Tibet ist also eine reiche Quelle an medizinischen Rohmaterialien, die zur Herstellung von Arzneimitteln benutzt werden können, und gilt als gewaltige Schatzkammer medizinischer Rohstoffe, die sich nie erschöpft[167]. Deswegen ist es für alle, die mit der tibetischen Medizin zu tun haben, von zentraler Bedeutung, sich aktiv für die Erhaltung und den Schutz der reichen Artenvielfalt Tibets einzusetzen.

Mineralische Materia medica

Die »Vier Tantras« sind die grundlegende Schrift über die tibetische Medizin. Die klassische Pharmakopöe ist *Shel gong*, der Kommentar dazu *Shel phreng*. Diese beiden Texte sind die beiden wichtigsten Schriften über tibetische *Materia medica*. Im Folgenden soll eine ausführliche Erklärung zu den mineralischen Rohstoffen gemäß *Shel gong* und *Shel phreng* gegeben werden.

Alle Rohstoffe werden logisch präzise erklärt und eingeteilt nach Identifikationsmethode, Geschmack, Wirkkraft, Geschmack nach Verdauung und dem spezifischen Nutzen. Manche Rohstoffe werden weiter unterteilt, und auch hier werden die Unterschiede in der Wirkungsweise erklärt. Zusätzlich werden standardisierte Methoden der Aufbereitung und Entgiftung[168], die für die Zubereitung von Arzneimitteln wichtig sind, praktisch und detailliert beschrieben. Durch diese Aufarbeitungen erhalten selbst edle

---

[166] Aus westlicher Sicht hängen sowohl der Geschmack als auch die Wirkkraft eines Arzneimittels von der chemischen Reaktivität der jeweiligen Moleküle ab. Gemäß mündlichen Auskünften mehrerer tibetischer Ärzte konnten manche alte tibetische Meister durch ihre in tiefer Meditation stark verfeinerte Körperwahrnehmung die Wirkung (oder anders ausgedrückt: die chemischen Eigenschaften) von zahlreichen medizinischen Rohstoffen sehr präzise wahrnehmen und klassifizieren. Erstaunlicherweise galt dies sogar für die metabolisierten Wirkstoffe – denn mit »Geschmack nach der Verdauung« ist offensichtlich der Geschmack (bzw. die Wirkung) der Metaboliten gemeint. Zwischen dem tibetischen und dem westlichen System finden sich also durchaus Parallelen.

[167] Die tibetischen Arzneimittel basieren weitgehend auf nachwachsenden, pflanzlichen Rohstoffen. Bei schonender Sammeltätigkeit entspricht die tibetische Medizin weitgehend dem Ideal der Nachhaltigkeit.

[168] Typische Beispiele dafür sind die Reinigung von metallischem Quecksilber (vermutlich von gewissen sehr giftigen metall-organischen Quecksilberverbindungen), die Reaktion von gereinigtem Quecksilber zu Quecksilber-Sulfiden oder die Abspaltung von Estergruppen von den hochgiftigen Eisenhut-Alkaloiden (wodurch die ursprünglichen Diterpen-Alkaloide bis zu 100-mal weniger giftig werden und ein anderes Wirkungsspektrum aufweisen).

Links: Medizinische Rohstoffe
(Markt in Dharamsala, 2001).

Rechts: Zhi-Steine. Um diese Steine, die
gelegentlich in der tibetischen Hoch-
ebene gefunden werden, ranken sich
zahllose Legenden – unter anderem, dass
sie von den Göttern geschaffen wurden.
Zhi-Steine sind einer der
kostbaren Rohstoffe, die zur Herstellung
von manchen tibetischen Arzneimitteln
verwendet werden; sie werden auch als
Amulett getragen.

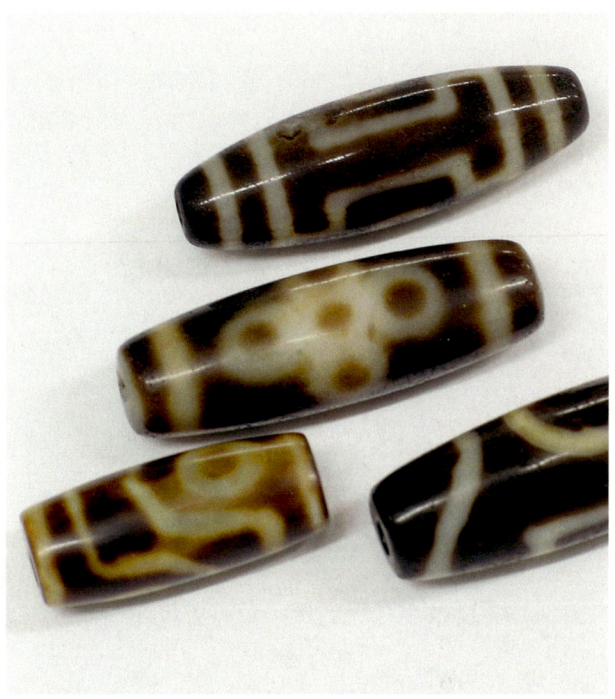

Ausgangsmaterialien[169], die z. T. giftig sind, eine spezifische Heil-
wirkung bei bestimmten Krankheiten und bewahren diese Heil-
wirkung, ohne Nebeneffekte aufzuweisen. Dieses Wissen der tibetischen Medizin findet sich in keinem anderen Medizinsystem.
Deswegen ist es von grundlegender Bedeutung, dass interessierte
Forscher versuchen, die ursprüngliche Art des tibetischen Heil-
systems zu untersuchen, zu erklären und zu erhalten. Die Kategorie der mineralischen *Materia medica* setzt sich zusammen aus
edlen Rohstoffen *(rin po che'i sman)*, Gesteinen *(rdo sman)*, Erden
(sa sman) und Salzen *(tsha sman)*. Eine detaillierte Beschreibung
der mineralischen *Materia medica* folgt weiter unten. Nicht alle
mineralischen Rohstoffe, die in diesen medizinischen Texten beschrieben werden, kommen auch in den Arzneimitteln vor[170].

Kostbare Materia medica

ALLGEMEINE EINLEITUNG Es gibt verschiedene Wege, wie die
kostbaren medizinischen Rohstoffe eingeteilt und erklärt werden
können. Gemäß den früheren tibetischen Lehrern werden die kostbaren Rohmaterialien in zwei Kategorien eingeteilt: einerseits in
Reliquien *(bsrel)*, die als höchstes Arzneimittel gelten und eine
Quelle von ewigem Glück sind, andererseits in gewöhnliche kostbare Metalle und Edelsteine *(thun mong rin po che)*, die zeitlichen
Nutzen bringen, z. B. ein langes Leben, einen gesunden Körper,
Wohlstand und Heilung von Krankheit. Weitergehende Beschrei-

bungen zu den höchsten kostbaren Ingredienzen finden sich im
Kapitel, das der Erklärung des Buddhismus gewidmet ist. Die gewöhnlichen kostbaren Rohstoffe werden in zwei Klassen eingeteilt: diejenigen, die im Feuer schmelzen *(bzhu ba'i khams kyi rin
po che)*, und diejenigen, die nicht im Feuer schmelzen *(mi bzhu
ba'i khams kyi rin po che)*. Gold, Silber, Kupfer, Eisen usw. gehören zu den kostbaren Substanzen, die geschmolzen werden können; diese werden in 15 Kategorien mit insgesamt 61 Rohstoffen
eingeteilt. Diamant, Türkis, Korallen usw. gehören zur Kategorie
der kostbaren Rohstoffe, die nicht geschmolzen werden können.
Von diesen gibt es 42 Kategorien mit insgesamt 104 Rohstoffen.
Diese kostbaren Ingredienzien werden zunächst mit bestimmten
Verfahren behandelt, bevor sie zu Arzneimitteln verarbeitet werden; Ausnahmen bestehen bei speziellen Maßnahmen wie etwa
Abtreibungen[171]. Die kostbaren medizinischen Ingredienzien werden dann einer gründlichen »Entgiftung« unterzogen. Wird dies
unterlassen, so verursachen daraus hergestellte Arzneimittel eine
Vergiftung, anstatt den Patienten von seiner Krankheit zu befreien. Werden diese Verfahren korrekt angewendet, so sind die
daraus fabrizierten Arzneimittel kräftiger und wirksamer als gewöhnliche Medizin.

[169] Z. B. Gold, Quecksilber, Eisen oder Korallen.
[170] Gewisse Rohstoffe wie die Arsensulfide Auripigment und Realgar werden nur als
Reagens verwendet.
[171] Abtreibungen gelten als untugendhaft.

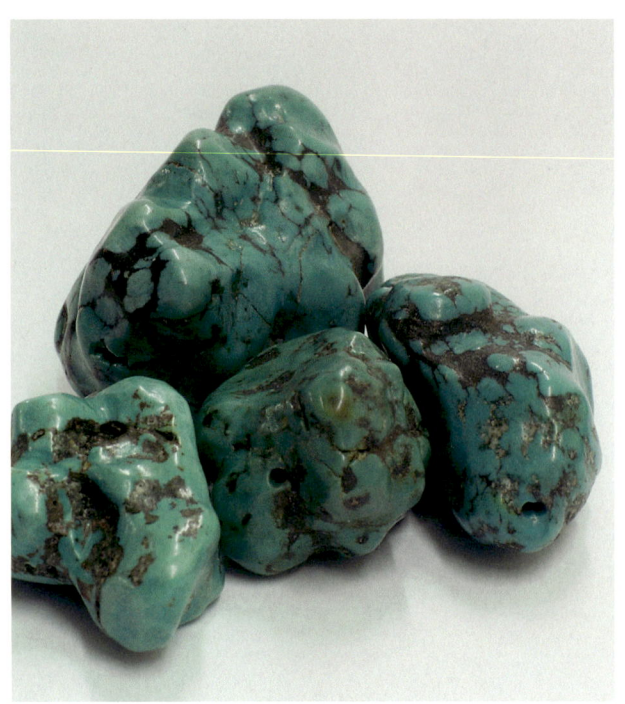

Kostbare Arzneimittelrohstoffe: Silber, Gold, Koralle und Türkis. Silber und Gold werden z. B. als Edelmetallsalze zusammen mit anderen Metallen bei der Behandlung von Tumoren eingesetzt.

Links: Türkis *(gyu)*. Zur Behandlung von Fiebern, Hepatitis und bei Augenkrankheiten. Antidot bei Vergiftungen und zur Unterstützung der Leberfunktion.

Rechts: Gold *(gsaer)*. Verwendung zur Verjüngung, bei Vergiftungen, Fieber in Drüsen sowie Abszessen.
Rote Koralle *(Corallium japanicum, byu-ru)*. Zur Behandlung von Nervenentzündungen (Neuritis), Krankheiten der Gehirnnerven und Hepatitis sowie als Antidot gegen Vergiftungen mit Fieber.
Silber *(dngaul)*. Trocknet überschüssige Serumsflüssigkeit und unreines Blut aus, wirkt gegen Abszesse, Gicht und Arthritis.

Die Herstellung der »kostbaren Juwelenpillen«, die im tibetischen Medizinsystem beschrieben werden, erfordert weit komplexere Herstellungsverfahren als die der gewöhnlichen Arzneimittel. Deswegen wird diese Praxis im Allgemeinen als »kostbar« betrachtet. Das Wissen wird nicht öffentlich weitergegeben, es wurde traditionell so verborgen wie möglich gehalten. Aus diesem Grund ist es möglich, dass ein traditioneller tibetischer Arzt die Herstellungsverfahren von »kostbaren Juwelenpillen« nicht kennt, obwohl er sie für spezifische Krankheiten zu verschreiben weiß.

Die kostbaren *Materia medica* werden nur zur Heilung bestimmter Krankheiten verwendet. Sie kommen nicht in allen Arzneimitteln vor, sondern im Wesentlichen nur in den »kostbaren Juwelenpillen« und einigen wenigen gewöhnlichen Pillen.

EINIGE KLARSTELLUNGEN ZUM GEBRAUCH VON QUECKSILBERSULFIDEN

Yuthok Yonten Gonpo d. Ä., der im 8. Jahrhundert lebte, und Yuthok Yonten Gonpo d. J., der im 12. Jahrhundert lebte, hinterließen die maßgebliche tibetische medizinische Schrift, die »Vier Tantras«. Die »Vier Tantras« bilden auch die Grundlage aller späteren medizinischen Schriften und Texte. Diese kostbare Sammlung und die Notizen und Aufzeichungen der Erfahrungen späteter Gelehrter stellen eine unermessliche – einem Ozean gleiche – Quelle von Wissen über die Formulierungen tibetischer Arzneimittel dar. Darauf aufbauend sollen hier einige

wesentliche Punkte im Zusammenhang mit dem Gebrauch von *rinchen btso thal* (Quecksilbersulfiden[172]) in der tibetischen Medizin erläutert werden.

Genau wie die westlichen Naturwissenschaften betrachtet die tibetische Medizin Quecksilber als toxisch und schädlich. In der tibetischen Medizin werden Gifte in »mobile Gifte« (Tiergifte) und »immobile Gifte« (Gifte von Pflanzen und Mineralien) eingeteilt; Quecksilber gilt als das gefährlichste der »immobilen Gifte«. In den medizinischen Schriften wird ausführlich darüber geschrieben, wie man das Gift im Quecksilber zähmen kann[173]. Wenn das Gift erfolgreich gezähmt wurde, so kann das entstandene *btso thel* in kleinen Mengen[174] als Bestandteil von Arzneimitteln benutzt werden. *Btso thel* gilt als höchstes Elixier und ist sehr effektiv, um einige sonst kaum heilbare Krankheiten zu heilen.

---

[172] *btso thal* ist im Wesentlichen ein aus gereinigtem Quecksilber hergestelltes Quecksilbersulfid; manchen Formen von btso thal enthalten absichtlich kleine Mengen von weiteren Edelmetallsalzen (z. B. von Gold und Silber).

[173] Nach heutigem Wissensstand sind beim tibetischen Prozess aus naturwissenschaftlicher Sicht zwei Hauptschritte zu unterscheiden: zunächst die Entfernung von Verunreinigungen, die wesentlich toxischer sind als das reine Quecksilber, und dann die Umwandlung in ein (sehr schwer lösliches) Quecksilbersulfid. Die ausgefeilteren Methoden der btso thal-Herstellung beinhalten zudem die Beimischung von weiteren Edelmetallsalzen (u. a. von Gold- und Silbersalzen), mit denen die Wirkung des Präparates gezielt verändert wird (mündliche Mitteilung von Dr. Tsewang Tamdin, ehem. Vizedirektor, und Samdup Lhatse, ehemaliger Direktor des Tibetan Medical and Astro. Institute in Dharamsala, Indien).

[174] In der Größenordnung von 10 mg pro Dosis.

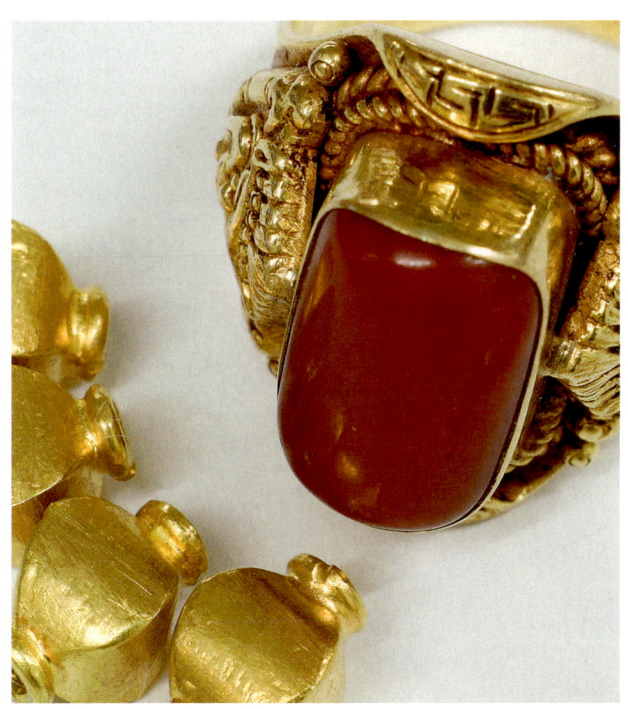
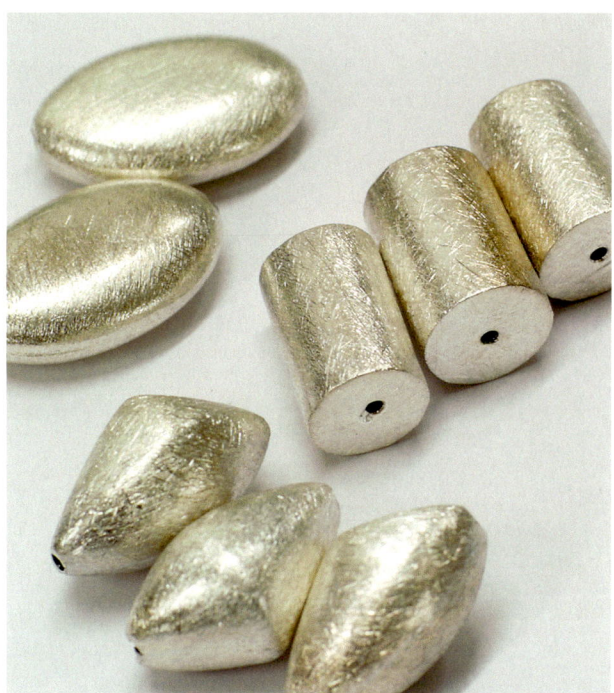

Im Folgenden werden – aus der Sicht der tibetischen medizinischen Schriften – der Ursprung, die Eigenschaften, die Klassifikation und die Synonyme von Quecksilber beschrieben. Anschließend folgen Details zur Reinigung von Quecksilber sowie zum Umwandlungsprozess zu Quecksilbersulfid (bzw. *btso thel*). Den Abschluss bilden einige Bemerkungen zur Anwendung.

URSPRUNG, KLASSIFIKATION UND DEFINITION VON QUECKSILBER

Laut den altindischen Veden kann Quecksilber in Tieren (z. B. Schlangen, Skorpionen und Spinnen) und in unbeweglichen Objekten wie Gesteinen, Hölzern und Gras gefunden werden.

Quecksilber wird in natürlich vorkommendes und künstlich erzeugtes Quecksilber eingeteilt. Was das natürliche Quecksilber angeht, so wird das im Meer gefundene als minderwertig angesehen[175], das im Gebirge gefundene hingegen als qualitativ höherwertig. Bezüglich des künstlich hergestellten Quecksilbers werden mehrere Wege zur Herstellung angegeben.

In der chinesischen, indischen und tibetischen Sprache existieren verschiedene Definitionen von Quecksilber, die alle in den entsprechenden Texten zu finden sind. Auf Tibetisch wird Quecksilber auch als »das, das die Lebensessenz zusammenzieht«, als »Silberwasser«, als »das Durchdringende«, als »Herrlichkeit des Mondes«, als Nektar und als »Schwert der flüssigen Medizin, das feste Objekte durchschneiden kann« bezeichnet.

DER PROZESS DER REINIGUNG UND UMWANDLUNG ZU BTSO THEL (QUECKSILBERSULFID)

Im 7. Jahrhundert sandte Yuthok Yonten Gonpo d. Ä., das Kronjuwel der tibetischen Medizin, seine Schüler in die Kongpo-Region, um Quecksilber zu besorgen. Den Schülern gelang es, mit 55 *Khal* (ein Khal, ist die Menge, die ein Yak transportieren kann) zurückzukommen. Durch die beiden Prozesse der »Zähmung der Bestandteile« und der »tantrischen Zähmung« gelang es, das Quecksilber in eine ungiftige Form umzuwandeln. Dies ist die erste für Tibet bezeugte Umwandlung von Quecksilber. Trotzdem breitete sich die Praxis nicht auf ganz Tibet aus. Im 11. Jahrhundert studierte der Gelehrte und Meister Ugyenpa die Werke der beiden Yuthoks und begab sich nach Indien, um Lehren über Quecksilber zu suchen und Texte zu studieren. Er fand neben anderen die qualitativ hochwertige Abhandlung über Quecksilber des großen indischen Meisters Bitali, die er sogar ins Tibetische übersetzte. Von diesem Zeitpunkt an findet sich in Tibet eine nunmehr tausendjährige, ununterbrochene Praxis der Reinigung von Quecksilber und Umwandlung zu Quecksilbersulfiden. Aufgrund dieses Wissens und dieser Erfahrung etablierten die späteren Meister gegen 20 Verfahren, um Quecksilber zu reinigen und in eine für den medizinischen Gebrauch unschädliche Form umzuwandeln. Sie schrieben auch wei-

---

[175] Die genaue Bedeutung dieses nach alten Textpassagen zitierten Satzes ist dem Autor nicht klar.

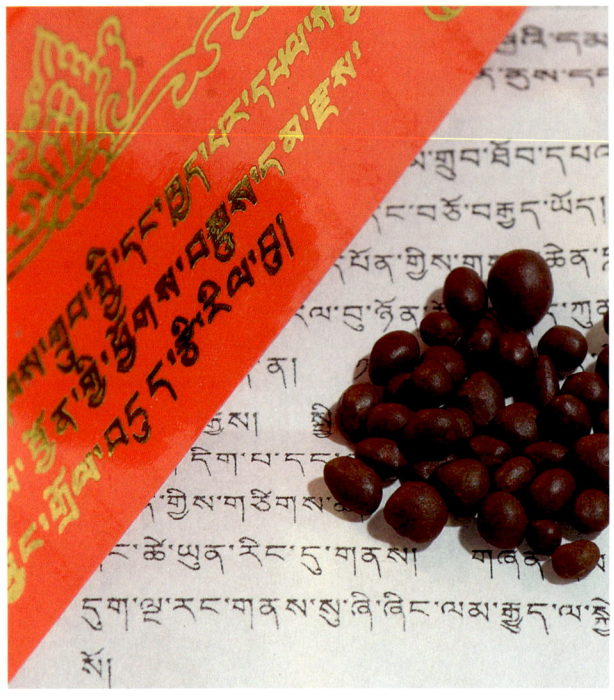
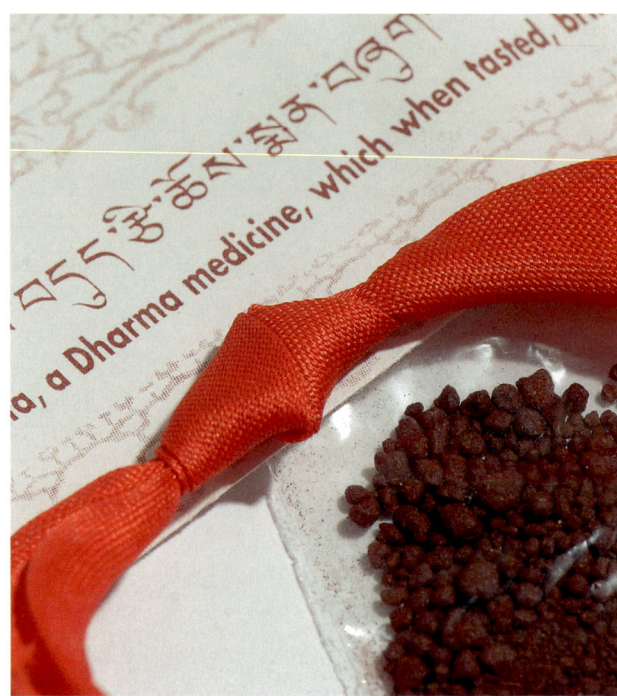

tere Abhandlungen über dieses Thema. Basierend auf dem korrekt durchgeführten Reinigungs- und Umwandlungsprozess hat *btso thel* – in der richtigen Menge angewendet – zahlreichen Menschen und Tieren das Leben gerettet.

Tibetische Meister waren Experten in der Zähmung von Quecksilber, und sie hatten große Erfahrung damit. Deswegen kannten sie die verschiedenen Reinigungs- und Umwandlungsprozesse sehr gut, die zur klinischen Behandlung verschiedener Krankheiten notwendig waren. Dazu gehören z. B. die »kalte« und die »heiße« Methode[176]. Die grundlegenden Vorgänge im Prozess bleiben aber dieselben. Nur im Fall von *rinchen btso thel* gibt es einige Besonderheiten[177].

Im Wesentlichen heißt es, dass die Giftigkeit von Quecksilber eine schwere und durchdringende Natur hat. Auch die unangenehmen Gerüche[178] und die Dämpfe von Quecksilber sind giftig. Deswegen muss Quecksilber gründlich gereinigt und danach umgewandelt werden, bevor es als Arzneimittel zur Lebensrettung eingesetzt werden kann.

Wenn Arzneimittel hergestellt werden, richten sich die Tibeter im Allgemeinen nach glücksverheißenden Tagen und berücksichtigen die Konstellation der Sterne und des Mondes[179]. Auch für die Umwandlung des Quecksilbers berücksichtigt die tibetische Medizin die Eignung der jeweils vorherrschenden elementaren Prozesse sowie glücksbringende Tage. Zusätzlich werden religiöse Zeremonien durchgeführt, in denen die fühlenden Wesen Zuflucht zum Medizinbuddha und zu Dharma-Beschützern nehmen. Zusätzlich müssen vor dem eigentlichen Prozess der Reinigung und Umwandlung die notwendigen Instrumente und die nötigen Ausgangsstoffe bereitgestellt werden.

Für den Prozess der Reinigung und Umwandlung, der aus vier Schritten besteht, muss ein Pulver aus den drei scharfen Gewürzen Pfeffer *(Piper longum),* schwarzer Pfeffer *(Piper nigrum)* und Ingwer *(Zingiber officinale)* in einen Fellsack gegeben werden, der kein Quecksilber durchlässt. Dann wird das Quecksilber in den Sack dazugegeben und anschließend mehrere Tage kontinuierlich geknetet und gewalkt. Am letzten Abend muss das metallische Quecksilber sauber von den drei Gewürzen getrennt werden. Im zweiten Schritt sollte es mit dem Saft aus Walnüssen *(Juglans sp.)* fermentiert werden, damit es nicht wieder Unreinheiten anzieht.

[176] Die erste und die vierte Stufe des Prozesses sind bei der kalten und heißen Methode gleich; in der zweiten und dritten Stufe werden unterschiedliche Ingredienzien zum Reinigen des flüssigen Quecksilbers verwendet.

[177] Zunächst werden in einem komplexen Verfahren Gold-, Silber-, Kupfer- und Eisensalze gewonnen, die dann mit Quecksilber und Schwefel zu einem edelmetall- und eisenhaltigen Quecksilbersulfid verarbeitet werden.

[178] Möglicherweise sind damit gewisse leicht flüchtige und hoch toxische quecksilberorganische Verbindungen gemeint.

[179] Nicht ganz im Ernst machen auch westliche Chemiker gelegentlich »den Mond« oder andere Sternkonstellationen für die mangelnde Reproduzierbarkeit gewisser chemischer Reaktionen verantwortlich. Besonders auffällig sind manche gut dokumentierte Durchbrüche (z. B. bei der Kristallisation wichtiger Reinsubstanzen), die nach langer Wartezeit praktisch simultan weltweit in mehreren Laboratorien stattfanden (»Synchronizität«). Inwiefern diese Phänomene mit den von den Tibetern gemachten Erfahrungen übereinstimmen, bleibt abzuklären.

Verschiedene kostbare Arzneimittel, die teils aus weit über hundert Ingredienzien bestehen. Diese Arzneimittel sind schwierig herzustellen und haben eine sehr sanfte, aber kraftvolle Wirkung. Sie können auch vorbeugend von Gesunden eingenommen werden.

Linke Seite: kostbare Arzneimittel aus dem Sakya-Orden (Tibet) sowie vom 17. Karmapa, Ugyen Trinley Dorje. Rechts: kostbare Arzneimittel von Jetsün Pema, der Schwester des 14. Dalai Lama.

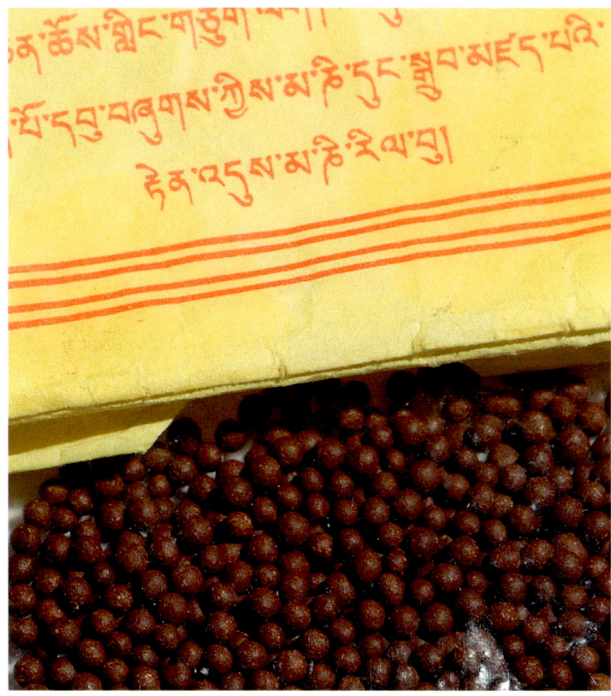

Die übrig gebliebenen Reste der drei Gewürze, die nun dunkelgrün geworden sind, müssen gut vergraben werden, damit sie nicht von Tieren gefressen werden. Um das »schwere und durchdringende Gift« aus dem Quecksilber zu entfernen, muss es im dritten Schritt mindestens zwei oder drei Stunden lang in Kuh- oder Ziegen-Urin gekocht werden. Nach dem Kochen sollte das Quecksilber mehrmals mit lauwarmem Wasser gewaschen werden. Schließlich wird das metallische Quecksilber im vierten Schritt mit speziell gereinigtem Schwefel vereinigt. Das metallische Quecksilber verschwindet in den Schwefel hinein und wird zu einer schwarzen Asche[180]. Diese Asche wird für die Formulierung einiger tibetischer Arzneimittel verwendet.

Die kurze Reinigung und Umwandlung von Quecksilber dauert sechs bis sieben Tage, wenn ein gut eingearbeitetes Team am Werk ist. Wenn der große *btso bkru*-Prozess[181] durchgeführt wird, so sind damit zahlreiche Personen viele Monate lang beschäftigt. Während des Prozesses sollten sich keine Tiere und Menschen in der Nähe aufhalten. Die Personen, die direkt involviert sind, sollten reichhaltige und nährende Nahrungsmittel und Getränke zu sich nehmen, damit die toxischen Verunreinigungen im Quecksilber keinen Schaden anrichten können. Sie müssen sich am ganzen Körper einölen, und einige der Arbeiter müssen vorbeugend ein spezielles medizinisches Bier trinken. Um Schaden an den Sinnesorganen zu vermeiden, müssen die Arbeiter rohes Ziegenfleisch im Mund behalten, Schutzbrillen tragen und

den Mund bedecken. Weil diese Vorsichtsmaßnahmen getroffen werden, gibt es in der Geschichte der tibetischen Medizin keinen Schaden und keine Unfälle bei dem Gebrauch von Quecksilber[182].

DER NUTZEN VON BTSO THEL (QUECKSILBERSULFID) Quecksilber, das gründlich gereinigt und zu Sulfid umgewandelt wurde und das in tibetischen Arzneimittelformulierungen eingesetzt wird, bringt ein langes Leben, vitalisiert den Körper sowie die subtilen Bestandteile *(rtsa khams)*[183], schärft die Sinnesorgane und verzögert die Alterung (speziell die Bildung von Hautfalten und weißem Haar). Es ist besonders nützlich bei der Behandlung von Schlaganfällen, Diphtherie, Gicht, Arthritis, Hautkrankheiten, Nervenkrankheiten, Blut-*mKhris pa*-Krankheiten bzw. *Bad kan-rLung*-Krankheiten, gewissen Herzkrankheiten, Geisteskrankheiten und Epilepsie.

[180] D. h. zu Quecksilbersulfid.
[181] Die Umwandlung in Quecksilbersulfid, wobei in einem sehr komplexen Verfahren noch weitere Ingredienzen (z. B. Edelmetallsalze) eingearbeitet werden.
[182] Diese Aussage des Autors deckt sich nicht mit den Aussagen eines sehr respektierten tibetischen Arztes, der berichtet, dass die wenigen »großen« Umwandlungsprozesse, die in der neueren Geschichte der tibetischen Medizin durchgeführt wurden, immer wieder von Unglücksfällen und schwerer Krankheit überschattet waren. Dies wird aber weniger dem Quecksilber zugeschrieben als vielmehr jenen Kräften, die durch das rinchen btso thal aus dem Kranken herausgetrieben werden und die sich dann zu rächen versuchen (mündliche Mitteilung von Dr. Tsewang Tamdin).
[183] Subtile Steuerungssysteme des Körpers, z. B. das Hormonsystem.

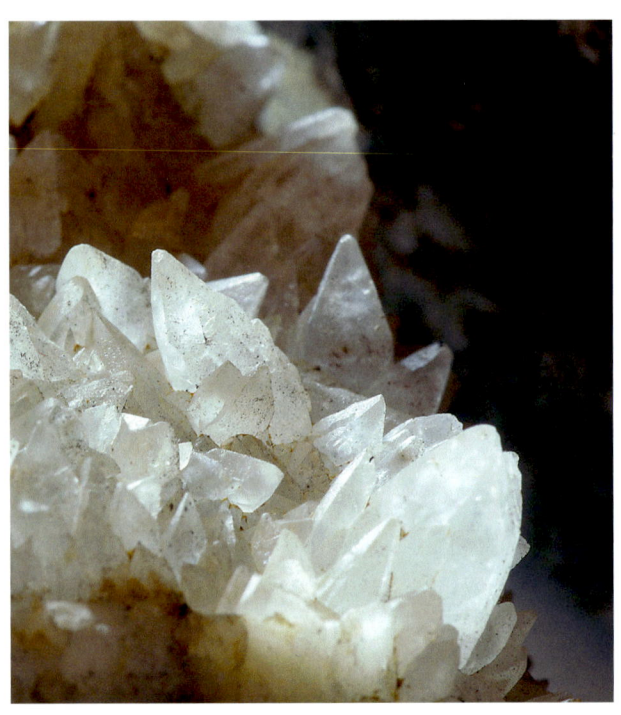

Mineralische Rohstoffe, die in der tibetischen Medizin verwendet werden: Kalzit, Quarz und Hämatit.

Links: Kalzit *(cong zhi)*. Süßer und zusammenziehender Geschmack, wärmende Wirkkraft. Nach der Reinigung und Aufarbeitung verwendet zur Behandlung von *Bad kan*-Krankheiten, chronischer Gastritis, bei Knochenrissen und -brüchen, Schwächezuständen und Diarrhöe.

Ganz rechts: Hämatit *(smugpo-sbalr-gyab)*. Zusammenziehender und süßer Geschmack, kühlende Wirkkraft. Bei Knochenrissen und -brüchen, Gehirnschäden aufgrund von Unfällen und bei eitrigem Ausfluss.

In den »Vier Tantras« sind über 4000 Arzneimittel erwähnt; weniger als 20 davon enthalten Quecksilbersulfide. Gegenwärtig werden am *Men-Tsee-Khang* in Dharamsala etwa 160 Arzneimittel hergestellt. Nur drei oder vier der regulären Arzneimittel enthalten Quecksilbersulfide in sehr geringen Mengen. Alle am *Men-Tsee-Khang* hergestellten Arzneimittel werden gemäß den Anleitungen in den »Vier Tantras« und anderen medizinischen Schriften produziert.

Medizinisch genutzte Mineralien und Gesteine

Die Steine, die in der tibetischen Medizin gebraucht werden, können nach ihrer Wirkkraft in höher- und minderwertige Steine unterteilt werden. Die höherwertigen schließen seltene Edelsteine und Juwelen ein; die minderwertigen umfassen die gewöhnlichen Gesteine.

Die höherwertigen Steine werden in diesem Abschnitt nicht behandelt, da sie bereits bei den kostbaren *Materia medica* aufgeführt wurden. Die hier erläuterten minderwertigen Steine werden aufgrund der Aufarbeitungsmethode in zwei Kategorien unterteilt, nämlich in solche, die im Feuer pulverisiert werden *(bzhu ba'i khams kyi rdo sman)*, und solche, die im Mörser pulverisiert werden *(mi bzhu ba'i khams kyi rdo sman)*. Magnetit gehört zur ersten Kategorie, während Ankerit *(smug po sbal rgyab)*, Smithsonit bzw. Hemimorphit *(gangs thig)*, Kalkstein *(cong zhi)*, Limonit *(rdo klad)*, Kalzit *(chu skyur rdo)*, Quarzit

(dkar gong) und Salpeter *(rdo mkhris)* im Mörser zerkleinert werden. Insgesamt verwendet die tibetische Medizin 48 Steine und Mineralien der beiden oben erwähnten Kategorien. Bevor diese Rohstoffe in Arzneimitteln verwendet werden, müssen sie einem Reinigungsprozess unterworfen und dadurch in ihrer Wirkkraft verfeinert werden[184]. Danach werden der Geschmack sowie die Wirkkraft überprüft. Im traditionellen tibetischen Medizinsystem finden sich zusätzlich Informationen über den Geschmack nach der Verdauung, die medizinischen Eigenschaften der Einzelrohstoffe, die korrekte Identifikation und die Methoden der Verwendung.

Medizinisch genutzte Erden

Medizinisch genutzte Erden sind pulverförmige Materialien, die durch den natürlichen Zerfall von Gesteinen entstehen. Nur wenige können als Bestandteile von Arzneimitteln genutzt werden. Sie werden in natürlich vorkommende und künstlich aufgearbeitete Erden unterteilt. Insgesamt sind in den medizinischen Schriften 17 Arten mit 31 Unterarten genannt. 14 davon (mit 22 Unterarten) gehören zu den natürlich vorkommenden, drei (mit neun Unterarten) zu den künstlich aufgearbeiteten Erden.

Die **natürlich vorkommenden Erden** brauchen nur wenig Aufarbeitung und werden in ihrem ursprünglichen Zustand verwen-

[184] Z. B. durch Einlegen in Gerstenbier.

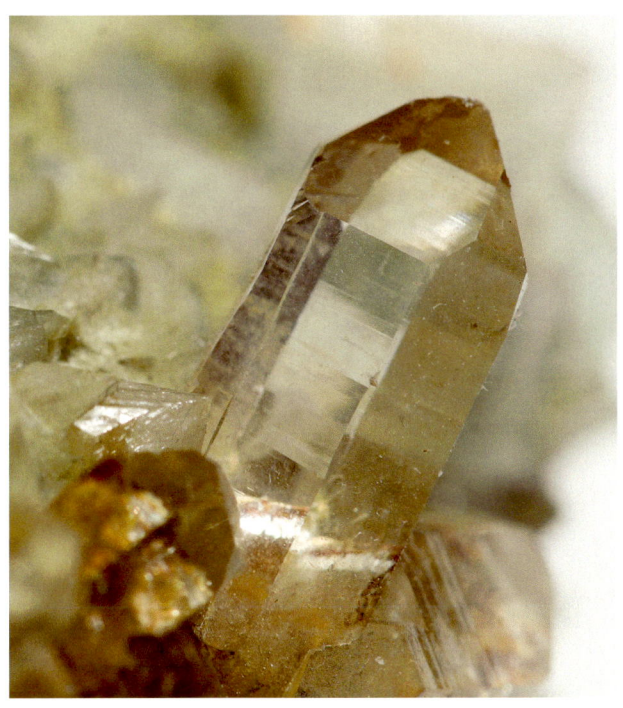
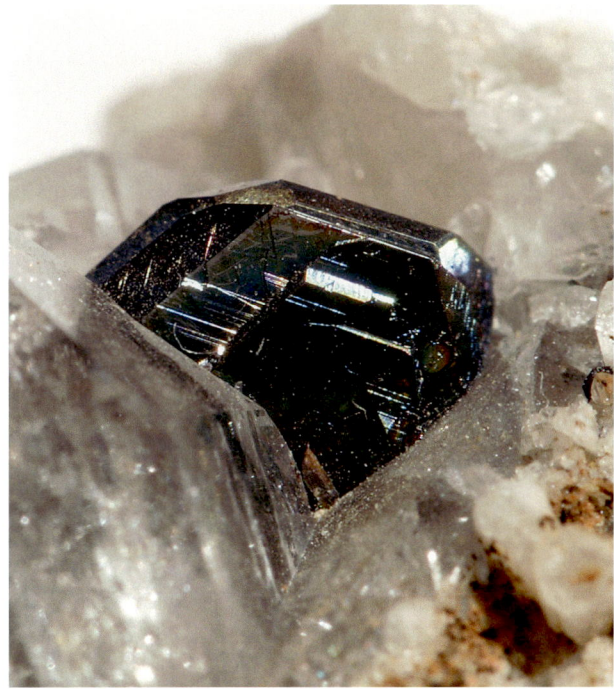

det. Dazu gehören Vermiculit *(gser phye)*, Vermillion *(li khri)* und gebrannter Ton vom Feuerplatz *(thab kyi sa tshigs)*.

Die **künstlich aufgearbeiteten Erden** unterscheiden sich von den natürlich vorkommenden dadurch, dass sie eine umfangreichere Aufarbeitung benötigen, bevor sie als medizinische Rohstoffe eingesetzt werden können. Weißer und gelber Schwefel *(mu zi)* beispielsweise kommen oft vermischt mit Erde und Gestein oder als Auripigment[185] *(ba bla)* vor. Alle Formen müssen zunächst in einem Gefäß geschmolzen werden, damit der reine Schwefel freigesetzt werden kann. Auf diese Art zubereiteter Schwefel darf nur äußerlich zur Heilung von Wunden und Entzündungen verwendet werden; er eignet sich nicht zur Einnahme bei der Heilung innerer Krankheiten. Wenn Schwefel als Bestandteil von innerlich angewandten Arzneimitteln dienen soll, muss er zuvor sorgfältig gereinigt und entgiftet werden. Zu dieser Kategorie gehören auch Wasser, in denen ein Ziegelstein gekocht wurde. Erden, die eine solche Aufarbeitung erfordern, werden »künstlich aufgearbeitete Erden« genannt. Ihre Natur, die Identifikation, Synonyme, Geschmack, Geschmack nach der Verdauung, medizinischer Gebrauch und die Methoden der Aufarbeitung werden in den medizinischen Texten detailliert beschrieben.

Medizinisch genutzte Salze

Salze definieren sich durch ihren salzigen Geschmack. Er entsteht aus der Kombination von Wasser und Feuer bzw. Hitze. Durch die Kraft der Wärme scheiden große Seen an ihrer Oberfläche und am Ufer Salze ab[186]. Aufgrund des Entstehungsortes unterscheidet man zwischen rund zehn verschiedenen Salzen. Zwölf weitere Salze müssen vor ihrem medizinischen Gebrauch zunächst aufgearbeitet werden. Detaillierte Angaben zur Einteilung in höher- und minderwertige Salze, zu Synonymen, Geschmack, Qualität, medizinischem Gebrauch und Aufarbeitungsmethoden finden sich in den »Vier Tantras«.

Pflanzliche Materia medica

Die in der tibetischen Medizin genutzten pflanzlichen Rohstoffe werden in fünf Abschnitten abgehandelt. Es sind dies eine allgemeine Beschreibung der pflanzlichen *Materia medica*, die »sieben geschätzten Zweige«, mehrjährige Pflanzen, einjährige Pflanzen und essenzielle medizinische Rohstoffe *(rtsi sman)*.

Allgemeine Beschreibung der pflanzlichen Materia medica

Das tibetische Medizinsystem nennt 360 Heilmethoden. Es existieren etwa 4000 komplex zusammengesetzte Arzneimittel in

---

[185] Ein Arsensulfid.
[186] Einige der großen Seen Tibets haben salziges Wasser.

Vor dem Sammeln von Heilpflanzen
werden Gebetsfahnen
aufgehängt und kurze Gebete gesprochen
(Rohtang-Pass, 2004).

Form von Dekokten, Pulvern, Pillen, Salben und alkoholischen Getränken sowie spezielle Arzneimittel, die aus kostbaren Rohmaterialien hergestellt werden. Sie können die 404 Krankheiten mit Sicherheit heilen. Wenn aber das »Zeitalter der 500 Degenerationen«[187] eintritt, werden die Armen sich keine Medikamente leisten können, und in den entlegenen Gebieten wird es schwierig sein, überhaupt Medikamente zu bekommen. Falls sie dann doch eintreffen, wird es zu spät sein, da der Patient bereits gestorben ist. Aus diesem Grund kennt das tibetische Medizinsystem die Praxis, aus allen auf dieser Erde wachsenden Pflanzen Arzneimittel zuzubereiten und sie zur Heilung von Krankheiten einzusetzen.

Alles, was auf dieser Erde wächst, kann in Arzneimitteln Verwendung finden, nachdem man den spezifischen Geschmack[188] untersucht hat. Im »makellosen kristallenen Rosenkranz« *(Dri med shel phreng)* des großen tibetischen Meisters Deumar Geshe Tenzin Phuntsok heißt es dazu: »Alles, was wächst, kann gesammelt und (zu Arzneimitteln) zusammengesetzt werden. Um dies zu können, muss man den illustrierten Baum der 46656 Arten von einzelnen, doppelten, drei- und mehrfachen Geschmacksrichtungen gründlich kennen. Wenn der illustrierte Baum, den ich separat niedergeschrieben habe, richtig studiert und gemeistert wurde, kann man sogar neu entdeckte Pflanzen aufgrund ihres Geschmacks leicht einteilen und identifizieren, ohne sich auf die Namen berufen zu müssen, die frühere Gelehrte ihnen verliehen haben. Man kann daraus herleiten, aus welchen elementaren Prozessen die Pflanze hervorging, welche Wirkungen sie nach der Verdauung hat[189], welche Eigenschaften sie hat und welche der drei elementaren Körperprozesse sie dämpfen kann. Man kann ihr auf der Basis ihrer Form und ihrer Funktion einen Namen geben. Unsere Vorfahren taten dasselbe, denn ein Name ist notwendig, um Verwechslungen zu vermeiden.«

Aufgrund der oben erwähnten Informationen können wir eine Pflanze nicht nur korrekt identifizieren und einordnen, sondern wir können auch ihren Geschmack nach der Verdauung und ihre Wirkungsweise herleiten, wie sie in den tibetischen medizinischen Texten genannt sind.

Die sieben geschätzten Zweige

Jede einzelne Pflanze, die auf dieser Welt wächst, hat ihre typische medizinische Wirkkraft. Diese hängt nicht nur von der Art ab, sondern – innerhalb derselben Art – auch vom Platz, an dem sie gewachsen ist, von der Zeit, in der man sie sammelte, usw. All diese Faktoren beeinflussen die medizinischen Wirkkräfte sehr. Aus diesem Grund lehren die tibetischen medizinischen Schriften die »sieben geschätzten Zweige«. Hält man sich an die Richtlinien der »sieben geschätzten Zweige«, so werden die medizinischen Inhaltsstoffe der Heilpflanzen bewahrt, und die Rohdroge, die gemäß den Richtlinien gelagert wurde, wird eine größere Heilkraft haben. Die »sieben geschätzten Zweige« wurden zuerst von Yuthok Yonten Gonpo d. Ä. im 8. Jahrhundert in den »Vier Tantras« erwähnt. Es sind dies: Fundort der Pflanze, Sammelzeit, richtiges Trocknen, Entfernen der ungeeigneten Pflanzenteile mit rauer, grober Wirkkraft, Verfeinern der Wirkkraft durch die drei Methoden, Gebrauch der Rohdroge innerhalb der festgesetzten Zeitspanne sowie das richtige Formulieren der Arzneimittel aufgrund von Geschmack, Wirkkraft und Geschmack nach der Verdauung.

---

[187] Aus buddhistischer Sicht befinden wir uns momentan in einem weltweiten Prozess der Degeneration (z. B. Verfall der ethischen Werte, Verschmutzung der Umwelt, Verschwendung von Energien, Verlust von wesentlichem Wissen und Anhäufung von Nebensächlichem usw.).

[188] Im Geschmack manifestiert sich die jeweilige (chemisch-physikalische) Wirkung des Rohstoffs auf den Körper.

[189] D. h. welche Wirkung ihre Metaboliten haben.

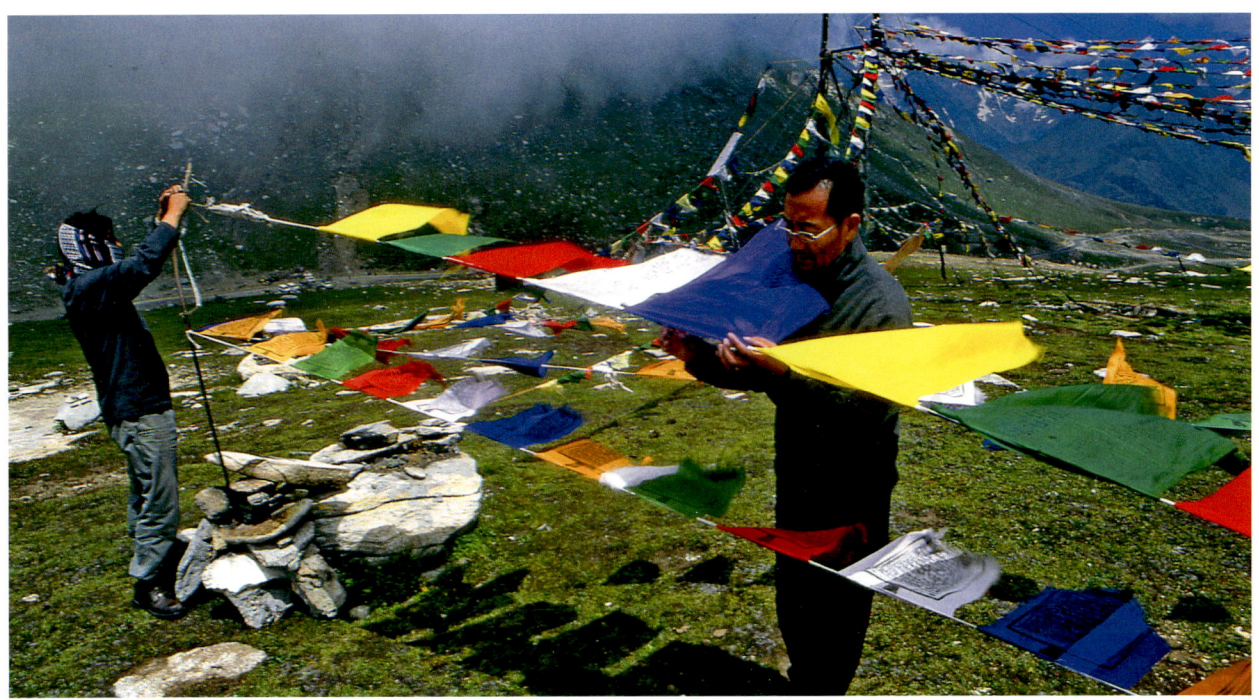

Es wäre also fahrlässig, eine im tibetischen Medizinsystem verwendete Arzneipflanze generell als Arzneimittel zu verwenden. Wenn sie ohne Berücksichtigung der »sieben geschätzten Zweige« in Arzneimitteln verarbeitet wird, ist es zweifelhaft, ob sie den erhofften Nutzen bringt. Hier nun die detaillierte Beschreibung der »sieben geschätzten Zweige«:

FUNDORT Die Fundorte einer Pflanze können in zwei hauptsächliche Kategorien eingeteilt werden: die kühle Schattenseite der Berge und ihre sonnige warme Seite. Dieser natürliche Unterschied existiert überall auf der Welt. Die Heilpflanzen, die auf der schattigen, kühleren Seite wachsen, sind stärker von den elementaren Prozessen der »Erde« und des »Wassers« dominiert. Deswegen sind ihre Wirkkräfte von eher kühler Natur, und sie heilen fiebrige Krankheiten. Pflanzen und Bäume, die in wärmerer Umgebung wachsen, sind stärker durch die elementaren Prozesse der Verbrennung und Umwandlung (»Feuer«) dominiert; deswegen sind ihre Wirkkräfte warm, und sie kurieren kalte Krankheiten. Kühlende Heilpflanzen sollten in den schattigen Bereichen der Berge wachsen, wo der Mond die kühlen Kräfte noch vermehrt, und wärmende Heilpflanzen sollten auf der Sonnenseite wachsen, wo das Licht der Sonne ihre wärmende Kraft verstärkt.

Es heißt auch, dass die besten Heilpflanzen an sauberen und angenehmen Plätzen wachsen, speziell an jenen Orten, die durch die Präsenz Buddhas und seiner Lehren gesegnet wurden. Wenn dies nicht möglich ist, sollte der Platz zumindest in der Vergangenheit durch die Präsenz von großen indischen oder tibetischen Heiligen gesegnet worden sein oder in der Nähe von heiligen Tempeln oder Klöstern stehen, die von den drei großen Dharma-Königen Tibets gegründet wurden. Solche Pflanzen sowie Pflanzen, die in der Nähe von Meditationsplätzen der großen tibetischen Meister wachsen, werden als qualitativ höchstwertig angesehen. Wenn all dies nicht möglich ist, sollten die Heilpflanzen wenigstens in einem ungefährlichen Gebiet wachsen, in dem man die zehn Tugenden achtet.

Das Gegenteil eines geeigneten Gebietes wäre ein Gebiet, das nicht die geeignete Balance von Kälte und Wärme aufweist, das in der Nähe von Friedhöfen, Städten, Autobahnen, Müllhalden oder Industriegebieten liegt oder das voller giftiger Tiere wie Schlangen und Skorpione ist.

SAMMELZEIT Sowohl das Gebiet, in dem die Heilpflanze wächst, als auch der Zeitpunkt des Sammelns haben einen sehr großen Einfluss auf die Eigenschaften der Rohdrogen. Folgt man den Anweisungen des tibetischen Medizinsystems nicht richtig, so wird das aus solchen Rohdrogen zusammengesetzte Arzneimittel nicht die beabsichtigten Wirkungen haben und unerwünschte Nebenwirkungen aufweisen.

Wurzeln, Stämme und Zweige sollten im Herbst gesammelt werden, wenn Zweige, Blüten und Früchte vertrocknen. Wurzeln,

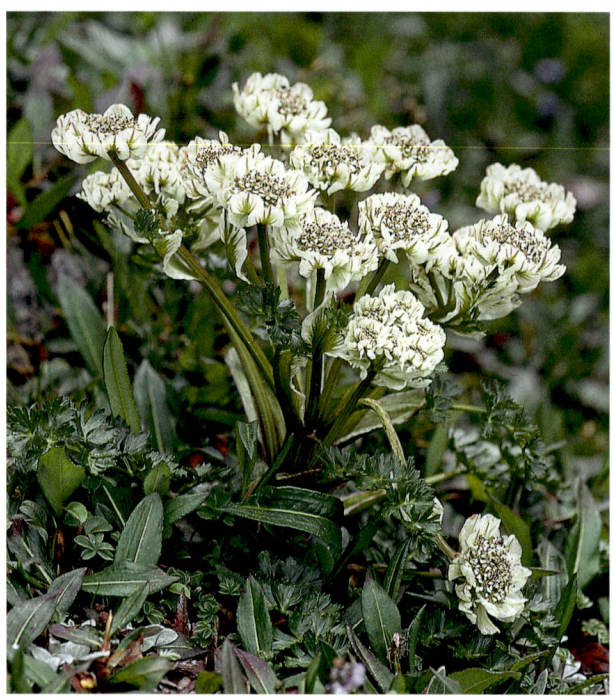
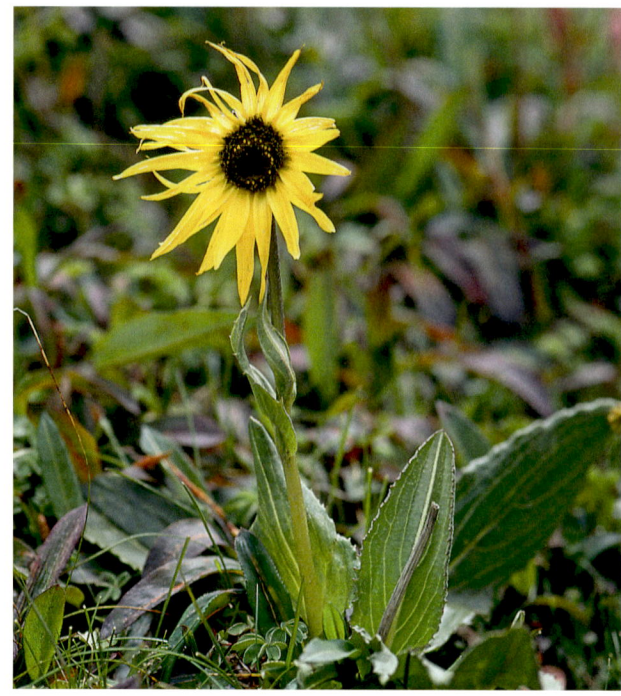

Stämme und Zweige, die zu dieser Zeit gesammelt wurden, sind nützlich bei der Heilung von Knochenkrankheiten, neurologischen Krankheiten und Krankheiten des Muskelgewebes. **Blätter, Milchsaft** und **Jungpflanzen** gehören zur Kategorie der Blätter, die im letzten Monat des tibetischen Sommers bzw. der Regenzeit gesammelt werden, wenn die Blätter voll entwickelt sind. Blätter, Milchsaft und Jungpflanzen, die zu dieser Zeit gesammelt wurden, heilen besonders Krankheiten der sechs Hohlorgane, des Knochenmarks und plötzliche Schwellungen. Die **Blüten, Früchte** und **Triebe** gehören zur Kategorie der Früchte und sollten in der mittleren Phase des Herbstes gesammelt werden. Zur korrekten Zeit gesammelt, sind sie besonders geeignet für die Sinnes- und die fünf vitalen Organe. **Rinde, Bast** und **Harz** gehören zur Kategorie der Rinden; diese sollten im Frühling gesammelt werden, wenn die Triebe sprießen. Sie sind speziell nützlich für Haut, Sehnen, Bänder und Glieder. Pflanzen, die für **Abführmittel** und zur Behandlung von Krankheiten wie Durchfall verwendet werden, müssen im Spätherbst gesammelt werden, wenn Schösslinge, Blätter, Blüten und Früchte vertrocknen und sich die Kraft der elementaren Prozesse von Erde und Wasser verringert. Pflanzen, die für **Brechmittel** benutzt werden, sollten im mittleren Frühling gesammelt werden, wenn die Jungpflanzen sprießen und die Kraft von Feuer und Wind zunimmt.

Alle Pflanzen sollten frei von Insekten sein, nicht verbrannt, nicht durch subtile, Schaden verursachende Einflüsse beeinflusst und nicht durch eisige Winde, Sonne oder Wasser geschädigt sein.

ENTFERNEN DER SCHÄDLICHEN TEILE Nicht nur der Zeitpunkt der Ernte ist wichtig, sondern auch das Entfernen der schädlichen Pflanzenteile. Gemäß dem tibetischen Medizinsystem muss beim Ernten der Wurzel die Wurzelrinde entfernt werden, bei den Stielen das innere weiche **Mark** *(rkang skya)*, bei den Zweigen die **Nodien** (Verbindungsstellen), bei den Blättern die **Blattstiele** (Petiolen), bei den Blüten die **Kelchblätter,** bei den Früchten das **Endokarp** (innerster Teil, z. B. die Samen), und bei der Rinde die **äußeren Krusten** *(dreg pa)*. Diese schädlichen Teile einer Pflanze oder eines Baums sind nicht tödlich. Wenn sie aber nicht richtig entfernt werden, bekommt das Arzneimittel eine grobe Natur und ist schwierig zu verdauen. Das richtige Entfernen der oben erwähnten schädlichen Teile gibt der Medizin einen sanften und milden Charakter.

RICHTIGE TROCKNUNG Dieser Abschnitt befasst sich mit der richtigen Trocknung von medizinischen Pflanzen. Um die medizinische Wirkung zu erhalten, sollten die Pflanzen unmittelbar nach der Sammlung und vor der Trocknung leicht geschlagen werden. Wenn die Pflanze eine kühlende Natur hat, sollte sie im Kühlen und ohne Anwendung von Feuer, Hitze oder Sonne getrocknet werden. Wärmende Pflanzen, die in einer warmen Umgebung gewachsen sind,

Ganz links: Rippensame *(Pleurospermum sp., tsay rgodh)*. Bitterer Geschmack, kühlende Wirkkraft. Verwendung als Antidot gegen verschiedene Vergiftungen und zur Heilung verschiedener Fieber, zur Reinigung der Blutgefäße und gegen unregelmäßige Menstruation.

Links: Cremanthodium *(Cremanthodium sp., ming-can nag-po)*. Bitterer Geschmack, kühlende Wirkkraft. Verwendung als allgemein entzündungshemmende Arznei.

Rechts: Blauer Stachliger Scheinmohn *(Meconopsis horridula, tsher sngon)*. Bitterer Geschmack, kühlende Wirkkraft. Verwendung zur Unterstützung des Heilungsprozesses bei Verletzungen und Knochenbrüchen, einschließlich damit verbundener Entzündungen.

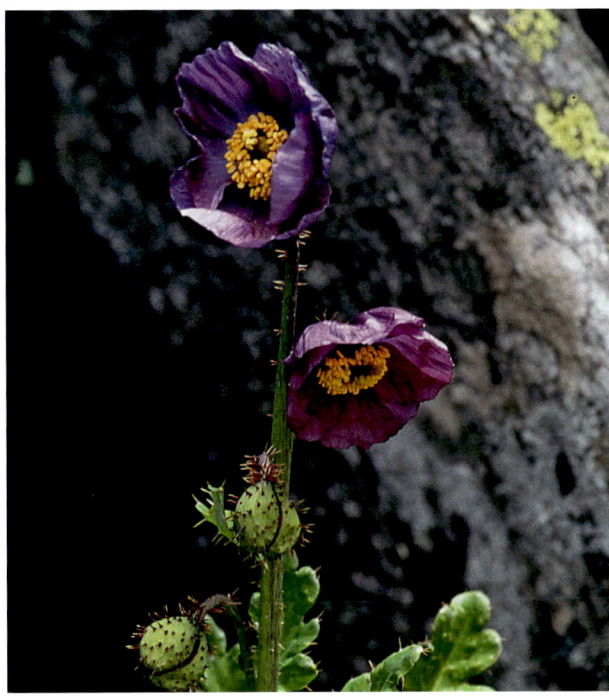

sollten sie in der Sonne getrocknet werden. Pflanzen mit einer ausgeglichenen Natur, die in einem milden Klima wachsen, sollten auch in milder Umgebung getrocknet werden. Die gesammelten Pflanzen müssen ausreichend getrocknet werden, damit sie nicht vorzeitig verderben. Sie sollten frei sein von Staub, Rauch und dem Geruch anderer Heilpflanzen. Wenn die geeigneten Maßnahmen zur Trocknung angewendet werden, so haben die gesammelten Pflanzen ihren vollen medizinischen Wert und behalten ihn auch.

LAGERUNG UND RECHTZEITIGER GEBRAUCH Die gesammelten medizinischen Pflanzen sollten vor ihrem jeweiligen Verfalldatum verbraucht werden. Die Pflanzen können ihre heilenden Eigenschaften verlieren, wenn sie darüber hinaus genutzt werden. Deswegen ist es sehr wichtig, überlagerte Vorräte durch frische zu ersetzen. Überdies ist es von zentraler Bedeutung, die Rohdrogen an einem Ort zu lagern, der frei von Feuchtigkeit und nicht der Sonne ausgesetzt ist. Wenn diese Regeln befolgt werden, können Heilpflanzen mehrere Jahre lang aufbewahrt werden, ohne Schaden zu nehmen.

VERFEINERN DER WIRKKRAFT VON HEILPFLANZEN Die medizinischen Rohdrogen, die auf die oben geschilderte Art und Weise gesammelt und gelagert wurden, sind im Wesentlichen von grober, rauer Natur. Sie können deshalb schädliche Effekte auf die Sinnesorgane sowie auf die Vital- und Hohlorgane ausüben,

wenn sie direkt in Arzneimitteln verwendet werden. Um solche Nebenwirkungen zu vermeiden, müssen sie einer Verfeinerung unterworfen werden. Es gibt drei Arten der Verfeinerung:

VERFEINERN DURCH KOMBINATION Um die gewünschte Wirkung zu erreichen, werden mehrere Heilpflanzen, die denselben Geschmack und dieselbe Wirkkraft haben, in geringer Dosis miteinander kombiniert.

VERFEINERN DURCH HINZUFÜGEN Man fügt einen ausgesuchten medizinischen Rohstoff hinzu, um die Wirkung auf ein spezifisches Organ zu verstärken. Beispielsweise wird Muskat *(Myristica fragans)* bei Herzkrankheiten und *cu gang* (eine Bambus-Ausscheidung) bei *rLung*-Störungen hinzugegeben.

VERFEINERN DURCH GEGENMITTEL Im Wesentlichen haben alle grünen Pflanzen eine grobe und rohe Natur, die den Wind im Körper anregt, zu Verdauungsstörungen führt und die Körperbestandteile schädigt. Um solchen Problemen vorzubeugen, wird Melasse beigefügt und damit der Schaden am Wind im Körper minimiert. Granatapfelsamen *(Punica granatum, se 'bru)* dienen zur Anregung der Verdauungswärme.

RICHTIGE FORMULIERUNG DER ARZNEIMITTEL Wenn man die ersten sechs kostbaren Richtlinen verstanden hat, folgt als

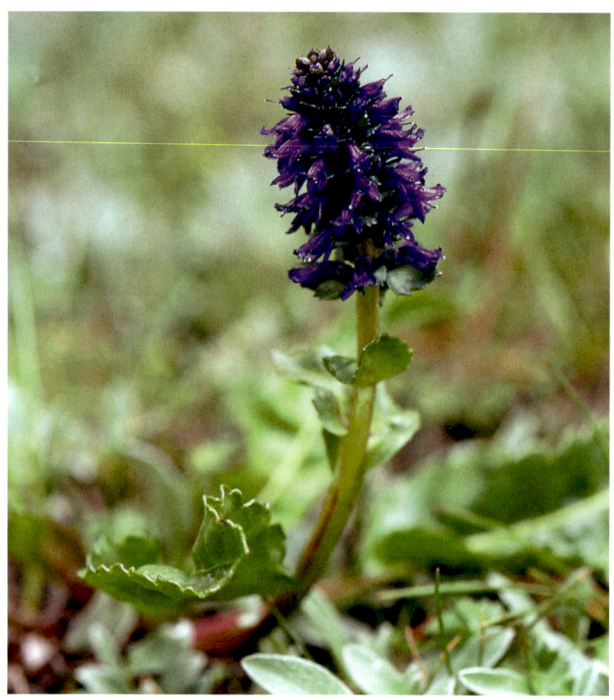
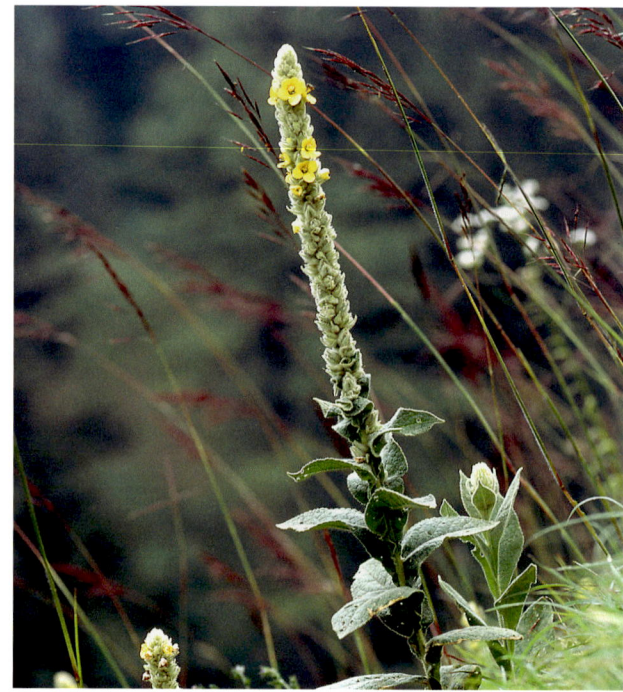

letzter Schritt die Formulierung der Arzneimittel. Diese müssen so zusammengestellt werden, dass keine kühlenden und wärmenden Rohdrogen miteinander vermischt werden. Dies wird als das »richtige Zusammenstellen der Arzneimittel« bezeichnet. Man unterscheidet zwischen zwei Pflanzenkategorien: Pflanzen, die zur Herstellung von Arzneimitteln gegen heiße Krankheiten dienen, sowie Pflanzen, die zur Herstellung von Arzneimitteln gegen kalte Krankheiten dienen. Die detaillierten Angaben zur Formulierung von Arzneimitteln finden sich in den »Vier Tantras«.

Zusammenfassend kann gesagt werden, dass die obigen »sieben geschätzten Zweige« die grundlegenden Kriterien beinhalten, um Arzneimittel herzustellen, und dass sie mit Sicherheit einen wesentlichen Einfluss auf den therapeutischen Effekt eines Arzneimittels haben. Alle Heilpflanzen, die auf dieser Erde wachsen, sollten gemäß diesen Richtlinien der tibetischen Medizin gesammelt werden. Dieses Wissen ist eine der ursprünglichen und einzigartigen Charakteristiken des tibetischen Medizinsystems. Arzneimittel, die ohne praktische Kenntnis der oben genannten sieben Methoden hergestellt werden, erreichen die Standards nicht, die in den tibetischen medizinischen Schriften festgelegt werden. Deswegen sollten alle Praktizierenden und Interessierten die praktische Formulierung und Herstellung von Arzneimitteln beherrschen, und sie sollten die strikten Regeln zur Herstellung effektiver Arzneimittel kennen.

Medizinisch genutzte Kräuter

Heilkräuter werden, von der Art ihres Wachstums ausgehend, in zwei Kategorien eingeteilt. Es gibt Heilkräuter, die gut entwickelte Wurzelknollen haben, und Heilkräuter mit dünnen Wurzeln. Bei den ersteren überwintern die Wurzeln, während Stiel und Blätter jedes Jahr neu gebildet werden. Die mehrjährigen Heilpflanzen werden *ldum bu thang sman* genannt; Beispiele sind Tarant *(Swertia chirata)*, Ingwer *(Zingiber officinale)*, verschiedene Wermut- *(Artemisia sp.)* und Malvenarten *(Malva sp.)* sowie eine Farnart *(re ra)*. Die einjährigen Heilkräuter haben dünne Wurzeln und werden jedes Jahr neu gebildet; sie werden tibetisch *sngo sman* genannt. Beispiele sind Lagotisgras-Arten *(Lagotis kunawurensis)*, Eisenhut-Arten *(Aconitum sp.)*, Wilder Lattich *(Lactuca lessertiana)*, Läusekraut-Arten *(Pedicularis sp.)* und Scheinmohn-Arten *(Meconopsis sp.)*. Beide Kategorien gelten als Kräuter; sie werden aber im tibetischen Medizinsystem wie oben beschrieben eingeteilt.

In den Schriften über tibetische *Materia medica* werden etwa 500 Heilkräuter erwähnt; rund 120 gehören zu den mehrjährigen Heilpflanzen, etwa 300 sind einjährig. Viele der in den »Vier Tantras« erwähnten Heilkräuter können nicht mehr mit Sicherheit identifiziert werden; es bestehen aber Bestrebungen, das alte Wissen zu rekonstruieren.

Man benutzt Teile wie Wurzeln, Stiele, Zweige, Blätter, Blüten und Früchte und – in manchen Fällen – auch das ganze Kraut,

Ganz links: Lagotis-Gras *(Lagotis brevituba, hong-len dman-pa)*. Bitterer und zusammenziehender Geschmack, kühlende und stumpfe Wirkkraft. Verwendung zur Heilung verschiedener Fieberarten in Blutgefäßen, Nerven, dem Darm (einschließlich »heißer« Diarrhöe) und den Lungen. Trocknet unreines Blut aus und wirkt entzündungshemmend.

Links: Königskerze *(Verbascum thapsus, gser-bjae dbyug-pa)*. Bitterer und zusammenziehender Geschmack, kühlende und grobe/raue Wirkkraft. Verwendung bei Lungeninfektionen und zur Blutgerinnung bei Wunden und Verletzungen. *Heilt gnan thor* (eine Hautkrankheit) und durch Vergiftungen verursachte Fieber.

Potentilla sp. (rgyu mkhris smug po). Süßer und bitterer Geschmack, kühlende Wirkkraft. Verwendung zur Behandlung von Erkältungen, die mit Fieber einhergehen.

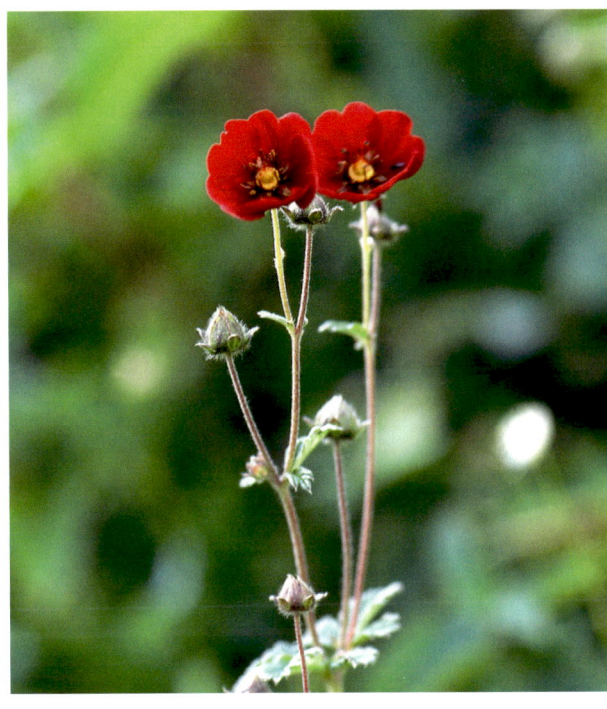

um Heilmittel zusammenzustellen. Heilkräuter sind die am häufigsten angewendeten Rohstoffe bei der Herstellung von tibetischen Arzneimitteln. Allerdings stiftet laut tibetischen Ärzten die Identifikation der pflanzlichen Rohstoffe am meisten Verwirrung, wobei die exakte Identifikation von Kräutern am schwierigsten ist. Eigene, persönliche Erfahrungen zeigen, dass es sehr problematisch ist, Heilpflanzen aufgrund von einer oder zwei Studien-Exkursionen korrekt zu identifizieren. In früheren Zeiten wurden die benötigten Heilpflanzen traditionell im Sommer gesammelt. Tibetische Ärzte gingen einen Monat lang auf Exkursion, durchquerten Hügel und Täler und wurden mit den korrekten Namen der verschiedenen Heilpflanzen vertraut. Diese Tradition wird bis heute befolgt. Häufige Exkursionen im Freien sind sehr wichtig, um Lebensraum, Farbe, Form und Gestalt, Größe, Duft, Geschmack und Oberflächenbeschaffenheit jeder einzelnen Heilpflanze studieren zu können. Ein Arzt gilt als Experte für medizinische Pflanzen und als Experte zur Arzneimittelherstellung, wenn er den Geschmack, die Wirkkraft, den Geschmack nach der Verdauung sowie den jeweiligen Nutzen der Heikräuter in jeweils einfacher Form bzw. in doppelter oder dreifacher Kombination kennt.

Medizinisch genutzte Hölzer

Die Bäume, die in der tibetischen Medizin genutzt werden, wachsen sehr langsam. Einmal ausgewachsen, können sie sehr alt werden. Manche werden über hundert Jahre alt; diese Bäume haben riesige und sehr widerstandsfähige Stämme. Es gibt zwei Kategorien von Gehölzen, nämlich Laubbäume, die ihre Blätter verlieren, und Nadelhölzer, die ihre Nadeln nicht verlieren. Das tibetische Medizinsystem kennt 108 medizinische Rohstoffe, die der Kategorie der Hölzer zugeordnet werden. Diese Rohstoffe behalten ihre Wirkung jahrelang, wenn sie korrekt gelagert werden, d. h. ohne direkte Sonneneinwirkung, Regen und Wind (besonders ohne kühlen Wind). Sie werden in drei Kategorien eingeteilt: Zu den **Bäumen** gehören z. B. Adlerholz *(Aquillaria agallocha, a gar)* und Kiefern *(Pinus sp.)*. Typische **Kriech- oder Kletterpflanzen** sind Waldrebe *(Clematis sp., dbyi mong)* oder Herzblättriger Mondsame *(Tinospora cordifolia, sle tres)*. In der tibetischen Medizin genutzte **Sträucher** sind z. B. Rispelstrauch *(Myricaria bracteata, 'om bu)* und *Spiraea scheideriana (myag shad)*.

Es gibt sehr wenige medizinische Gehölze, bei denen alle Pflanzenteile genutzt werden können, um Arzneimittel herzustellen. Deswegen haben tibetische Gelehrte weitere Unterteilungen eingeführt, um die Rohstoffe nach dem verwendeten Teil spezifizieren zu können; es sind dies Wurzeln, Stamm, Äste, Blätter, Blüten, Rinde, Cortex und Harz. Gehölze, die Gifte enthalten, werden entgiftet. Diejenigen Hölzer, die eine grobe und rohe Natur haben und deshalb schwer verdaulich sind, werden dem Prozess der Verfeinerung unterworfen.

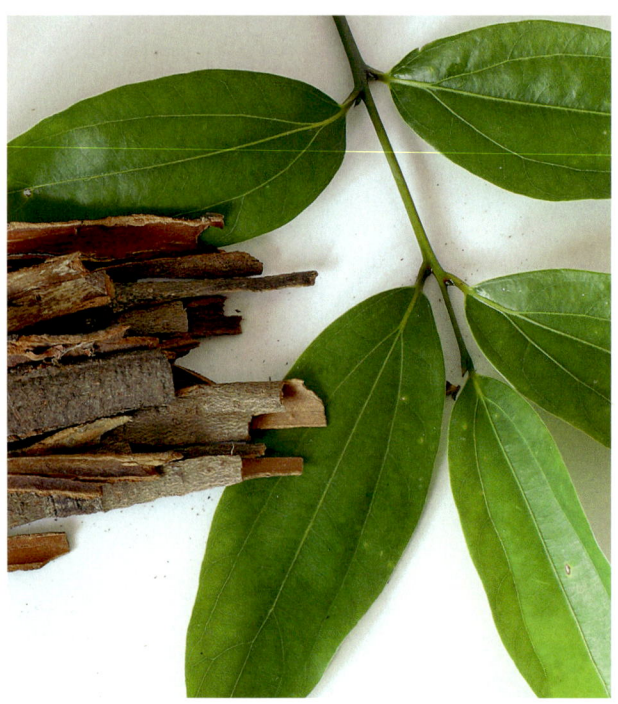
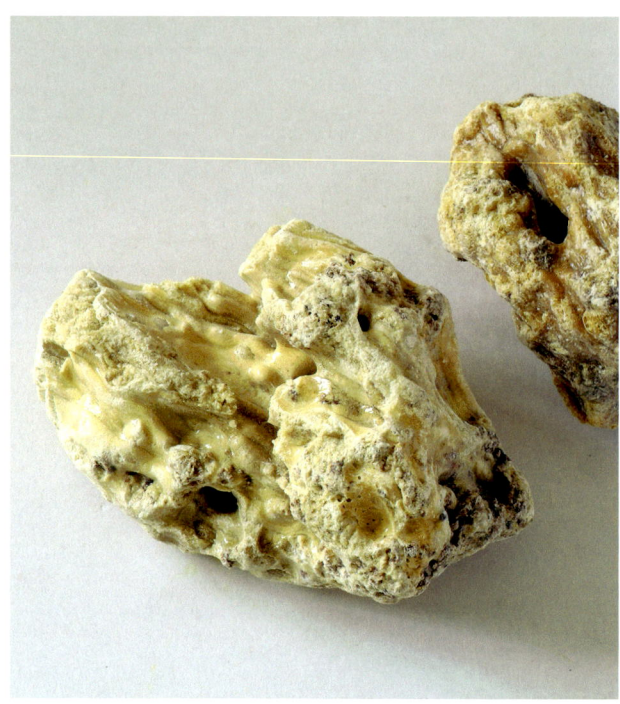

Tierische Materia medica

Tibet ist ein Land von riesiger offener Weite, das sehr vielen Tierarten einen fruchtbaren sicheren Brutplatz bietet. Tibetische Historiker und ältere Leute sagen, dass zahlreiche Tierarten in Tibet ihren Ursprung haben. Ähnlich den Forschungen im Bereich der pflanzlichen Rohstoffe haben tibetische Gelehrte in der Vergangenheit auch die verschiedenen Tierarten beobachtet und studiert. Im 8. Jahrhundert fasste Yuthok Yonten Gonpo d. Ä. die mündlichen Überlieferungen und das Wissen, das er jahrelang gesammelt hatte, zusammen und beschrieb Geschmack, Wirkkraft und Nutzen der tierischen *Materia medica* in den »Vier Tantras«. Von diesem Zeitpunkt an wurde das Wissen um medizinische Substanzen aus dem Tierreich in die tibetische *Materia medica* integriert. Es entstand ein neues Gebiet der Praxis und des Studiums.

Gegenwärtig werden in der tibetischen Medizin jedoch nur wenige Ingredienzien tierischen Ursprungs benutzt. Wenn eine bestimmte Formulierung nach tierischen Inhaltsstoffen verlangt, werden sie durch Heilpflanzen ersetzt, um keine tierischen Substanzen gebrauchen zu müssen. Details dazu finden sich im »Kristallenen Rosenkranz« von Deumar Geshe Tenzin Phuntsok. So wird beispielsweise Moschus durch Wermut *(Artemisia Santolinifolia, phur nag gi khan da)* ersetzt.

Die tibetischen Medizinschriften beschreiben die korrekte Identifikation und die verschiedenen Verwendungszwecke der tierischen *Materia medica*. Auch ihr spezifischer Nutzen für den menschlichen Körper wird detailliert erklärt. Ungeachtet dessen, dass im Moment kaum tierische *Materia medica* gebraucht wird, sollte diese Tradition weiterhin gelehrt und bewahrt werden. Deswegen müssen Medizinstudenten in Dharamsala alle Arten der *Materia medica* lernen, einschließlich der tierischen; dies ist sehr wichtiges Wissen.

Gemäß den tibetischen medizinischen Schriften werden die tierischen *Materia medica* in 29 Arten und 448 Unterarten eingeteilt. Die gebräuchlichsten sind diejenigen, die auch als Nahrungsmittel Verwendung finden, z. B. verschiedene Fleischsorten, Fette, Milch, Quark, Butter und getrockneter Käse. Wenn diese medizinisch wirksamen Nahrungsmittel über längere Zeit in entsprechender Menge eingenommen werden, können sie die Gesundheit unseres Körpers wiederherstellen und Krankheiten heilen. So hat Schaffleisch beispielsweise eine wärmende Wirkkraft und heilt Wind- und Schleim-Krankheiten, ist aber im Falle von Galle-Krankheiten schädlich. Ziegenfleisch hat kühle und schwere Wirkkräfte, die es schwer verdaulich machen und die deshalb zu Wind-, Galle- und Schleimstörungen führen. Es ist aber wirksam, um Fieber, Infektionskrankheiten, Fleischvergiftungen, Pocken und Verbrennungen zu behandeln. Im Moment werden bei der Herstellung tibetischer Arzneimittel aber – mit Ausnahme von Milch und Butter – weder Fleisch noch Fette oder andere tierische Rohstoffe verwendet.

Ganz links: Zimtrinde *(Cinnamomum tamala, shing tsa)*. Scharfer, süßlicher, zusammenziehender und leicht salziger Geschmack, hauptsächlich wärmende Wirkkraft. Sekundäre Wirkkräfte sind ölig und leicht. Verwendung zur Wiederherstellung von geschädigter Verdauungswärme, bei Flatulenz und Diarrhöe.

Links: Harz des Weihrauchbaumes *(Boswellia serrata, sPos dkar)*. Bitterer und zusammenziehender Geschmack, kühlende hauptsächliche Wirkkraft und stumpfe sekundäre Wirkkraft. Zur Behandlung von Arthritis; dämpft Juckreiz, Wasserbruch (Hydrozele), überschüssige Serumsflüssigkeit und allgemein rLung-Krankheiten.

Rechts: Amber und Moschus sind zwei der in der alten tibetischen Medizin gebrauchten tierischen Rohstoffe.

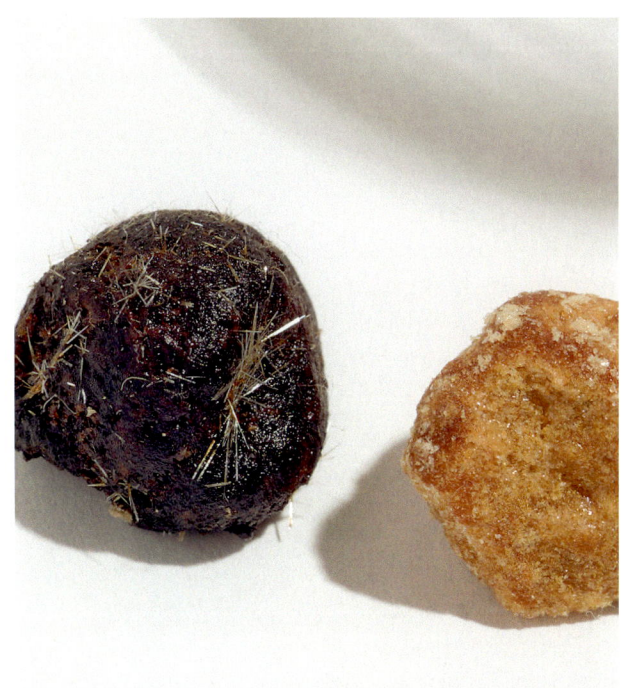

Essenzielle medizinische Rohstoffe

Der Terminus »essenzielle medizinische Rohstoffe« *(rTsi sman)* bezieht sich nicht auf eine einzelne Kategorie von Rohstoffen. Vielmehr sind damit Rohstoffe aus den anderen Kategorien gemeint, die nicht nur Krankheiten heilen, sondern auch die Körperbestandteile regenerieren können; aus diesem Grund nennt man sie »essenzielle medizinische Rohstoffe«. Es gibt nur wenige solche Rohmaterialien. Beispiele sind Bitumen[190] *(brag zhun)* aus dem mineralischen Reich, Bärengalle aus dem Tierreich und Kampfer *(Cinnamomum camphora, ga bur)*, Muskatnuss *(Myristica fragans)* und Safran *(Crocus sativus)* aus dem Pflanzenreich. Mit Ausnahme von drei essenziellen Rohstoffen, die tierischen Ursprungs sind, können alle anderen vielfältig genutzt werden. Die jeweiligen Informationen zu Identifikation, Geschmack, Wirkkraft usw. der einzelnen Stoffe werden in den Abschnitten über mineralische, pflanzliche und tierische *Materia medica* gegeben.

[190] In den medizinischen Schriften werden fünf verschiedene Arten beschrieben.

Die Formulierung tibetischer Arzneimittel

Dieses Kapitel ist der Formulierung der tibetischen Arzneimittel gewidmet. Sie beruht auf folgenden grundlegenden Konzepten[191]:
6 Geschmacksrichtungen der *Materia medica (Ro)*
8 hauptsächliche Wirkkräfte *(Nus pa)*
17 Wirkkräfte *(Yon ten*; schließen die 8 *Nus pa* mit ein)
3 Geschmacksrichtungen nach der Verdauung *(Zhu rJes)*
2 Wirkungsweisen *(sTobs)*

Wir werden die sechs Geschmacksrichtungen beschreiben und die 56 möglichen ein- und mehrfachen Kombinationen von Geschmacksrichtungen herleiten, denn jeder Arzneimittelrohstoff fällt in eine dieser 56 Kategorien. Wir werden die 17 Wirkkräfte und die acht hauptsächlichen Wirkkräfte der Arzneimittel kennen lernen und uns mit der Frage beschäftigen, wie die 20 Symptome von *rLung*, *mKhris pa* und *Bad kan* durch die 17 Wirkkräfte besänftigt werden. Ebenso werden wir verstehen lernen, wie falsch eingesetzte Wirkkräfte eine Krankheit auslösen können. Zuletzt wird beschrieben, welchen Einfluss sonnige bzw. schattige Standorte auf die Wirkungsweise einer Heilpflanze haben.

Einführung in Geschmack, Wirkkraft und Geschmack nach der Verdauung

Geschmack

Nahezu jede Art von Materie weist einen spezifischen Geschmack auf. Wir nehmen besonders die Geschmacksrichtungen in Nahrungsmitteln und Getränken wahr, wenn diese mit der Zunge und deren Sinneswahrnehmung zusammenkommen. Es existieren un-

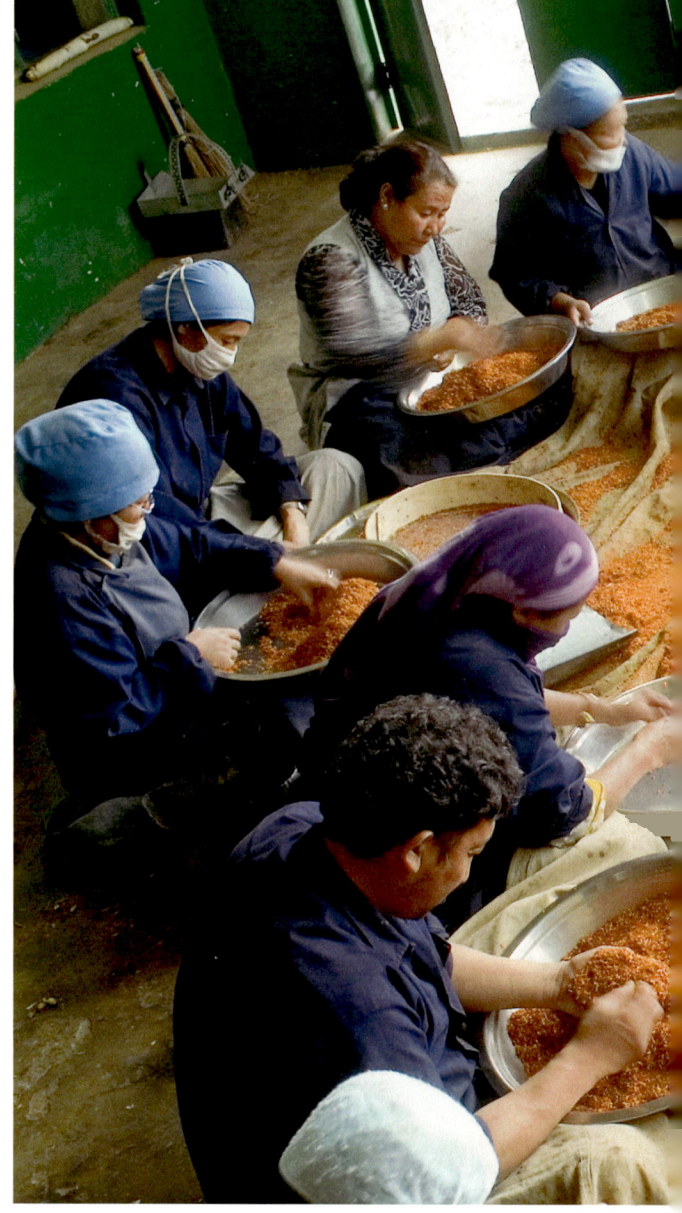

[191] Weitergehende Informationen finden sich in Drungtso, Tsering Thakchoe (2004).

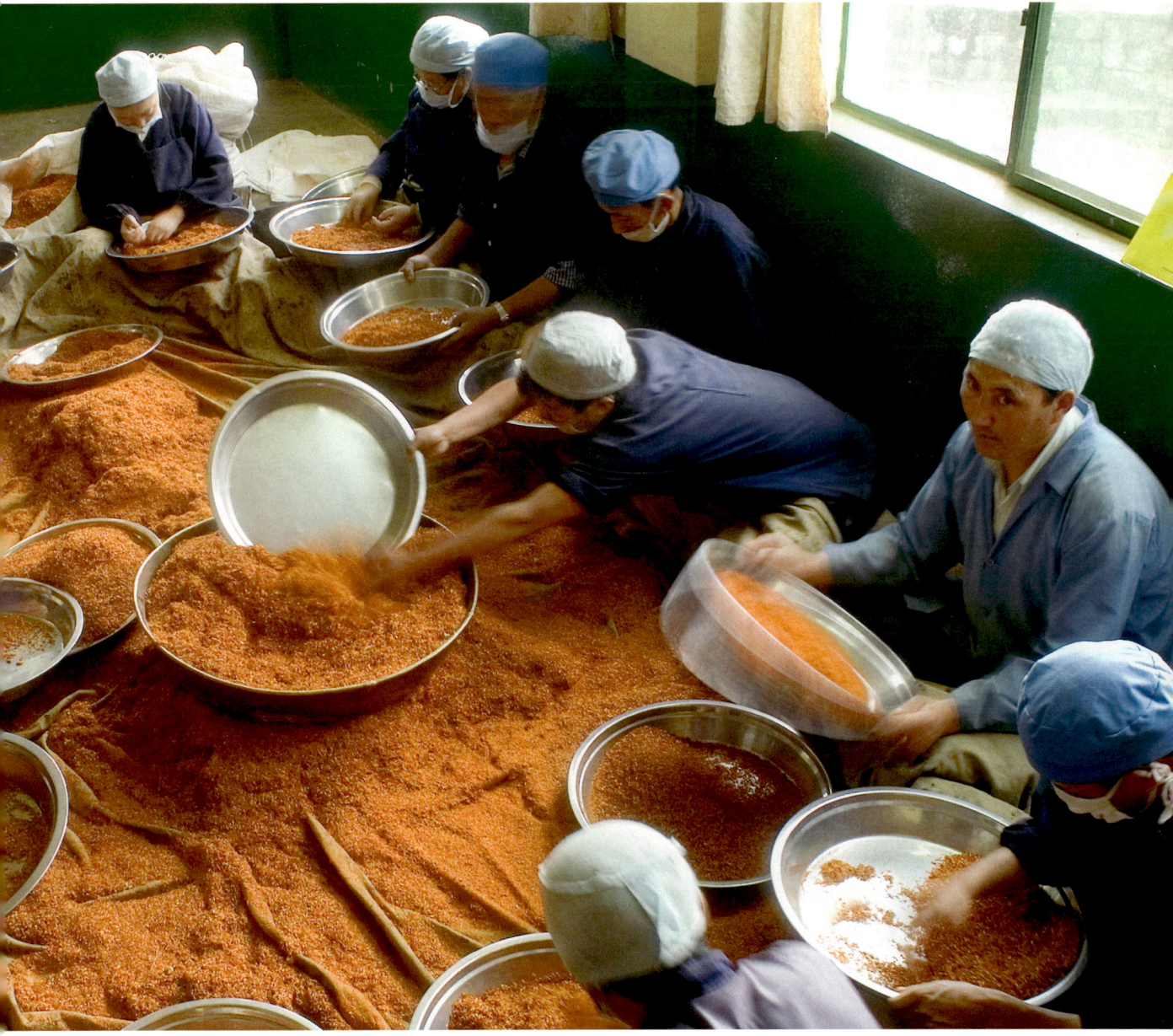

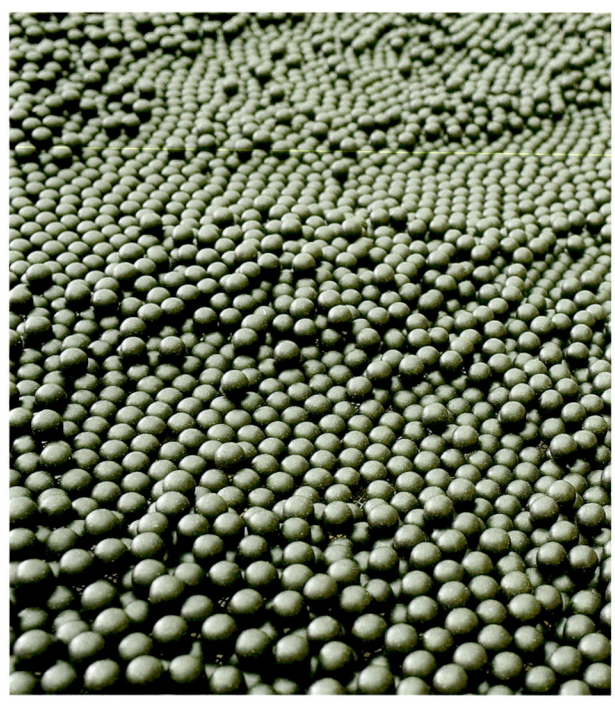

Vorherige Seite: Reinigen von
Arzneimittelrohstoffen am Men-Tsee-
Khang (Dharamsala, 2005).

Links: Fertige Pillen.
Empfindliche Formulierungen erhalten
einen schützenden Überzug aus
speziellen Pflanzenextrakten, der
Pilzbefall verhütet.

Rechts: Trocknung von frisch hergestellten
Pillen am Men-Tsee-Khang.
Rechts im Bild Dr. Ngawang Khyentse,
Leiter der Pharmazeutischen
Abteilung am Men-Tsee-Khang
(Dharamsala, 2005).

zählige verschiedene Substanzen, und dementsprechend viele verschiedene Arten von Geschmack gibt es auch. Man kann jedoch sechs hauptsächliche Geschmacksrichtungen unterscheiden, nämlich süß, sauer, salzig, bitter, scharf und zusammenziehend. Der süße Geschmack bleibt lange in unserem Mund und verstärkt das Verlangen nach mehr, da Süßes als schmackhaft empfunden wird. Ein saurer Geschmack raut die Zähne auf, man verzieht das Gesicht dabei, und der Mund wird wässrig. Salziges regt die Speichelproduktion an. Ein bitterer Geschmack reinigt den Mundgeruch und verstärkt den Appetit. Ein scharfer Geschmack brennt auf der Zunge und im Mund und führt zu Wasser in den Augen. Ein zusammenziehender Geschmack schließlich setzt sich am Gaumen fest und führt zu einer rauen Empfindung.

Die oben erwähnten Geschmacksrichtungen finden sich in allen Substanzen, da sie alle auch auf den vier elementaren kosmischen Prozessen Erde, Wasser, Feuer und Wind basieren. Dies geschieht folgendermaßen: Basierend auf den elementaren Prozessen von Erde und Wasser entsteht der süße Geschmack, aus den elementaren Prozessen von Erde und Feuer entsteht der saure Geschmack, aus Wasser und Feuer entsteht der salzige Geschmack, aus Wasser und Wind entsteht der bittere Geschmack, aus den elementaren Prozessen von Feuer und Wind entsteht der scharfe Geschmack, und aus Erde und Wind entsteht der zusammenziehende Geschmack. Auch wenn alle materiellen Stoffe auf den fünf elementaren Prozessen aufbauen, sind sie doch in jeder Substanz

unterschiedlich gewichtet und nicht gleichmäßig präsent. Aus diesem Grund haben die Substanzen auch verschiedene Geschmacksrichtungen bzw. Wirkkräfte. Dieser Punkt ist von großer Wichtigkeit, und deswegen erklären die tibetischen medizinischen Schriften detailliert die Herleitung von Geschmack, seine Klassifikation, die Geschmackskategorien und entsprechenden Funktionen sowie die Formulierung von Arzneimitteln, basierend auf Geschmack und Wirkkräften. Hier werden wir uns auf die Klassifikation der sechs Geschmacksrichtungen und ihre Funktionen beschränken.

1. SÜSSER GESCHMACK Eine Geschmacksempfindung von Süße entsteht, wenn z. B. Lakritze, Trauben und Ähnliches gegessen werden. Süßes – in Maßen zu sich genommen – tut dem Körper sehr gut. Es unterstützt die Bildung der sieben Körperbestandteile und stärkt den Körper. Besonders hilfreich ist Süßes für betagte und magere Menschen sowie für Kinder. Es kräftigt ihren Körper, gibt ihm Ausstrahlung und schärft die Sinnesorgane. Süßes verlängert das Leben und führt zu Gesundheit. Es befreit von Heiserkeit und rauem Hals und hilft, Lungengeschwüre zu heilen. Süßes heilt Wunden und Entzündungen, durch Vergiftung verursachte Krankheiten und Krankheiten von *rLung* und *Bad kan*. Im Übermaß genossen führt Süßes jedoch zu einer Zunahme von *Bad kan* und Fett, zu Erschöpfung der Verdauungskräfte und schließlich zu Diabetes, Gicht und Krankheiten der Lymphknoten.

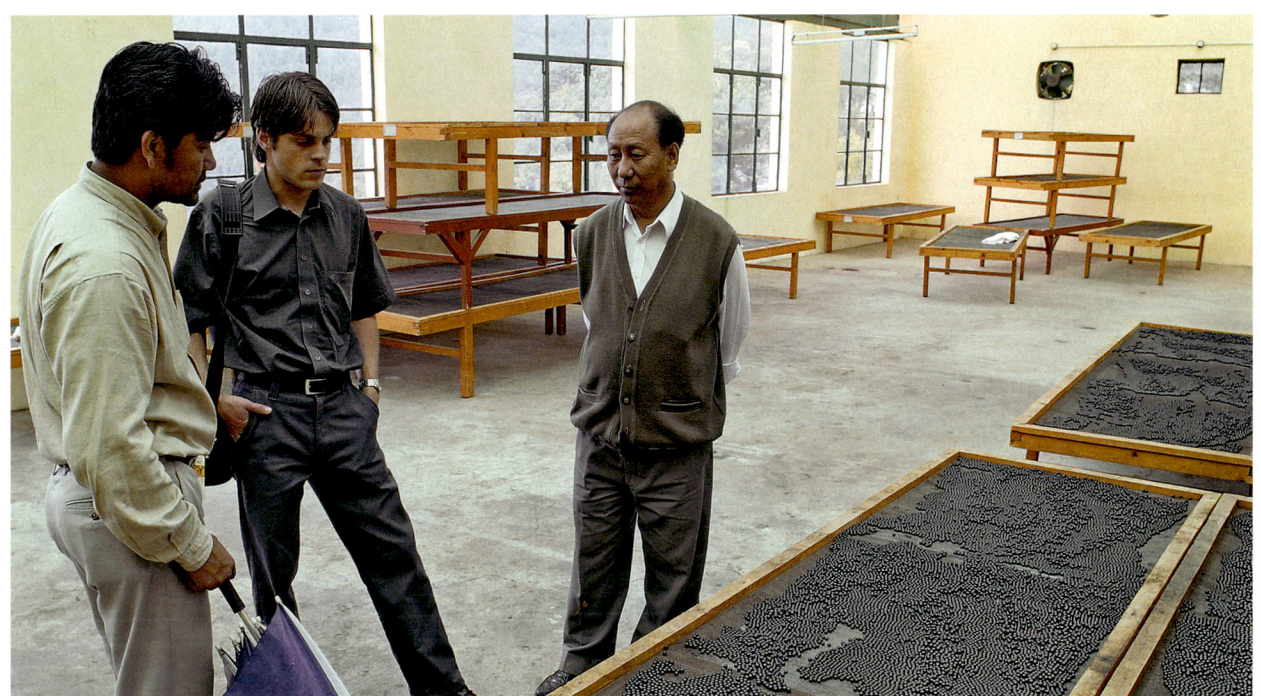

2. SAURER GESCHMACK Saurer Geschmack entsteht z. B. beim Essen von Granatäpfeln und Myrobalanen (pflaumenförmige Steinfrüchte aus Indien). Wenn diese Geschmacksrichtung im richtigen Maß zu sich genommen wird, steigert sie die Körperwärme und den Appetit, fördert die Zersetzung der aufgenommenen Nahrungsmittel, stoppt *Bad kan*-Krankheiten und sorgt für die richtige Reifung der verdauten Nahrungsmittel[192]. Wird der Körper mit Saurem eingerieben, hat dies einen kühlenden Effekt, und die Zirkulation der Körperenergien wird unterstützt. Wenn saure Nahrungsmittel im Überschuss konsumiert werden, entwickeln sich Blut-*mKhris pa*-Krankheiten und Müdigkeit, die Sehschärfe nimmt ab, man leidet unter Schwindel und Ohnmachtsanfällen, Ödemen, Ausschlägen und Hautkrankheiten, die mit Rötung der Haut und Juckreiz verbunden sind *(gyan pa)*. Aus den Blut-Galle-Krankheiten entstehen Durstgefühle, Pickel auf der Haut und gewisse ansteckende Krankheiten.

3. SALZIGER GESCHMACK Wenn man Steinsalz, Seesalz[193] oder Salz von Bäumen zu sich nimmt, schmeckt man den salzigen Geschmack. Im richtigen Maß zu sich genommen, stärkt Salz den Körper, führt zu regelmäßigem Stuhlgang und befreit verstopfte Körperkanäle. Es steigert den Appetit und die Verdauungswärme. Wenn frisches Salz in heißen Umschlägen verwendet wird, zieht es den Schweiß aus dem Körper. Übermäßige Einnahme von Salz führt zum Verlust von Körper- und Kopfhaar, lässt das Haar weiß und die Haut faltig werden und vermindert die Körperkräfte. Es verursacht exzessiven Durst und fördert Lepra, Hautkrankheiten und Blut-Galle-Krankheiten.

4. BITTERER GESCHMACK Bitter schmecken z. B. Chiretta *(swertia chirata)*, Katuka *(picrorhiza kurroa)* und *herpetospermun caudigerum*. Im richtigen Maß fördern die Bitterstoffe den Appetit, vermindern den Durst und wirken heilsam auf Viruskrankheiten, Lepra, Vergiftungen, Ohnmachtsanfälle, ansteckende Krankheiten, Erbrechen und *mKhris pa*-Krankheiten. Bitterstoffe reduzieren das Körperfett und Körperflüssigkeiten, Knochenmark sowie Stuhl und Urin. Die Intelligenz nimmt zu, so dass man alle möglichen Arbeiten und Aktivitäten ausführen kann. Auch Krankheiten der weiblichen Brust sowie rauer Hals können mit Bitterem geheilt werden. Übermäßige Einnahme von Bitterstoffen führt zur Erschöpfung der Körperbestandteile und zum Entstehen von *rLung*- und *Bad kan*-Krankheiten.

---

[192] Aufgenommene Nahrungsmittel werden zunächst im Mund mechanisch zerkleinert, dann im Magen (u. a. durch Magensäure) chemisch in kleinere Einheiten gespalten und durch die Leber ins Blut befördert. Anschließend werden sie zum Aufbau von Fleisch, Körperfett usw. verwendet. Die im Magen entstandenen chemischen Bruchstücke müssen aber zunächst durch komplexe biochemische Prozesse in die Form gebracht werden, die der Körper benötigt. Diese Um- und Aufbauprozesse werden im Tibetischen kollektiv als »Reifung« bezeichnet.
[193] Salz aus jenen großen Seen Tibets, deren Wasser salzig ist.

5. SCHARFER, BEISSENDER GESCHMACK Ein scharfer Geschmack kann erfahren werden, wenn man beispielsweise Zwiebeln zu sich nimmt. Im richtigen Maße führen scharfe Speisen zu einer Zunahme von Körperwärme und Verdauungshitze. Nahrungsmittel und Getränke werden gut verdaut, der Appetit entwickelt sich, das Körperfett schwindet, verstopfte Kanäle werden geöffnet, und Entzündungen des Rachens, Kehlkopfkrankheiten, Lepra und Ödeme werden geheilt. Zudem tragen scharfe Stoffe zur schnellen Heilung von Wunden und Entzündungen bei. Ein Übermaß an Scharfem führt zur Erschöpfung der Reproduktionsflüssigkeiten und der Körperkräfte. Der Körper schrumpft, er zittert und schaudert, und es kann sogar Bewusstlosigkeit eintreten. Zusätzlich können Krankheiten in der Taille und im Rücken entstehen.

6. ZUSAMMENZIEHENDER GESCHMACK Einen zusammenziehenden Geschmack verursachen z. B. blauer Lotus *(Nymphaea caerulea)* oder Eicheln *(Quercus robur)*. Im richtigen Maß heilen zusammenziehende Stoffe die Blut-*mKhris pa*-Krankheiten, reduzieren das Körperfett und heilen Wunden und Entzündungen. Sie haben eine kühlende Wirkung und geben der Haut eine gute Ausstrahlung. Im Übermaß eingenommen führen sie zu einer Zunahme von Magenschleim, zu unregelmäßigem Stuhlgang, zum Anschwellen des Unterleibs, zu Herzkrankheiten und einem Austrocknen der Reproduktionsflüssigkeiten. Ebenso können sie Körperöffnungen und die Eingänge der Arterien (und manchmal der Nerven) verstopfen.

MEHRFACHE KOMBINATIONEN Zusätzlich zu den einzelnen Geschmacksrichtungen existieren doppelte und mehrfache Kombinationen. Zur Heilung der einfachen, doppelten und mehrfachen Kombinationen von *rLung-*, *mKhris pa*- und *Bad kan*-Krankheiten werden die 56 möglichen ein- und mehrfachen Kombinationen der sechs Geschmacksrichtungen erklärt, die als Gegenmittel dienen. Da die Identifikation von Krankheiten sowie die Zuordnung von Geschmack und Wirkkraft der Arzneimittel auf einer logischen und wissenschaftlichen Denkweise basieren, lohnen sich vertiefte Studien und Forschungen. Dies könnte nicht nur für die tibetische Medizin von Nutzen sein, sondern für alle medizinischen Wissenschaften.

Wirkkraft von Arzneien

Mit »Wirkkraft« sind hier die heilend wirkenden Eigenschaften eines Arzneimittels gemeint, die ohne schädigende Effekte im Köper die erwünschten Wirkungen erzielen. Aus dem Blickwinkel des Geschmacks kann die allgemeine Wirkkraft eines Arzneimittels erklärt werden; aus dem Blickwinkel der *Materia medica* kann die Wirkkraft eines bestimmten Geschmacks gezeigt werden. Vom Geschmack ausgehend, kann die Wirkkraft eines Arzneimittels in die drei Unterkategorien eingeteilt werden: **hauptsächliche Wirkkräfte, weitere Wirkkräfte** sowie **Wirkungsweise**.

DIE ACHT HAUPTSÄCHLICHEN WIRKKRÄFTE (POTENZEN) Die **acht hauptsächlichen Wirkkräfte** sind: Schwere, Öligkeit (Geschmeidigkeit), Kühle und Stumpfheit einerseits, sowie als gegenteilige Eigenschaften Leichtigkeit, Rauheit (Grobheit), Hitze und Schärfe. Die positiven Wirkungen der acht Wirkkräfte auf den menschlichen Körper werden wie folgt beschrieben: Schwere und Öligkeit helfen, die *rLung*-Krankheiten zu beruhigen, Kühle und Stumpfheit heilen *mKhris pa*-Krankheiten, und die restlichen vier Wirkkräfte, namentlich Leichtigkeit, Rauheit, Hitze und Schärfe, wirken den *Bad kan*-Krankheiten entgegen. Die negativen Wirkungen der acht Wirkkräfte verhalten sich spiegelbildlich: Leichtigkeit und Rauheit führen zu *rLung*-Krankheiten, Hitze und Schärfe verursachen *mKhris pa*-Störungen, und Schwere, Öligkeit,

Kühle und Stumpfheit verursachen *Bad kan*-Krankheiten. Wenn also die Wirkkraft einer Substanz den aus dem Gleichgewicht geratenen elementaren Körperprozess (*Nyes pa)* noch unterstützt, so verursacht dies Schaden, wenn aber die Wirkkraft dem überhand nehmenden *Nyes pa* entgegenwirkt, so hilft dies, die Krankheit zu heilen.

SEKUNDÄRE WIRKKRÄFTE In den **17 Wirkkräften** sind die oben genannten acht Wirkkräfte mit enthalten. Alle diese Wirkkräfte stehen in engem Zusammenhang mit den Funktionen der sechs Geschmacksrichtungen. Die sechs Geschmacksrichtungen ergeben sich aus den sechs möglichen zweifachen Kombinationen der vier elementaren Prozesse (vgl. Kapitel »Geschmack« S. 160–164). Da die einzelnen elementaren Prozesse durch ihre jeweiligen Eigenschaften gekennzeichnet sind, können jedem Geschmack die entsprechenden Eigenschaften seiner beiden elementaren Prozesse zugeordnet werden. Nehmen wir als Beispiel den süßen Geschmack, der aus den elementaren Prozessen von Erde und Wasser hervorgeht. Von der Seite des Erd-Elements her hat er die Eigenschaften schwer, stabil, stumpf, fein, ölig und trocken. Von der Seite des Wasser-Elements her hat er die Eigenschaften feucht, kühl, schwer, stumpf, ölig und geschmeidig. Analog dazu lassen sich die anderen Geschmacksrichtungen herleiten. Zusätzlich kommen die insgesamt 56 doppelten, drei- und mehrfachen Kombinationen der Geschmacksrichtungen hinzu[194], so dass unter dem Strich zahllose verschiedene Qualitäten möglich sind. Die medizinischen Schriften erläutern die 17 wichtigsten Qualitäten, die der Bekämpfung der 20 Eigenschaften von *rLung*, *mKhris pa* und *Bad kan* (siehe S. 66–67) dienen.

WIRKUNGSWEISE Unter den **zwei Wirkungsweisen** verstehen wir die kühlende bzw. wärmende Wirkkraft eines Rohstoffes.

	20 Eigenschaften der drei elementaren Körperprozesse (Krankheit)	Entsprechende 17 Wirkkräfte der Materia medica (Heilung)
rLung	roh	fein, sanft
	leicht	schwer
	kühl	wärmend
	subtil	ölig
	hart	
	beweglich	beständig, stabil
mKhris pa	ölig	kühl
	scharf	stumpf
	heiß	kalt
	leicht	flexibel, biegsam
	übel riechend	(dünn-)flüssig
	reinigend	trocken
	feucht	
Bad kan	ölig	fettfrei
	kalt	heiß
	schwer	leicht
	stumpf	scharf
	klebrig	roh, grob
	fein	
	beständig	beweglich

[194] 15 doppelte, 20 dreifache, 15 vierfache und 5 fünffache Kombinationen sowie eine sechsfache Kombination.

Wenn eine Pflanze beispielsweise in schattigen Gebirgshängen wächst, stärkt das die kühlenden Wirkkräfte, und solche Pflanzen eignen sich speziell zur Behandlung heißer Krankheiten. Analog dazu sind jene Pflanzen, die auf der Sonnenseite wachsen, zur Behandlung kühler oder kalter Krankheiten geeignet, da sie eine stärkere wärmende Wirkkraft haben.

Geschmack nach der Verdauung

Alle Nahrungsmittel und Getränke, die verzehrt und getrunken werden, treffen auf die drei Aspekte der Verdauung. Es sind dies die zersetzende Funktion des Magenschleims (zersetzender *Bad kan*), die verdauende Funktion (verdauendes *mKhris pa*) und die auftrennende Funktion (feueränlicher *rLung*), der die Nährstoffe von den Abfallstoffen trennt (siehe S. 76–78). Nachdem die Nahrung vollständig verdaut wurde, hat sie einen anderen Geschmack als bei der Einnahme; dies wird »Geschmack nach der Verdauung« genannt. Wenn beispielsweise Arzneimittel oder Nahrung mit süßem und salzigem Geschmack im Übermaß genossen wurden, wird die Nahrung zunächst im Magen vorübergehend einen sauren Geschmack annehmen, um schließlich – bevor sie in die verschiedenen Teile des Körpers weitergeleitet wird – bitter, scharf und zusammenziehend zu werden.

Die **Funktionen** der verschiedenen Geschmacksrichtungen nach der Verdauung sind wie folgt: Der süße Geschmack heilt Krankheiten von *rLung* und *mKhris pa*, der saure Geschmack heilt Krankheiten von *Bad kan* und *rLung*, und der bittere Geschmack heilt Krankheiten von *Bad kan* und *mKhris pa*. Alle diese Angaben beziehen sich auf den Geschmack nach der Verdauung; sie unterscheiden sich von den ursprünglichen sechs Geschmacksrichtungen, haben eine andere Funktion und müssen bei der Formulierung neuer Arzneimittel sorgfältig beachtet werden.

Einführung in die tibetischen Arzneimittelformen

Aufgrund von Ernährung, Verhalten, jahreszeitlichem Wechsel und schädlichen Einflüssen verändert sich die relative Stärke der elementaren Prozesse im Körper; sie kann zu- oder abnehmen, und zusätzlich können Störungen auftreten. Arzneimittel können – wenn sie richtig angewendet werden – aufsteigende Krankheiten besänftigen, erschöpfte Körperbestandteile regenerieren und das aus dem Gleichgewicht Geratene wieder ausbalancieren. Dies ist das Resultat von Geschmack, Wirkkraft und Geschmack nach Verdauung der einzelnen medizinischen Rohstoffe und der aus ihnen zusammengestellten Arzneimittel. Im »Nachfolgenden Tantra« werden **Arzneimittel zur Befriedung von Krankheiten** und **Arzneimittel zur Ausleitung von Krankheiten** unterschieden. Das »Tantra der mündlichen Anweisung« enthält Angaben zu den über 1600 Krankheiten sowie zur Formulierung von Arzneimitteln als Gegenmittel zu jeder einzelnen Krankheit. Hier soll das Wesentliche zusammengefasst und eine kurze Einführung in die verschiedenen Formulierungen der tibetischen Arzneimittel gegeben werden.

Wenn ein Arzneimittel hergestellt wird, müssen alle notwendigen Ausgangsstoffe vorhanden sein. Zunächst muss sichergestellt werden, dass die Ausgangsstoffe richtig aufgearbeitet wurden – einschließlich einer Entgiftung, falls notwendig. Dadurch werden Nebenwirkungen oder Schäden ausgeschlossen, die sonst auftreten könnten. Bei der eigentlichen Komposition ist darauf zu achten, dass die in den medizinischen Texten vorgeschriebenen Quantitäten strikt eingehalten werden. Einige Rohstoffe sind in großer, andere in mittlerer und wieder andere in kleiner Menge beizugeben. Jeder einzelne Rohstoff muss in der richtigen Dosierung vorkommen, und es sollten keine Ersatzstoffe gebraucht werden. Der Einsatz von Substituten wird nicht als gängige Praxis angesehen; dies zu wissen ist sehr wichtig. Sowohl Tibeter, die Arzneimittel zusammenstellen, als auch Patienten, die tibetische Arzneimittel einnehmen, sollten sich dessen bewusst sein[195].

Der Gebrauch von befriedenden Arzneimitteln

Wenn befriedende Arzneimittel angewendet werden, bildet sich die Krankheit am Ort ihrer Entstehung zurück, ohne Spuren zu hinterlassen. Abhängig davon, ob die Krankheit akut oder chronisch ist und ob sie schwerwiegend ist oder nicht, sollten Arzneimittel entsprechend formuliert werden. Befriedende Arzneimittel kommen in zehn verschiedenen Verabreichungsformen vor. Es sind dies Dekokte (bzw. Aufgüsse), Pulver, Pillen, Pasten, medizinische Butter, aufkonzentrierte Extrakte, medizinische Biere und Weine, medizinische Aschen, Kräuterformulierungen und kostbare Arzneimittel. All diese Verabreichungsformen wurden früher regelmäßig für verbreitete Krankheiten gebraucht. Aufgrund von Schwierigkeiten bei der Beschaffung von Rohstoffen und Ausrüstung sowie wegen der schwierigen sozialen Situation vieler Tibeter im Exil werden momentan nur Dekokte, Pulver, Pillen, Kräuter und kostbare Arzneimittel hergestellt. Heute denken die meisten Patienten an Pillen, wenn von tibetischer Medizin die Rede ist, aber in der Vergangenheit existierten zahlreiche weitere Verabreichungsformen.

1. DEKOKTE Der tibetische Ausdruck für Dekokte lautet *Thang* und bedeutet »extrahierter Saft«. Die Rohdrogen werden nur leicht zerstoßen – und nicht fein pulverisiert wie in Pillen oder Pulvern. Dann werden sie mit (kochendem) Wasser übergossen. Der entstehende Absud wird getrunken, während die Rückstände weggeworfen werden. Es gibt Dekokte sowohl gegen heiße als auch gegen kalte Krankheiten. In beiden Kategorien existieren Dekokte aus nur einem oder mehreren (manchmal bis zu 25) Rohstoffen.

Im »Tantra der mündlichen Anweisung« werden Prinzipien beschrieben, die zur Formulierung von zahllosen Dekokten genutzt werden können. Im »Nachfolgenden Tantra« sind 17 Dekokte aus einem einzelnen Rohstoff und 37 Dekokte aus mehreren Rohstoffen aufgelistet, die heiße Krankheiten lindern. Für die Behandlung von kalten Krankheiten werden 11 Dekokte aus einem Rohstoff und 12 Dekokte aus mehreren Rohstoffen aufgezählt. Obwohl insgesamt 77 Dekokte aufgeführt sind, werden gegenwärtig nur zwei benutzt, nämlich »Dekokt 4« *(ma nu bzhi thang)* aus Traubigem Alant *(Inula racemosa)* und »Dekokt 3« *(li shi sum thang)* aus Nelken *(Syzygium aromaticum)*. So bleiben im Moment fast alle der beschriebenen Dekokte ungenutzt und werden den Patienten nicht verabreicht.

Dekokte werden in zwei Arten eingeteilt. Bei kalten Dekokten sollte die vorgeschriebene Menge in Wasser aufgekocht werden, bis die pflanzlichen Wirkstoffe genügend extrahiert sind. Nach dem Erkalten wird die Flüssigkeit getrunken. Bei heißen, konzentrierten Dekokten wird die vorgeschriebene Menge zunächst in kaltes Wasser gegeben und eingeweicht. Daraufhin wird das Dekokt auf einen Drittel der ursprünglichen Menge eingekocht. Der übriggebliebene Satz wird weggeworfen, und die Flüssigkeit kann eingenommen werden. Bei heißen Krankheiten sollten kalte Dekokte eingenommen werden. Bei kalten Krankheiten sind heiße Dekokte hilfreich, und bei gemischten Krankheiten lauwarme. Der hauptsächliche Vorteil von Dekokten besteht darin, dass sie sehr schnell wirken.

---

[195] Manche im Westen produzierte und vertriebene »tibetische« Arzneimittel entsprechen den hier geschilderten Vorgaben nicht.

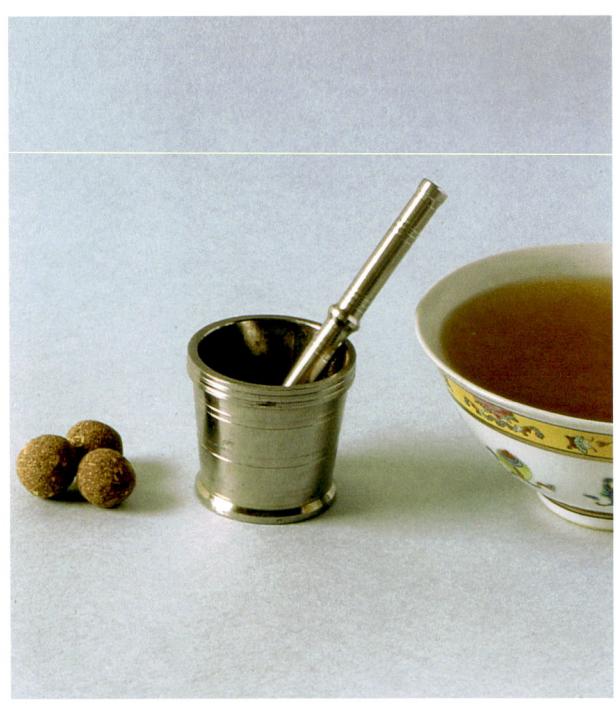
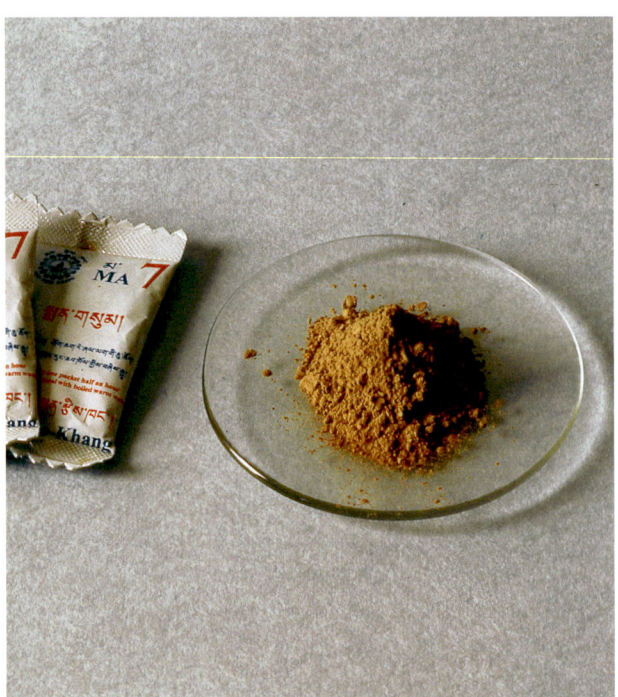

Die herausragenden Eigenschaften von Dekokten bestehen darin, dass sie die primären Ursachen der Krankheit zur Reife bringen, das Verstreute sammeln und die Stoffe, die sich unzulässig vermischt haben, wieder scheiden.

2. PULVER Pulverförmige Arzneimittel *(phye ma)* bestehen aus einem oder mehreren Rohstoffen, die fein gemahlen werden. Der Gebrauch solcher Pulver wird in den tibetischen medizinischen Schriften in fünf Abschnitten erklärt. Es sind dies: die richtige Dosierung der Rohstoffe; die Herstellung eines feinen Pulvers, um die Ingredienzien aktiver zu machen; der Gebrauch eines »Medizinpferdes«, um die medizinische Wirkkraft an den Ort der Krankheit zu leiten; die korrekte Einnahme der Medizin und schließlich begleitende Ratschläge zu Ernährung und Verhalten.

Von den in den »Vier Tantras« beschriebenen Arzneimitteln kommen die pulverförmigen am häufigsten vor. Es ist eine sehr anspruchsvolle Aufgabe, alle Formulierungen zu kennen und in Gebrauch zu haben. Aus praktischen Gründen werden deswegen im »Nachfolgenden Tantra« die wesentlichen pulverförmigen Arzneimittel erklärt. Es sind insgesamt 165 Rezepturen, 96 für die Behandlung von heißen Krankheiten und 69 für die Behandlung kalter Krankheiten. Zusätzlich ist der jeweilige Nutzen sowie möglicher Schaden bei falscher Anwendung spezifiziert. Pulverförmige Arzneimittel können in der vorgeschriebenen Menge und je nach Schweregrad der Erkrankung alleine (d. h. ohne Trä-

gersubstanz) eingenommen werden. Zur Heilung von heißen Krankheiten sollten sie jedoch besser in Kombination mit Zucker als »Medizinpferd« (Verabreichungsform) und mit kaltem oder lauwarmem Wasser eingenommen werden. Dadurch wird die Arznei direkt zur Krankheit geleitet, und die Wirkung tritt schnell ein. Bei kalten Krankheiten sollte das Pulver in Kombination mit Melasse als »Medizinpferd« und mit gekochtem Wasser verabreicht werden.

Der hauptsächliche Vorteil von pulverförmigen Arzneimitteln ist, dass damit anderweitig unheilbare Krankheiten geheilt werden können. Der »Geschmack nach der Verdauung«[196] von Pulvern wirkt etwas gemächlicher, sie sind leichter verdaulich als andere oral verabreichte Arzneimittel, und ihre Wirkkraft führt schneller zu Resultaten. In einer Notfallsituation, wenn das Arzneimittel der Krankheit genau angepasst sein muss[197], sind Pulver am einfachsten zu gebrauchen. Gerade wenn die Krankheit im akuten Stadium ist, ist die Wirkkraft dieser Arzneimittelform außerordentlich gut[198]. Aufgrund der Bedürfnisse in der heutigen modernen Zeit sind die ursprünglich pulverförmigen Arzneimittel jetzt alle auch in Pillenform zu haben. Man sollte aber wissen, dass das tibetische Medizinsystem für pulver- und pillenförmige Arzneimittel zwei verschiedene Arten der Anwendung kennt.

---

[196] D. h. die Metaboliten.
[197] Manche tibetische Ärzte stellen individuell auf den einzelnen Patienten angepasste Arzneimittel her.
[198] Pulver wurden oft frisch aus den getrockneten Rohdrogen hergestellt.

Ganz Links: Dekokte gelten als besonders schnell wirkende Arzneien.

Links: Pulver wirken etwas langsamer, können aber individuell auf jeden Patienten abgestimmt werden.

Rechts: Pillen. Viele ursprünglich pulverförmige Arzneien sind heute auch in Pillenform erhältlich, was Vorteile für die Haltbarkeit mit sich bringt.

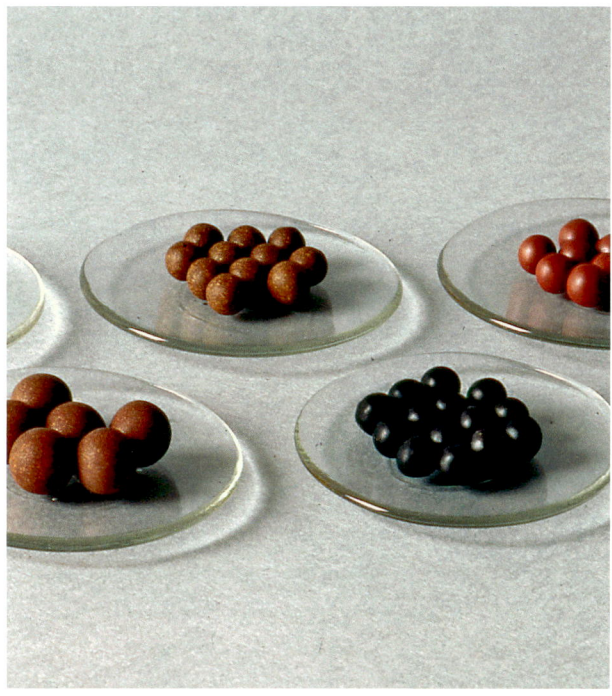

3. PILLEN Pillen *(ril bu)* sind Arzneimittel, die zunächst fein pulverisiert und dann mit Hilfe von abgekochtem Wasser zu Pillen gerollt werden. Im Kapitel des »Nachfolgenden Tantra« über Pillen werden 25 verschiedene Pillen zur Behandlung von heißen und kalten Krankheiten aufgezählt. Dazu kommen Informationen darüber, wie die medizinischen Rohdrogen zerrieben werden sollen, um wirksam zu bleiben, wie sie zu Pillen geformt werden sollen und wie man sie einnehmen soll.

Tibetische Pillen haben unterschiedliche Farben, Formen und Größen. Die Größe hängt von der Dosierung sowie der jeweiligen Stärke der Ausgangsmaterialien ab; die kleinsten Pillen enthalten also die stärksten Ausgangsmaterialien. Der Patient sollte die Anweisungen des Arztes genau befolgen und nicht denken, die kleinen Pillen seien wenig wirksam. Die unterschiedlichen Farben entstehen dadurch, dass die meisten Pillen aus Kräutern hergestellt werden und die Farbe der ursprünglichen Ingredienzen annehmen. Manche Pillen, deren Formulierung z. B. medizinische Aschen enthält, sind schwarz, und andere, die Essenzen oder konzentrierte Dekokte enthalten, sind dunkelbraun.

Pillen sollten wie folgt eingenommen werden: Kleinere Pillen können einfach geschluckt werden, weil sie sich im Magen auflösen. Größere jedoch sollten im Munde zerbissen oder im Mörser zerstoßen werden[199]. Mit Ausnahme einiger weniger spezieller Krankheiten können alle Pillen mit abgekochtem und etwas abgekühltem Wasser eingenommen werden. Sie werden damit leichter verdaut, was für die Wirksamkeit von großer Bedeutung ist.

Die hauptsächlichen Vorteile von Pillen liegen darin, dass sie tiefer liegende Krankheiten vertreiben können und bei solchen Leiden optimal wirken. Die Pillenform hilft, die Wirkkraft kostbarer Arzneimittel und das Aroma von aromatischen Arzneimitteln zu bewahren und somit die Wirksamkeit über einen längeren Zeitraum zu garantieren.

4. MEDIZINISCHE PASTEN Medizinische Pasten *(lDe gu)* werden aus Rohstoffen bereitet, die zunächst fein pulverisiert werden und dann – je nach Vorherrschaft von *rLung, mKhris pa* oder *Bad kan* – mit einem der drei »Medizinpferde« (Melasse, Zucker oder ausgelassene Butter) vermischt werden. Anschließend wird die Mischung mit wenig Wasser zu einer Paste angerührt, die so eingenommen wird. Im »Nachfolgenden Tantra« werden 15 medizinische Pasten zur Heilung von heißen Krankheiten und weitere fünf zur Heilung von kalten Krankheiten beschrieben. Die jeweilige Formulierung, Anwendung und der Nutzen sind detailliert beschrieben. Gegenwärtig werden medizinische Pasten jedoch nur in seltenen Fällen hergestellt.

---

[199] Da die Pillen oft sehr hart sind, empfiehlt es sich, sie mit heißem Wasser zu übergießen und einige Minuten einweichen zu lassen, bevor man sie zerkaut.

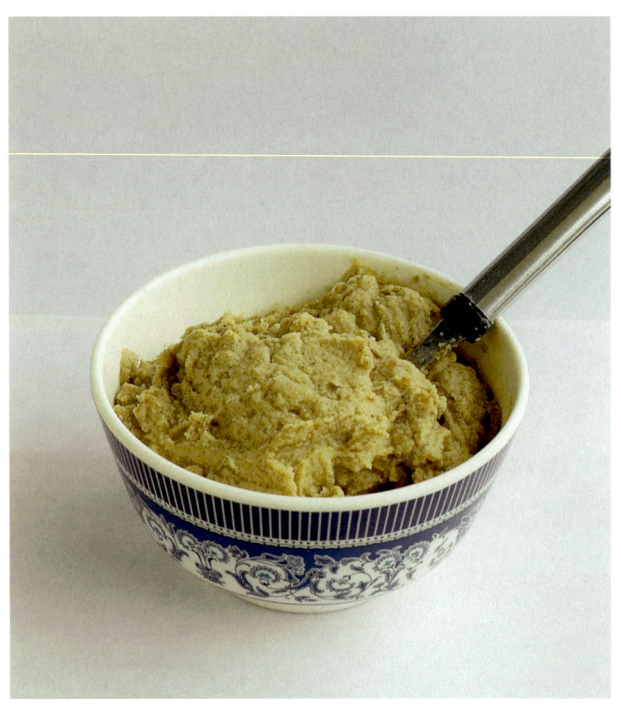
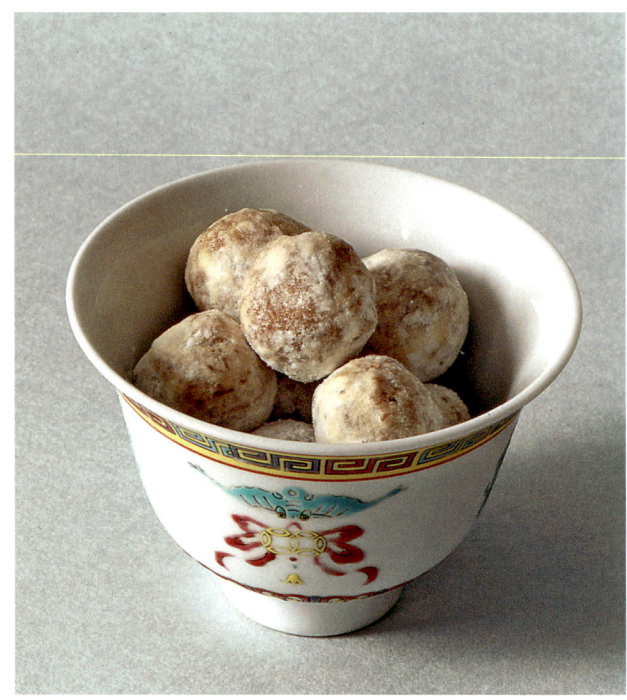

Medizinische Pasten sollten am besten bei Tagesanbruch eingenommen werden. Da man dann längere Zeit nichts gegessen hat,
ist der Magenschleim gereinigt, die Körperöffnungen (z. B. der
Anus) sind nicht blockiert, und der Körper ist noch warm und gestärkt. Wenn dies nicht möglich ist, sollten medizinische Pasten
anfangs in kleiner Dosierung eingenommen werden. Abhängig
von der individuellen Verdauungskraft kann die eingenommene
Menge später gesteigert werden.

Medizinische Pasten dienen besonders der Entfernung von Krankheitsresten, die in den Arterien, Venen, Gelenken und in der Haut
zurückgeblieben sind und dort haften. Diese Darreichungsform
ist optimal, um solche Störungen zu beseitigen.

5. MEDIZINISCHE BUTTER Medizinische Butter *(sMan mar)*
wird hergestellt, indem man die Arzneimittelrohstoffe leicht zer-
stößt und diese dann mit der zwei- bis dreifachen Menge Wasser ausreichend lange kocht. Der so entstandene Extrakt wird
abgegossen und eingekocht. Das eingedickte Konzentrat wird
mit der richtigen Menge Milch oder Butter ein zweites Mal aufgekocht. Die Wirkkräfte lösen sich dadurch in der Butter auf. Anschließend wird die auf diese Art zubereitete Butter mit dem ein-
gedickten ersten Extrakt sowie mit Zucker, Melasse oder Honig
vermischt und zu Pillen gerollt. Diese Arzneimittelform ist sehr
süß und löst sich auf der Zunge auf; deshalb wird sie »Medizin-
butter« genannt.

Im »Nachfolgenden Tantra« sind 14 medizinische Formen von
Butter genannt, die zur Behandlung von heißen Krankheiten dienen. Weitere neun Rezepturen sind zur Behandlung von kalten
Krankheiten vorgesehen. Ebenso sind die Formulierung, die Anwendung des Honigs sowie allfällige Entgiftungs- und Aufberei-
tungsverfahren im Detail beschrieben.

Medizinische Butter sollte wie folgt eingenommen werden: Wenn
möglich nimmt man einmal pro Tag eine größere Pille ein, wobei
der Patient grünes Gemüse sowie alte und rohe Nahrungsmittel,
nährstoffarme Esswaren und schwer Verdauliches meiden sollte.
Was das Verhalten angeht, sollte eine nasse und kalte Umgebung
gemieden werden, und der Körper sollte vor Kältegefühlen, fros-
tiger Brise und harter körperlicher Arbeit geschützt werden. Solche Einflüsse könnten die Verdauungskräfte schwächen, die unter
diesen Umständen ständig geschützt werden müssen. In Notfäl-
len kann die Arznei aber – gemäß den Anweisungen des Arztes –
auch anders eingenommen werden.

Buttermedizin wird hauptsächlich bei der Behandlung von chronischen Krankheiten angewendet, wenn der Körper aufgrund
einer langen Krankheit geschwächt ist und gewisse Körperbestandteile die Wirkkraft normaler Arzneimittel nicht mehr aushalten. Ebenso wirksam ist Buttermedizin bei der Entfernung von
Krankheitsresten, die den Körperbestandteilen anhaften, bei
Krankheiten von älteren Menschen und bei abnehmenden Kör-
per- und Sinneskräften.

Linke Seite: medizinische Pasten
und Kugeln aus medizinischer Butter sind
recht schwer verdaulich, können aber
Krankheitsreste aus Arterien, Venen
und Gelenken entfernen.

Rechts: Aufkonzentrierte Dekokte
sind aufwendig in der Herstellung, haben
aber eine sanfte Wirkkraft und sind
leicht verdaulich.

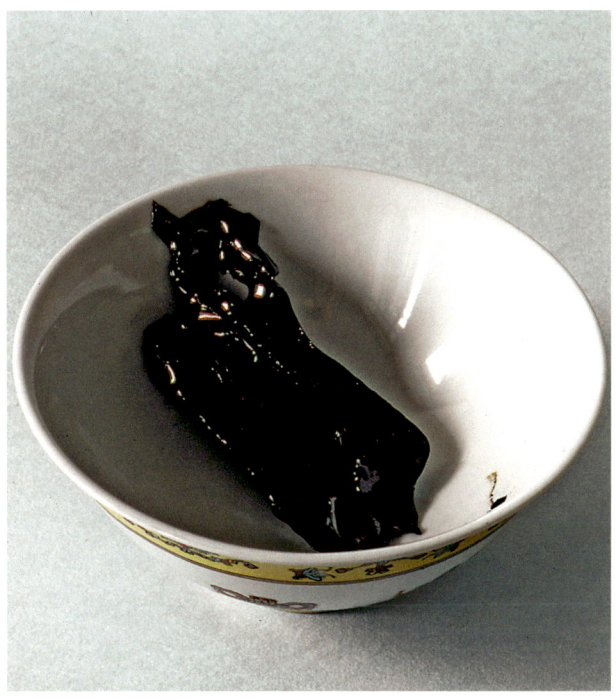

6. MEDIZINISCHE ASCHEN Medizinische Aschen[200] *(Thal sman)*
werden hergestellt, indem man medizinische Rohstoffe entweder
mit Kohle verbrennt oder in einem irdenen Gefäß verglühen lässt.
Es existieren zwei verschiedene Methoden, um den Rohstoff wirksam zu machen. Die eine Methode *(sbubs sreg)* bedient sich eines
dicht versiegelten irdenen Gefäßes, bei der anderen wird in glühender Kohle gebrannt. Bei den drei Formulierungen der sogenannten »grossen, mittleren und kleinen Aschen von leicht
gebrochenem Kalkstein« *(cong zhi 'phrul thal)* und bei der Herstellung von Gold-, Silber-, Kupfer- und Eisensalzen wird in einem
sorgfältig verschlossenen und abgedichteten Topf gebrannt,
damit die Dämpfe nicht entweichen können. Medizinische Aschen
von aufbereitetem Kalzit *(cong zhi rgod 'tul)* und Porzellanschne-
cken *(mgron bu)* müssen offen in glühender Kohle gebrannt werden.

Einige medizinische Aschen werden hergestellt, indem man
mehrere Ausgangssubstanzen zusammen in einem verschlossenen Gefäß brennt; andere werden einzeln gebrannt. Zudem
existieren zahlreiche detaillierte Vorschriften, die genau eingehalten werden müssen. Werden sie missachtet, kann dies dazu
führen, dass die Aschen während des Brennprozesses oder während der Formulierung gefährlich und giftig werden. Wer solche
Arzneimittel herstellen will, muss den betreffenden Prozess genauestens studieren, denn diese Arzneimittel haben eine sehr
starke Wirkkraft.

Im »Tantra der mündlichen Anweisung« werden zahlreiche Formulierungen von medizinischen Aschen erklärt. Im »Nachfolgenden Tantra« werden drei allgemeine Klassen von medizinischen
Aschen beschrieben, nämlich scharfe, stumpfe und solche, die
weder scharf noch stumpf sind. Ebenso finden sich die oben genannten drei spezifischen Formulierungen der großen, mittleren
und kleinen Aschen von leicht gebrochenem Kalkstein *(cong zhi
'phrul thal)*. Insgesamt sind zehn Arten der Formulierung mit 16
verschiedenen medizinischen Aschen beschrieben. Obwohl jede
medizinische Asche ihr eigenes Potenzial hat, eignen sich medizinische Aschen im Allgemeinen zur Behandlung von Tumoren[201],
die aufgrund von Verdauungsschwierigkeiten, kalten Verdau-
ungskrankheiten, Fettkrankheiten, dunkelbraunem *Bad kan*[202],
chronischen Magenproblemen, unreinem Blut und Lymphkrankheiten entstanden sind. Kurz, sie eignen sich hervorragend zur
Behandlung kalter *Bad kan*-Krankheiten. Die meisten komplexen medizinischen Aschen werden mit anderen medizinischen
Ingredienzen gemischt und nur selten direkt angewendet.

---

[200] Dazu zählen auch Salze von Edelmetallen, einschliesslich Salze des nur schwer
oxidierbaren Goldes.
[201] Hier zeigen sich gewisse Parallelen zur westlichen Medizin, die ebenfalls Edelme-
tallkomplexe als Zytostatika benutzt.
[202] Eine Krankheit der Bad kan-Prozesse, bei der auch rLung und mKhris pa in Mit-
leidenschaft gezogen sind. Sowohl Aufbau- als auch Transport- und Abbauprozesse funktionieren nicht mehr richtig.

7. KONZENTRIERTE EXTRAKTE Durch starkes Konzentrieren von Dekokten werden Extrakte *(Khan da)* hergestellt. Man kocht die medizinischen Rohstoffe mit Wasser auf und dickt den Aufguss dann ein, ohne ihn zu verbrennen. Daraus werden Pillen geformt. In den tibetischen medizinischen Schriften sind sieben konzentrierte Dekokte zur Heilung heißer Krankheiten und neun gemischte konzentrierte Dekokte beschrieben sowie ein Arzneimittel gegen Viren, das *Mang sbyor chen mo* genannt wird.

Da konzentrierte Extrakte durch Eindicken der essenziellen Auszüge von medizinischen Rohstoffen hergestellt werden, ist ihre Wirkkraft sanft, und sie sind leicht verdaulich. Die Wirkkraft des Arzneimittels hält lange an und lässt nur allmählich nach. Da die Extrakte einfach medizinische Rohstoffe in konzentrierter Form sind, bleiben die ursprünglichen Wirkungen erhalten. Konzentrierte Dekokte sind besonders wirksam bei der Behandlung von heißen Krankheiten wie Blut-*mKhris pa*-Krankheiten.

Konzentrierte Extrakte sind aufgrund des aufwendigen Herstellungsprozesses und der Kosten der Ausgangsmaterialien sehr rar. So sind zur Herstellung einiger weniger Dosen des konzentrierten Extraktes aus Myrobalanen *(kyu ru ra)* rund 50 kg Ausgangsmaterial nötig, die ausgekocht werden müssen. Wenn es die Umstände erfordern, werden aber konzentrierte Dekokte im Verbund mit anderen Arzneimitteln eingesetzt.

8. MEDIZINISCHE WEINE UND BIERE Zur Herstellung medizinischer Weine und Biere *(sMan chang)* sollten die medizinischen Ingredienzen gemäß Vorschrift gekocht und dann wie tibetisches Gerstenbier fermentiert werden. Nach der Reifung sollte es wie tibetisches Gerstenbier abgegossen werden. So kann beispielsweise Weizen gekocht und mit Extrakten aus weißem Löffelkraut *(Pegaeophyton scapiflorum, Sro lo dkar po)* versetzt und fermentiert werden. Diese Arznei wird »Löffelkraut-Medizinbier«

genannt; sie ist sehr hilfreich bei der Behandlung von chronischer Lungenentzündung.

Im »Tantra der mündlichen Anweisung« heißt es, dass es zur Behandlung von *rLung*-Krankheiten zahlreiche Heilmittel auf Basis von medizinischen Bieren gibt. Im »Nachfolgenden Tantra« werden neun medizinische Biere zur Behandlung von schweren *rLung*-Störungen und neun weitere zur Behandlung von Fiebern, die von *rLung*-Störungen begleitet sind, aufgelistet. Zusätzlich ist von einem Arzneimittel auf der Basis von fermentiertem Gerstenteig die Rede, das der Behandlung einer kalten *rLung*-Krankheit dient.

Auch wenn jede einzelne dieser Arzneien ihre spezifische Wirkung hat, kann man doch sagen, dass der allgemeine Nutzen von medizinischen Bieren in der effektiven Behandlung von kalten und heißen *rLung*-Störungen liegt.

Medizinische Biere sollten genau nach Verschreibung eingenommen werden, üblicherweise zwei- oder dreimal pro Tag. Die Dosierung hängt vom Schweregrad der Krankheit und von der Verfassung des Patienten ab. Nimmt ein Patient eine geringere oder größere Menge an Medizinbier als verschrieben ein, riskiert er weitere Störungen oder gar körperliche Schäden.

9. KOSTBARE ARZNEIMITTEL Kostbare Arzneimittel *(Rin po che)* sind pflanzliche Arzneimittel, denen – entsprechend der Natur der Krankheit – eine angemessene Menge kostbarer medizinischer Ingredienzen beigefügt wurde. Gemäß den »Vier Tantras« kann die einzige dort beschriebene wärmende Formulierung Gicht, Arthritis, Tumore, Lepra, Nervenkrankheiten, Ödeme in verschiedenen Stadien sowie Fieber heilen. Zusätzlich hilft sie, kalten Eiter auszutrocknen. Unter den zehn kühlenden Formulierungen existieren Pillen zum Austrocknen von Eiter und zur Heilung von Nervenkrankheiten, Pillen gegen Fieber, das mit Gif-

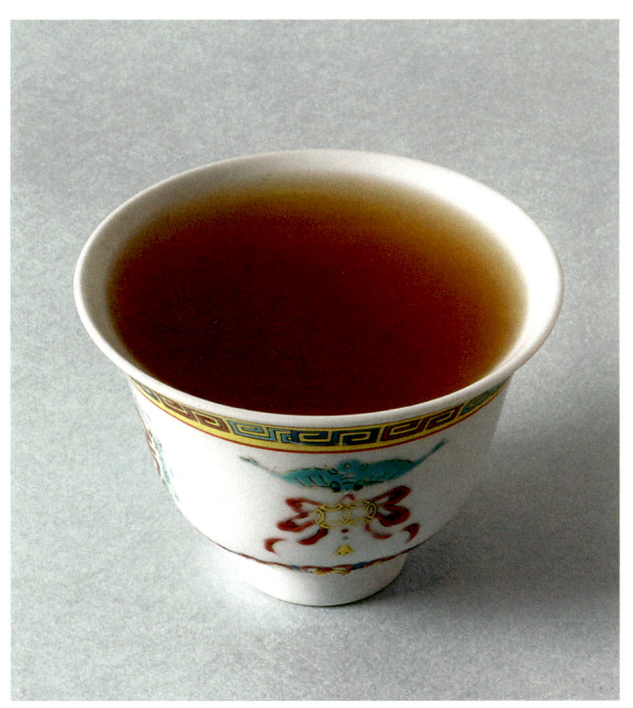
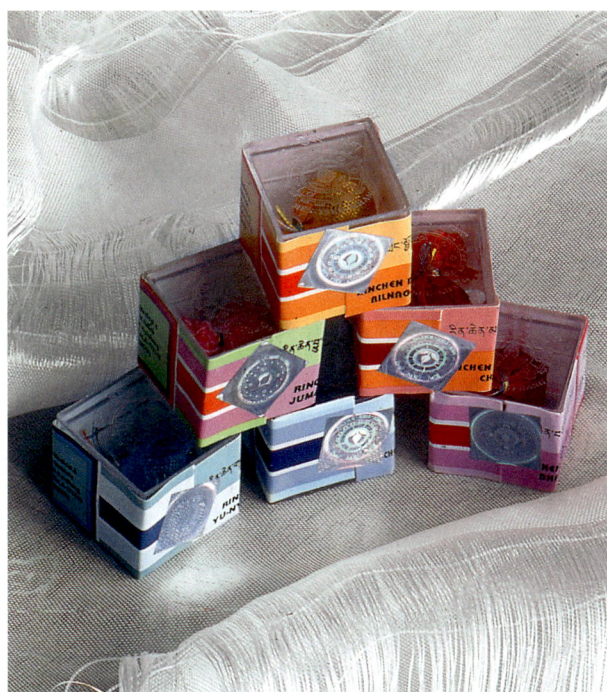

ten assoziiert ist *(dug tshad)*, sowie Pillen zur Behandlung von ansteckendem Fieber. Des Weiteren gibt es noch eine Formulierung, die Quecksilbersulfide enthält[203]. Sie wird zur Behandlung von chronischen heißen und kalten Krankheiten benutzt, die mit den üblichen Heilmitteln nicht geheilt werden können. Eine weitere Formulierung für ein kostbares Arzneimittel existiert, um Abtreibungen vorzunehmen, wenn die Situation dies verlangt; allerdings gilt dies als ethisch schwerwiegende Tat. Acht weitere Formulierungen können für die Heilung aller Arten von Krankheiten genutzt werden, und sechs weitere Formulierungen dienen zur Dämpfung von Nebeneffekten, die bei der Behandlung mit normalen Arzneimitteln auftreten können. So erklären die medizinischen Schriften die verschiedenen kostbaren Arzneimittel und ihren jeweiligen Nutzen. Gegenwärtig wird von den in den »Vier Tantras« beschriebenen kostbaren Arzneimitteln nur *rin chen drang sbyor* benutzt, eine schwarze Juwelenpille; die andern sind nicht mehr in Gebrauch.

Laut den Schriften des tibetischen Medizinsystems sollten die oben genannten kostbaren Arzneimittel nur dann genutzt werden, wenn die befriedenden und ausleitenden Arzneimittel, namentlich Dekokte, Pulver, Pillen, Pasten und medizinische Butter, bereits angewendet wurden und versagt haben. In Bezug auf die Wirkkraft haben kostbare Arzneimittel alle Vorteile der befriedenden Therapien; sie gelten als der König der tibetischen Arzneien, der wieder ausbrechende Krankheiten endgültig unterjocht.

Im Allgemeinen können kostbare Arzneien die Behandlung der 404 Krankheiten unterstützen, besonders aber *Bad kan-rLung*-Krankheiten, Blut-*mKhris pa*-Krankheiten, Wunden und Entzündungen an Kopf, Brust und Gliedern, chronische Krankheiten wie Ödeme, Lepra und Tumore. Ebenso wirken sie bei plötzlicher Diphtherie, einer Entzündung, die mit dem Rachen und Verletzungen der feinen Muskeln assoziiert ist. Wenn diese Arzneimittel von gesunden Menschen eingenommen werden, verhelfen sie zu einem längeren Leben, verzögern die Alterung, kräftigen den Körper, beugen zukünftigen Krankheiten vor, beleben den Geschmackssinn und die Kanäle und gelten als die kostbarste Nahrung. Die späteren Gelehrten und Ärzte formulierten zahlreiche weitere kostbare Arzneien, basierend auf den Formulierungen der beiden Yuthok-Ärzte und den in den dazwischenliegenden Jahrhunderten angesammelten Erfahrungen. Beispiele sind *Rin chen mang sbyor chen mo*[204] zur Heilung von Verdauungsstörungen, Nahrungsmittelvergiftung sowie chronischen und versteckten Fiebern, *Rin chen gyu rnying 25*[205] zur Heilung von Blut-*mKhris pa*-Krankheiten der Leber, *Rin chen btso bkru*

203 Eigentlich keine »kostbare Medizin«; dieses Arzneimittel wird aber hier aufgeführt, da es das als kostbar geltende btso thal (Quecksilbersulfid) enthält.
204 »Große mehrfach zusammengesetzte kostbare Pille«, formuliert durch O-rgyan-pa Rinchen-dpal (1229 – 1309), bestehend aus etwa 70 Rohstoffen; siehe Drungtso, Tsering Thakchoe (2004).
205 »Großer alter kostbarer Türkis 25«, entwickelt durch Dpon-tshang dzna-na, aus 25 Rohstoffen; siehe Drungtso, Tsering Thakchoe (2004).

zla shel[206] zur Heilung von *pho mchin smug po*[207], *Rin chen mu tig 70* zur Heilung von chronischen Krankheiten und Nervenkrankheiten, *Rin chen byu dmar 25*[208] zur Heilung von Krankheiten, die mit dem Kopf und dem Nervensystem zusammenhängen (z. B. Epilepsie), und schließlich *Rin chen lcags ril chen mo*[209] zur Heilung von Leber-/Blutkrankheiten und daraus hervorgegangenen Augenkrankheiten.

Die Rezepturen dieser Arzneimittel sind nicht verloren gegangen, und sie werden zum Wohle aller Menschen auch heute noch hergestellt. In der alten tibetischen Gesellschaft enthielten diese Arzneien zahlreiche kostbare medizinische Ingredienzen sowie Reliquien von Heiligen, und sie wurden durch die Liturgie des Medizinbuddha und andere religiöse Zeremonien und Rituale mit Kraft aufgeladen. Tibeter nehmen solche speziellen Arzneimittel mit tiefem Vertrauen zu sich und tragen sie gegebenenfalls sogar um den Hals[210].

10. KRÄUTERFORMULIERUNGEN

Mit den oben genannten neun Klassen von befriedenden Arzneimitteln können alle 404 verschiedenen Krankheiten behandelt werden. In unserem degenerierten Zeitalter werden aber medizinische Hölzer, Essenzen, Steine und die kostbaren Rohstoffe immer rarer. Sie sind schwierig zu finden, und obwohl zahlreiche mittellose Patienten dringend auf Arzneimittel angewiesen sind, können sie sich diese nicht leisten. Deswegen geben die Yuthok-Meister Rezepturen für Kräuterformulierungen an, die zum Wohle aller Menschen dienen, ob sie nun arm seien oder in entlegenen Regionen leben. Diese Arzneimittel basieren auf Kräutern, die überall wachsen, und sie werden »befriedende pflanzliche Rezepturen« genannt. Die »Vier Tantras« führen 29 verschiedene Rezepturen an, die der Heilung von heißen Krankheiten dienen, und 14 weitere Rezepturen zur Heilung von kalten Krankheiten.

Die ausleitenden Arzneimittel

Ausleitende Arzneimittel werden nur dann angewendet, wenn die Behandlung mit befriedenden Arzneien erfolglos war. Haben die befriedenden Therapien versagt oder andernorts neue Störungen verursacht, müssen ausleitende Therapien angewendet werden, um die Krankheit im Körper zu besiegen; dies wird »Praxis der ausleitenden Arzneien« genannt. Die medizinischen Schriften teilen die ausleitenden Arzneimittel in die fünf Klassen Abführmittel, Brechmittel, nasale Arzneien sowie milde und starke Einläufe ein. Als Vorbereitung auf diese Therapieformen wird die Öltherapie angewendet, und als letzte Möglichkeit dient die Praxis der Reinigung der Kanäle[211]. Gegenwärtig verliert die Praxis der ausleitenden Arzneimittel immer mehr an Bedeutung, da den tibetischen Medizinern geeignete Örtlichkeiten wie Spitäler fehlen. Bei den ausleitenden Methoden sind die Resultate schneller sichtbar als bei den befriedenden Therapien. Auch verursachen sie dem Patienten weniger Kosten und Leiden. Deswegen sind der Erhalt und die Wiederbelebung dieser Praxis von zentraler Bedeutung. Es scheint, dass einige der heute weltweit grassierenden Krankheiten mit ausleitenden Therapien behandelt werden könnten.

[206] »Großer kostbarer Mondkristall«, zuerst zusammengestellt durch Nagarjuna und in Tibet eingeführt durch O-rgyan-pa Rinchen-dpal (1229 – 1309) und Zurkharpa, aus etwa 50 – 60 Rohstoffen; siehe Drungtso, Tsering Thakchoe (2004).
[207] Krankheit, die im Magen entsteht, sich auf die Leber ausbreitet, auf den Magen zurückwirkt und die gefährlich werden kann.
[208] »Kostbare Koralle 25«, formuliert durch Dil-dmar-ba, aus 25 Rohstoffen; siehe Drungtso, Tsering Thakchoe (2004).
[209] »Große kostbare Eisenpille«, basierend auf Rezepturen von O-rgyan-pa Rinchen-dpal (1229 – 1309), Rang-'byung rdo-rje (dem dritten Karmapa), und Kong-sprul-blo-gros-mtha'-yas, aus etwa 40 Rohstoffen; siehe Drungtso, Tsering Thakchoe (2004).
[210] Während des SARS-Ausbruchs 2003 wurden an der Tibetan Medical and Astro. Institute (TMAI) in Dharamsala entsprechende Arzneimittel hergestellt. Sie wurden um den Hals getragen, durften nicht eingenommen werden und verströmten einen markanten Geruch. Dieser Geruch hinderte aus tibetischer Sicht die SARS-Viren am Eindringen in den Körper.
[211] Eine schwierige und nicht ganz ungefährliche Methode, um festsitzende Krankheiten aus den Blutgefäßen zu entfernen.

DIE VORBEREITUNG MITTELS ÖLTHERAPIE Die Öltherapie ist eine Methode, um *rLung*-Krankheiten durch den Gebrauch von Öl oder Fetten zu behandeln. Laut dem Kapitel über Öltherapien im »Nachfolgenden Tantra« sollten die Winde *(rLung)* vor der eigentlichen Ausleitung (mittels Brech- oder Abführmittel) beobachtet werden, um die Ausleitung erfolgreich zu gestalten. Die Öltherapie wird angewendet, damit die Winde die Krankheit korrekt ausleiten und nicht das Potenzial der ausleitenden Therapie zerstören.

Es werden vier Arten von Fetten angewendet, nämlich geschmolzene Butter, ausgelassene Butter, Knochenmark und tierische Fette. Die jeweilige Wirkkraft dieser Fette unterscheidet sich bezüglich Schwere bzw. Leichtigkeit. Wenn es um innere Krankheiten geht, sollte ein der Jahreszeit und der Verdauungskraft des Patienten angepasstes Fett angewendet werden. Wenn die Krankheit äußerlich ist – z. B. eine Hautkrankheit – sollte das Fett eingerieben werden. Die heute so zahlreich vorkommenden Probleme mit dem Körperfett könnten von solchen Einreibungen sehr profitieren.

1. ABFÜHRENDE THERAPIEN Die abführenden Therapien werden in allgemeine und spezifische abführende Therapien unterteilt. Abführmittel sind geeignet, um ernste ansteckende Fieber und weitere spezielle Fieber (»verstreute« und »gestörte« Fieber) zu behandeln. Auch Verdauungsschwierigkeiten, Tumore, Ödeme, dunkelbraunen *Bad kan*, Fieber der sechs Hohlorgane, Lepra, Gicht, Arthritis, von schlechtem Blut verursachte Lymphkrankheiten, Viruskrankheiten, alte Wunden und Entzündungen sowie ganz besonders *Bad kan*-Krankheiten werden günstig beeinflusst. Die Abführmittel werden gegeben, um diese Krankheiten durch den Anus hinauszuwaschen. Deshalb ist von »Abführenden Therapien« die Rede.

Gemäß den medizinischen Schriften gibt es sowohl Krankheiten, bei denen abführende Therapien angebracht sind, als auch solche, bei denen sie nicht angewendet werden dürfen. Des Weiteren existieren Vorschriften den Zeitpunkt der Anwendung betreffend und Erläuterungen dazu, wann ein Körper kräftig genug für die abführende Therapie ist. Neben den Methoden werden auch die eigentliche Durchführung der Therapie beschrieben, um ein erneutes Auftreten der Krankheit zu verhindern, und die Maßnahmen, die angewendet werden müssen, um den bestmöglichen Erfolg zu erzielen.

Mit abführenden Therapien können die Blut-*mKhris pa*-Krankheiten vollständig besiegt werden, so dass sich der Körper der Patienten – verglichen mit vorher – sehr leicht anfühlt. Die Verdauungskräfte werden stärker, und man spürt Hunger, Durst und Stuhldrang zur rechten Zeit.

2. EMETISCHE THERAPIEN (BRECHMITTEL) Emetische Therapien eignen sich zur Behandlung von Verdauungsstörungen, bei übermäßigem Magenschleim, Vergiftungen und Nahrungsmittelvergiftungen sowie bei natürlichen (körpereigenen) Vergiftungen durch Gifte, die sich im Magen ansammeln (z. B. Blut-*mKhris pa*-Krankheiten), bei durch *mKhris pa*- und *Bad kan*-Prozesse verursachten Kopfschmerzen, Appetitverlust, bei durch die Mundschleimhaut aufgenommenen Viruskrankheiten und ganz besonders bei der Behandlung von weißem und dunkelbraunem *Bad kan*. Die emetischen Therapien helfen, die Krankheit zu vertreiben, indem diese durch den Mund erbrochen wird.

Auch Brechmittel eignen sich nur für gewisse Krankheiten. Wenn die emetische Therapie richtig durchgeführt wurde und das gewünschte Resultat erzielt hat, so schärft sie die Sinne, klärt die *Bad kan*-Prozesse im Körper und macht ihn dadurch leicht. Zudem klärt sie den Magenschleim und stärkt damit das Verdauungssystem. Emetische Therapien verhelfen zu einem gesunden Appetit und reinigen den Mundgeruch, den Speichel sowie den Nasenschleim.

3. NASALE THERAPIEN Nasale Therapien werden in nasal reinigende und nasal Medizin-applizierende Therapien eingeteilt. Bei den reinigenden nasalen Therapien werden flüssige oder pulverförmige Arzneimittel in die Nase eingeführt, um Krankheiten auszuleiten. Mögliche Krankheiten sind z. B. Schwindel aufgrund von Anspannung, Nasengeräusche, Halluzinationen, Schweregefühle des Kopfes, verstopfte Nasen, die nichts mehr riechen können, Zahnprobleme und Nasenbluten.

Bei der nasalen Applikation von Arzneien werden flüssige Arzneimittel in die Nase geträufelt, so dass die Krankheit am Entstehungsort bekämpft (d. h. nicht ausgeleitet) werden kann. Die Arzneien werden bei »schwarzen« (hoch fiebrigen) und »weißen« (fieberfreien) Erkältungen, bei Kopfschmerzen und Erkrankungen der Sinnesorgane angewendet.

Gemäß den medizinischen Schriften können nasal reinigende sowie nasal Medizin-applizierende Therapien nur bei gewissen Krankheiten angewendet werden. Dazu gehören chronische Erkältungen, Diphtherie, schmerzende Augen, gerötete Augen, Lepra und überschüssige Lymphe im Gesicht aufgrund von Erkältungen.

4. MILDE EINLÄUFE Milde Einläufe sind nützlich zur Behandlung von *rLung*-Tumoren, abendlichen und morgendlichen Blähungen, Durchfall, der dieselbe Farbe wie die eingenommene Nahrung hat, Erschöpfung der Samenflüssigkeit, bei sehr starker Menstruation, bei zu viel kaltem *rLung* in den Gedärmen, bei geschwächtem Körper und bei Irritationen in der Gegend des Anus. Alle diese Krankheiten können durch die Anwendung milder Einläufe eingedämmt werden. Das jeweilige Arzneimittel – ein schleimiger Brei – wird mit Hilfe eines speziellen medizinischen Instrumentes (»Klistier-Pfeife«) in den Anus injiziert. Dies leitet die Grundlage der Krankheit aus und unterstützt damit die Heilung des Patienten.

Gemäß den medizinischen Schriften kann auch diese Therapieform nur für bestimmte Krankheiten angewandt werden. Milde Einläufe beruhigen *rLung*-Störungen, chronische Krankheiten von *mKhris pa* und *Bad kan*, und sie verhelfen zu mehr Appetit, indem sie einen funktionierenden Stuhlgang sicherstellen.

5. STARKE EINLÄUFE Starke Einläufe werden wie die milden verabreicht. Sie sind bei der Behandlung von Krankheiten der sechs Hohlorgane nützlich, ebenso zur Behandlung von chronischer Schwäche, Schwellungen des Unterleibs, und bei Inkontinenz (Harn und Stuhl). Weitere Krankheiten, die erfolgreich mit starken Einläufen behandelt werden können, sind Koliken verursacht durch dunkelbraunen *Bad kan*, virale Erkrankungen, Fieber der Hohlorgane, Verhalten von Stuhl oder Urin, akute Tumore, akute Irritationen des Anus, chronische Infektionskrankheiten sowie Tuberkulose und weitere ernsthafte Krankheiten. Für alle diese ernsthaften Krankheiten werden starke Einläufe empfohlen. Diabetes, Durchfall als Folge von Fieber sowie Krankheiten, die durch andere Arzneimittelformen nicht behandelbar sind, werden ebenfalls positiv beeinflusst.

REINIGUNG DER KANÄLE ALS LETZTE ALTERNATIVE Die Methode der Reinigung der Kanäle wird ultimativ angewendet, wenn die oben genannten fünf Methoden nicht den gewünschten Erfolg gebracht haben. Dies kann z. B. dann der Fall sein, wenn die primären Ursachen der Krankheit tief im Körper haften und nicht entfernt werden konnten. Chronische Krankheiten, die schwierig zu heilen sind, und Überreste von alten Krankheiten werden in die Blutgefäße hineingeführt und von dort ausgeleitet; diese Methode wird »Reinigung der Kanäle« genannt. Es muss angemerkt werden, dass die Anwendung dieser Methode nicht einfach ist und dass der ausführende Arzt erfahren und gelehrt sein sollte.

Laut den medizinischen Schriften beinhaltet diese Methode zwei vorbereitende Handlungen (eine zeitlich entferntere und eine zeitlich nahe), die Herstellung der entsprechenden Arzneimittel, ihre eigentliche Anwendung, das Verhindern eines erneuten Auftauchens der Krankheit und schließlich die Stadien der alternativen Reinigung (falls die erste Reinigung misslungen ist).

Mit der Reinigung der Kanäle können rund 40 Krankheiten bekämpft werden einschließlich des dunkelbraunen *Bad kan* in heißem Zustand, Tumoren in der Gebärmutter, Fieber und Vergiftungen aufgrund von Blut-*mKhris pa*-Krankheiten, Fieber in den Kanälen, sich ausbreitender heißer Krankheiten, Gicht, Arthritis und Lymphkrankheiten aufgrund von unreinem Blut.

Die oben beschriebenen Praktiken wurden auf der Basis der tibetischen medizinischen Schriften erklärt. Was hier geschrieben wurde, ist nur eine kurze Einführung ohne Details. Im tibetischen Medizinsystem sind die beiden Wissengebiete von *Materia medica* und Arzneimittelherstellung untrennbar miteinander verbunden. Wer die Herstellung von Arzneimitteln beherrschen will, muss bezüglich *Materia medica* sowie deren Geschmack und Wirkkraft äußerst bewandert sein. Wer diese Voraussetzungen mitbringt, der kann daraus auch den kombinierten Geschmack der Arzneimittel, die kombinierten Wirkkräfte, den kombinierten Geschmack nach der Verdauung sowie den spezifischen Geschmack und die spezifische Wirkkraft herleiten.

Wenn dieses Wissen gemeistert wurde, wird die Herstellung der 4328 verschiedenen Arzneimittel, die in den »Vier Tantras« beschrieben werden, keine Probleme mehr bereiten. Deswegen sollten alle, die sich für das tibetische Medizinsystem interessieren, dieses spezielle Wissensgebiet studieren und erforschen.

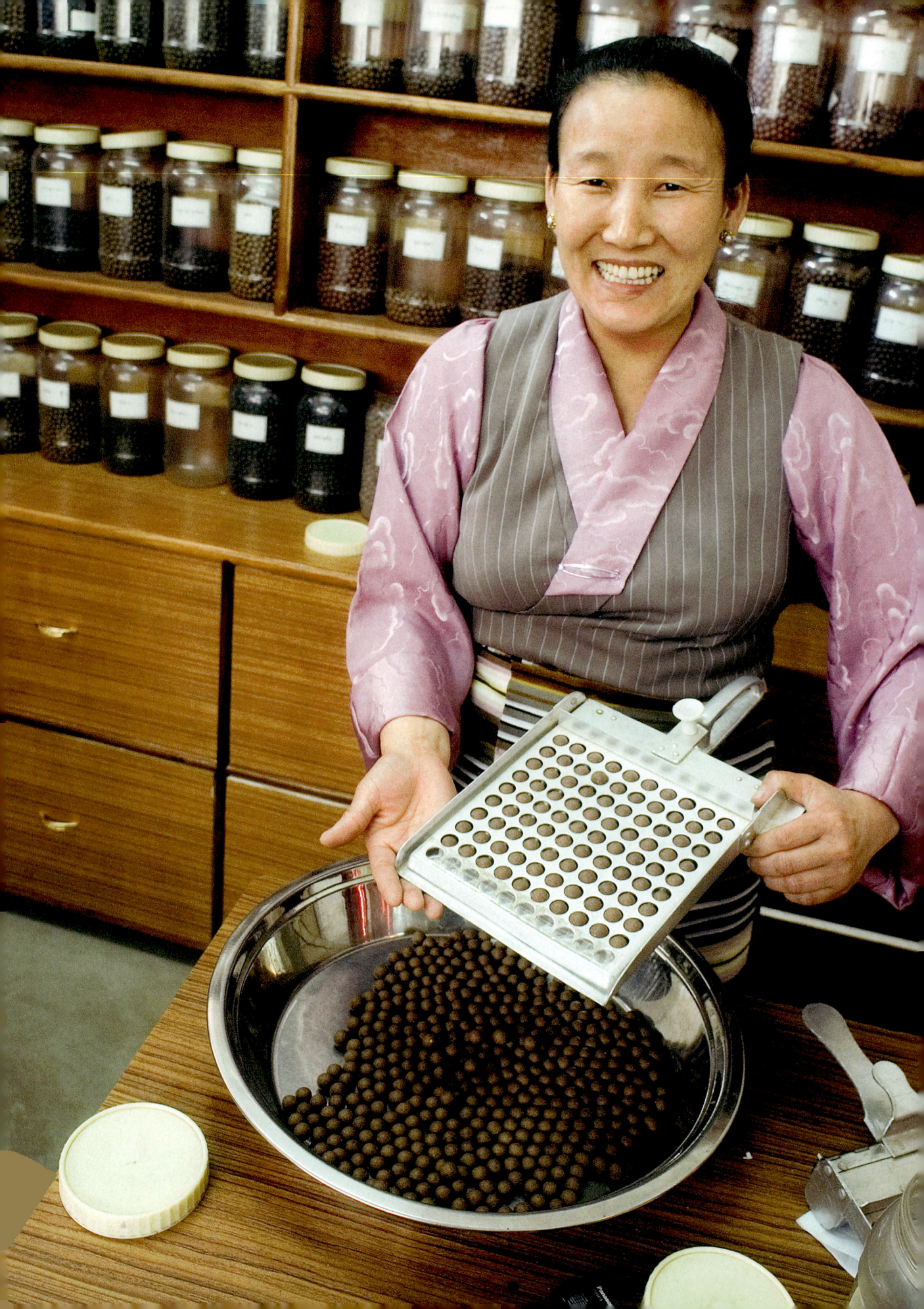

Korrekte Einnahme von tibetischen Arzneimitteln

Die tibetischen medizinischen Schriften beschreiben die korrekte Einnahme von tibetischen Arzneimitteln, die in zehn verschiedenen Formen (siehe S. 166–174) hergestellt werden. Ein Arzt sollte umfassend darüber informiert sein, da jede einzelne Krankheit auf ihre spezifische Art und Weise beruhigt werden muss. Für den Patienten sind diese Informationen unwichtig. Er muss aber wissen, wie er die tibetischen Arzneimittel richtig einnehmen soll, um die Krankheit ohne Komplikationen und in Übereinstimmung mit den Anweisungen des Arztes heilen zu können. Gegenwärtig werden zwei Arten von tibetischer Medizin hergestellt: »kostbare Pillen« (Juwelenpillen) und gewöhnliche Arzneimittel. Im Folgenden wird kurz erklärt, wie diese beiden Arzneien richtig eingenommen werden.

Richtige Einnahme von Juwelenpillen

Juwelenpillen, die auf der Basis von speziellen Methoden hergestellt werden, können aus zwei unterschiedlichen Motiven eingenommen werden. Einerseits dienen sie als Elixiere, um lang und glücklich leben zu können. Andererseits kann man damit von spezifischen Krankheiten geheilt werden. Wir werden hier das gewöhnliche Motiv[212], tibetische Juwelenpillen zu nehmen, diskutieren und beschreiben, welche Nahrungsmittel bzw. Verhaltensweisen während der Einnahme von Juwelenpillen vermieden werden sollten.

Juwelenpillen sollen morgens eingenommen werden. Am Abend vorher sollte man in kleinen Schlucken einen Aufguss aus eingelegtem Pfeffer zu sich nehmen, um die Kanäle des Körpers zu öffnen. Danach kocht man Wasser auf, gießt es in eine lichtundurchlässige Tasse und gibt die Juwelenpille dazu. Da die Juwelenpillen lichtempfindlich sind, sollten hierzu keine durchsichtigen Materialien wie Glas verwendet werden. Anschließend wird das Gefäß mit einem blauen Tuch bedeckt und vor das Bildnis eines Medizinbuddhas gestellt. Hat man kein solches Bildnis zur Hand, sollte man seinen Geist entsprechend ausrichten und das Gefäß über Nacht an einem sauberen Ort aufbewahren. In der frühen Morgendämmerung des nächsten Morgens fügt man wenig abgekochtes Wasser hinzu, bis die Mischung lauwarm ist. Aus traditioneller tibetischer Sicht sollte dann im Geist der Medizinbuddha oder Yuthok Yonten Gonpo visualisiert werden. Wenn möglich sollte das Dharani-Mantra 108-mal, sonst 21-mal oder zumindest siebenmal rezitiert werden[213]. Während dieser Zeit soll man sich vorstellen, dass der Segen des Medizinbuddhas in die Juwelenpille eingeht. Bevor man die Pille einnimmt, sollte sie mit den Fingern zerdrückt werden. Dann sollte der Aufguss einschließlich des Bodensatzes mit dem Wissen eingenommen werden, dass die Kraft des Arzneimittels und die Segnungen des Medizinbuddhas das Leiden der eigenen Krankheit reinigen werden. Zwölf bis 24 Stunden später sollte man einen Aufguss von Safran (Stempelfäden von *Crocus sativus*) in kleinen Schlucken zu sich nehmen, um die Öffnungen der Körperkanäle wieder zu schließen. Dies ist die korrekte Art, tibetische Juwelenpillen einzunehmen.

Die medizinischen Schriften zeigen, dass zahlreiche Nahrungsmittel und gewisse Verhaltensweisen vermieden werden müssen, um die Kraft der Juwelenpillen in eine Richtung zu leiten, die für

---

[212] D. h. zur Bekämpfung einer Krankheit; darüber hinaus werden Juwelenpillen auch aus spirituellen Gründen eingenommen.

[213] Die Mantra-Rezitation dient dazu, heilende und Geborgenheit gebende Gefühle im Körper/Geist-Kontinuum zu erzeugen. Wenn die entsprechenden Gefühle während eines bestimmten Zeitraums (mindestens einige Minuten) kontinuierlich und ohne Ablenkung aufrechterhalten werden, setzt dies im Körper subtile biochemische Reaktionen in Gang, die unterstützend wirken.

den Körper nutzbringend ist. Selbst wenn man nicht immer alle Anweisungen einhalten kann, sollte man – abhängig von der Schwere der Erkrankung und den Möglichkeiten des Patienten – zumindest am ersten Tag auf Fleisch, Gemüse, Zwiebeln, Knoblauch, rohe Esswaren und Saures verzichten. Körperliche Arbeit und Anstrengungen sollten ebenso vermieden werden wie sexuelle Aktivitäten. Um sicherzugehen, dass die Kraft der Juwelenpillen im Körper verbleibt, sollte man nicht vergessen, die Aufgüsse von eingelegtem Pfeffer bzw. eingelegten Safran-Blüten einzunehmen, selbstverständlich in der richtigen Reihenfolge. Leider werden heutzutage diese beiden Aufgüsse kaum mehr verwendet, obwohl ihre Einnahme sehr wichtig ist und korrekt ausgeführt werden sollte.

Richtige Einnahme von gewöhnlichen Arzneimitteln

Die Bedeutung gewöhnlicher Arzneimittel wird in der Zusammenfassung der Zubereitung von Arzneimitteln (in den »vier Tantras«) detailliert beschrieben. Zum vertieften Verständnis sollten die entsprechenden Schriften konsultiert werden. Hier sollen die gebräuchlichsten Zubereitungen – nämlich Dekokte, Pulver und Pillen – besprochen werden.

Arzneimittel, die als Aufguss eingenommen werden, sollen in einem Gefäß mit anderthalb Tassen Wasser gekocht werden, bis nur noch eine Tasse Flüssigkeit übrig bleibt. Sobald der Aufguss nur noch lauwarm ist, wird der Satz verworfen und die überstehende Flüssigkeit getrunken. Pulverförmige Arzneimittel sollen in der vorgeschriebenen Menge eingenommen und mit lauwarmem Wasser heruntergespült werden. Pillen jeglicher Größe sollen sau-

ber pulverisiert werden. Falls man kräftige Zähne hat, kann das im Mund geschehen – sonst greift man besser auf Mörser und Pistill zurück[214]. Danach nimmt man das Pulver mit lauwarmem, abgekochtem Wasser ein. Wer Pillen ganz herunterschluckt, läuft Gefahr, dass das Verdauungssystem sie nicht angemessen verdauen und aufnehmen kann.

Die pflanzlichen Rohstoffe, die man zur Herstellung tibetischer Arzneimittel gebraucht, werden sorgfältig in der Sonne oder im Schatten getrocknet. Die meisten Rohstoffe werden nicht weiter bearbeitet. Falls die Rohstoffe verändert oder erhitzt werden, verändert sich die Wirkung ihrer medizinischen Inhaltsstoffe. Manche organische Rohstoffe werden in der Sonne getrocknet, damit sie leicht verdaulich werden und das Verdauungssystem nicht beeinträchtigen. Damit die Arzneimittel wirksam werden, sollte man sie mit abgekochtem, lauwarmem Wasser einnehmen; falls dies nicht zur Hand ist, kann auf Tee zurückgegriffen werden. Je nach der Eigenart bestimmter Krankheiten kann der Arzt die Einnahme mit anderen Flüssigkeiten verordnen – etwa Milch, *Chang* (traditionelles tibetisches Gerstenbier), einer Fleisch- und Knochenbrühe oder Gebirgswasser. Die jeweilige Form der Einnahme darf nicht nach Gutdünken geschehen, sondern muss auf Anordnung des Arztes erfolgen, da sie die Eigenschaften der Arzneimittel verändert und einen Einfluss auf die Krankheit hat. Dies ist eine vereinfachte Einführung, wie tibetische Arzneimittel eingenommen werden sollen, damit sie möglichst effektiv und wohltuend wirken können.

---

[214] In der Praxis haben besonders die kleinen, oft recht harten und mit einem schützenden Überzug versehenen Pillen die unangenehme Neigung, den Mörser in einem hohen Bogen (und selbstverständlich unzerbrochen) zu verlassen. Besser geeignet ist z. B. eine handelsübliche Knoblauchpresse; mit ihr können auch harte Pillen mühelos zerdrückt werden.

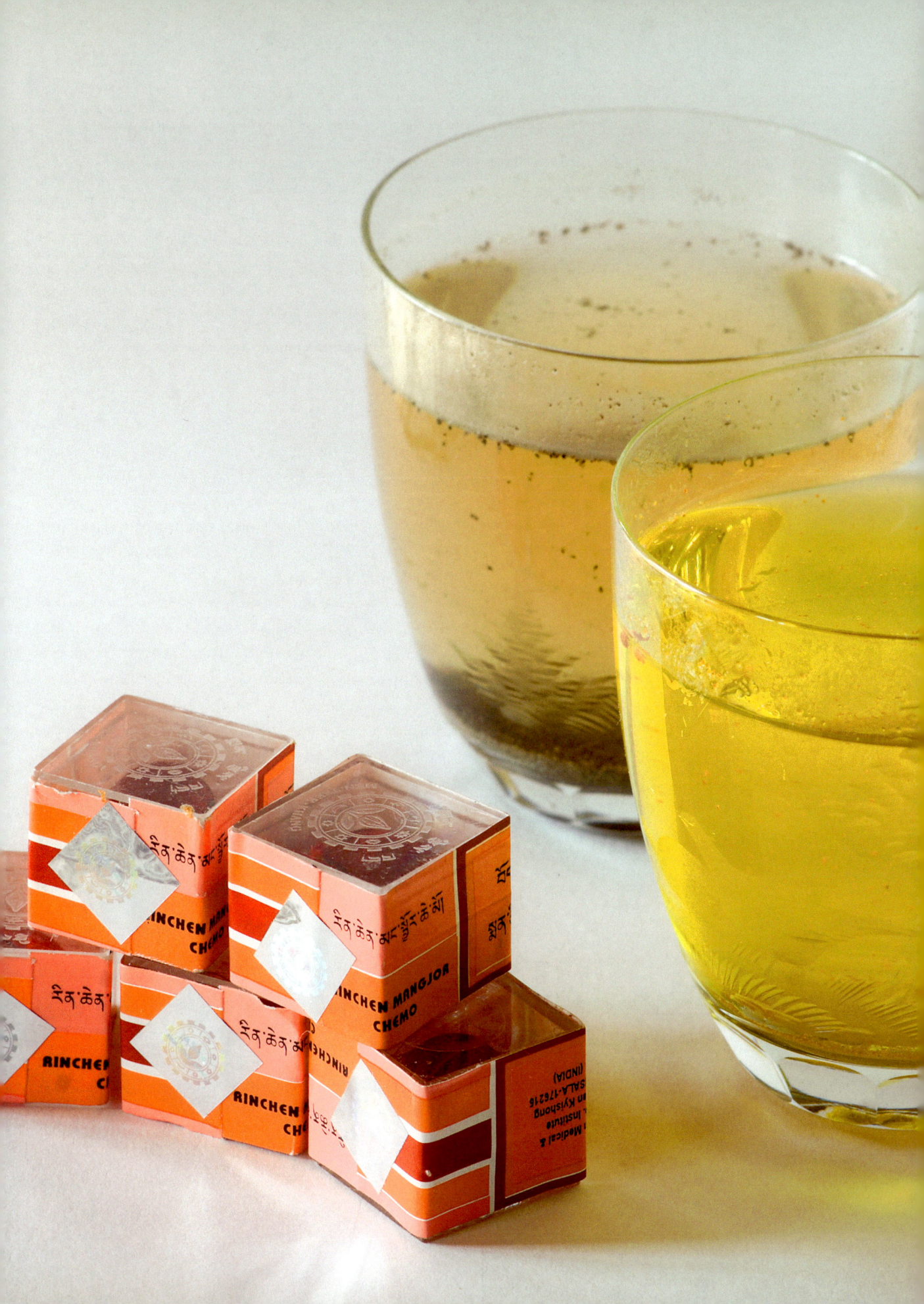

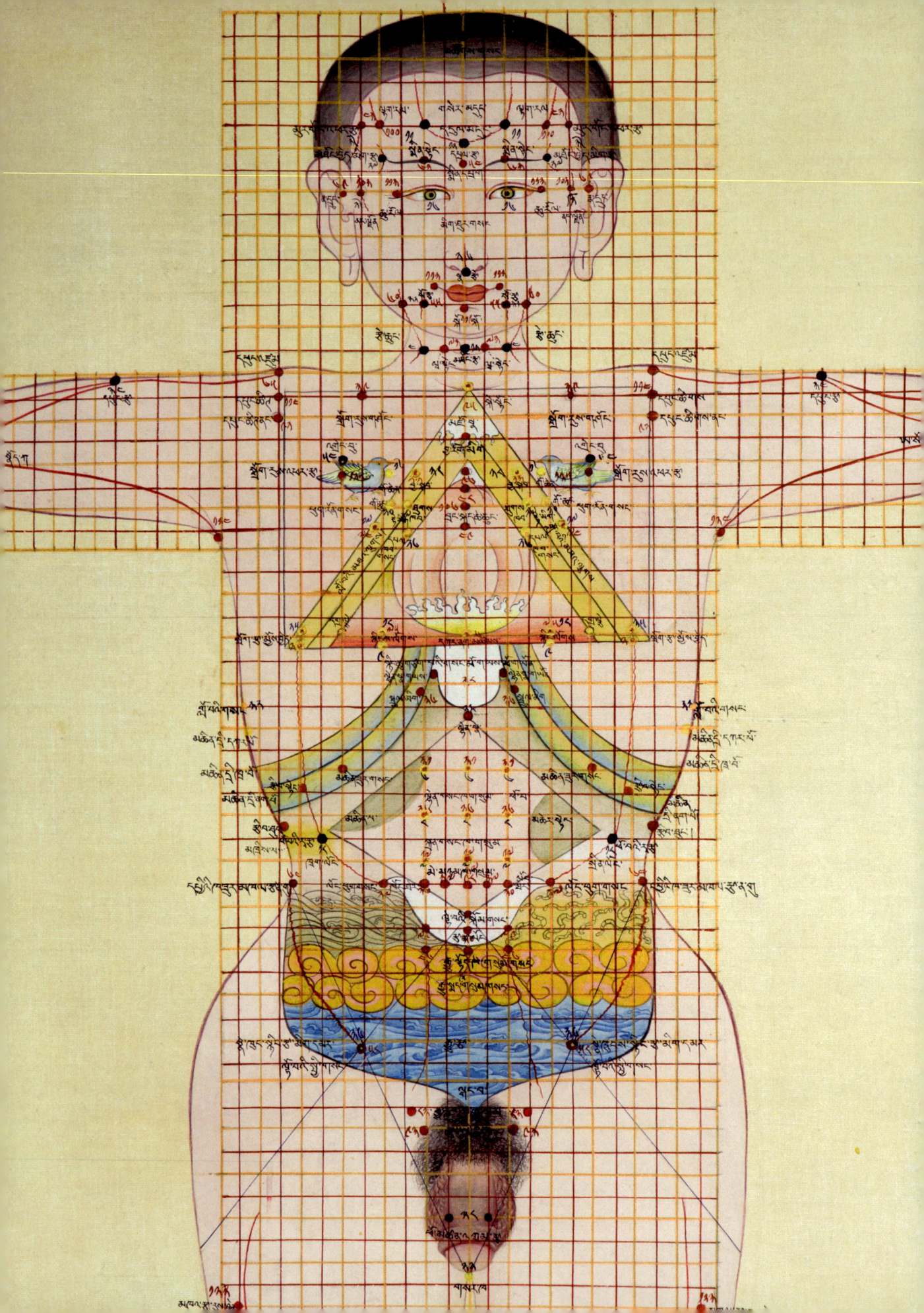

Ergänzende Therapien

Die ergänzenden Therapien sind – neben Ernährung, Verhalten und Arzneimitteln – eines der vier Gegenmittel gegen Krankheiten, die im tibetischen Medizinsystem praktiziert werden. Sie machen Gebrauch von medizinischen Instrumenten, um die Krankheit aus dem menschlichen Körper zu entfernen und damit zu heilen. Es gibt drei Arten von ergänzenden Therapien, nämlich sanfte, drastische und gewaltsame. Wenn die **sanften ergänzenden Therapien** praktiziert werden, verspürt der Patient kaum Schmerzen. Es werden drei Methoden genannt, nämlich Umschläge, medizinische Bäder und Massagen. Die **drastischen ergänzenden Therapien** bereiten dem Patienten gewisse Schmerzen. Die drei drastischen Methoden sind Aderlass, Moxibustion und das Ausleiten von Körperflüssigkeiten mittels Hohlnadeln[215]. Die **gewaltsamen ergänzenden Therapien** schließlich schmerzen nicht nur, sondern machen auch Angst und können tödlich enden. Es sind dies Methoden wie das Abtrennen (z. B. Abtrennen von Tumoren einschließlich einer Nachreinigung), das Aufschneiden (z. B. zum Entfernen von Eiter), das Feilen (z. B. Abfeilen von missgebildeten Knochen) und das Entfernen (z. B. von Pfeilen oder Gewehrkugeln).

Alle diese Behandlungsmethoden sollten nur dann angewendet werden, wenn die anderen Optionen wie Ernährung, Verhalten und Arzneimittel fehlgeschlagen sind oder wenn der Patient einen ernsthaften Unfall gehabt hat. Was die gewaltsamen Methoden angeht, so beschreibt das »Tantra der mündlichen Anweisung« in den fünf Kapiteln über Wunden detailliert die Praxis von Operationen[216]. Auch der Gebrauch der dazu nötigen medizinischen Instrumente wird ausführlich und detailliert erklärt. Da die schriftlichen Überlieferungen in den »Vier Tantras« zur Heilung von Wunden so umfangreich sind, muss man daraus schließen, dass die Praxis der gewaltsamen ergänzenden Therapien (d. h. von Operationen) vor über tausend Jahren in Tibet weit verbreitet gewesen sein muss. Wäre dem nicht so, hätten die Yuthok Yonten

Gonpos nicht dermaßen viel Sorgfalt darauf verwendet. Die wundervolle und sehr systematische Vorgehensweise der operativen Eingriffe degenerierte allmählich und wird heute nur noch gelehrt, aber nicht mehr praktisch angewendet. Diese Situation ist sehr zu bedauern. Wer mehr über diese Praktiken erfahren möchte, sollte im »Tantra der mündlichen Anweisung« den Abschnitt über Wunden und Entzündungen konsultieren. Im Folgenden werden nur die sanften und die drastischen ergänzenden Therapien näher erklärt, und zwar gemäß dem »Nachfolgenden Tantra«, das von fünf ergänzenden Therapien spricht.

Sanfte ergänzende Therapien

Umschläge

Mit Umschlägen wird die Praxis bezeichnet, Arzneimittel oder andere medizinische Substanzen auf die äußeren Körperteile, in denen der Schmerz gefühlt wird, aufzutragen. Dadurch verringert sich der Schmerz schnell, oder er löst sich ganz auf. Wenn ein Patient beispielsweise unter Fieber leidet, wird Eis oder kaltes Wasser gebraucht, um Linderung und Heilung zu bringen. Umschläge sind sehr leicht anzuwenden, und deswegen werden sie häufig genutzt. Es gibt aber Krankheiten, bei denen man laut dem tibetischen Medizinsystem keine Umschläge machen sollte. Krankheiten wie Vergiftungen, Ödeme *(dmu chu)* und Pusteln sollten nicht mit Umschlägen behandelt werden. Auch unmittelbar nach der Nahrungsaufnahme sollten keine Umschläge angebracht werden; dies könnte sonst eher schädlich als nützlich wirken.

---

[215] Bisher meist (in Anlehnung an die volkstümliche tibetische Bezeichnung) als »Löffel-Therapie« (bzw. engl. »spoon therapy«) übersetzt. In der Tat werden Hohlnadeln benützt, um überschüssige Körperflüssigkeiten z. B. aus Gelenken oder Körperorganen auszuleiten.
[216] Einschließlich sehr komplexer Gehirn-Operationen.

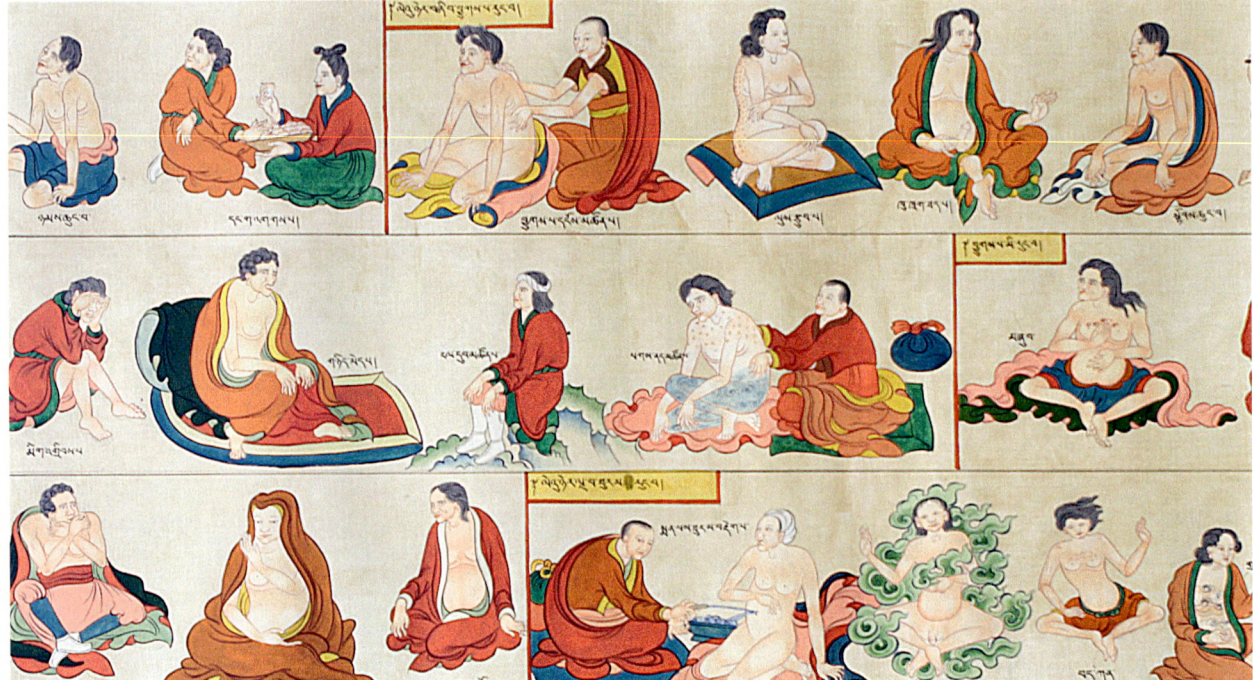

In den tibetischen medizinischen Schriften finden sich elf verschiedene Arten von kalten Umschlägen, die zur Heilung von heißen Krankheiten verwendet werden, und 30 heiße Umschläge, die kalte Krankheiten lindern. Ihr Nutzen und ihre Wirkkraft sind ausführlich beschrieben.

Medizinische Bäder

Das Baden in heißen Quellen oder warmem medizinischem Wasser, das Inhalieren von Dämpfen aus dem Sud von medizinischen Kräutern und das Einwickeln mit warmen medizinischen Rückständen bringt Feuchtigkeit in die Körperkanäle und in das Nervensystem. Kanäle, die ihre Flexibilität verloren haben, werden dadurch wieder elastisch. Alle diese Methoden fallen unter den Oberbegriff »Medizinische Bäder«.

Das tibetische Medizinsystem klassifiziert grob zwei Methoden, nämlich eigentliche Bäder sowie Wickel. Die eigentlichen medizinischen Bäder können entweder in natürlichen heißen Quellen oder in einem medizinischen Sud von Heilpflanzen erfolgen. Die überall auf der Welt vorkommenden natürlichen heißen Quellen werden in fünf Kategorien eingeteilt, die alle ihre spezifischen Eigenschaften und Heilkräfte haben. Medizinischer Sud kann mithilfe verschiedener Ingredienzen zubereitet werden, so als »Sud der fünf Nektare«, als Dampfbad oder mit Knochen. Wenn man in heißen Quellen badet, ist es wichtig, die geeigneten und glücksverheißenden Tage zu beachten. Die beste Zeit für solche Bäder ist der Frühling und der Herbst. Bevor man heiße Quellen aufsucht, sollte man die notwendigen Rituale und Zeremonien ausführen.

Was die Wickel angeht, so kennt man acht verschiedene Arten zur Bekämpfung heißer Krankheiten und weitere zwölf, um kalte Krankheiten zu bekämpfen. Auch hier gibt es gewisse Krankheiten, bei denen man keine Wickel anwenden sollte, und man sollte die entsprechenden Vorschriften sorgfältig beachten.

Der hauptsächliche Nutzen von medizinischen Bädern liegt darin, dass rLung-Störungen reduziert werden. Medizinische Bäder ziehen die »Dämpfe« (tshad rlangs) von Fieber und Lymphe aus den Poren der Körperhaare. Sie sind sehr nützlich bei Gichtkrankheiten, Arthritis sowie bei alten und neuen Wunden und Entzündungen. Sie unterstützen das sanfte Fließen der Winde und die Entwicklung der Nährstoffe für die sieben Körperbestandteile. Dies hat mit den Kanälen des Nervensystems zu tun, und deswegen sind Bäder speziell nützlich für Gelähmte sowie um steife Arme und Beine wieder geschmeidig werden zu lassen.

Massage

Bei der Massage wird zunächst der Körper mit medizinischen Ölen eingerieben und dann massiert. Nach der Massage werden das überschüssige Öl und der Schweiß abgerieben. Die Methode ist sehr hilfreich, um raue Haut wieder fein werden zu lassen, um unzulängliche Samen und Blut zu verbessern, sowie gegen Alterskrankheiten, Angstzustände, Schlaflosigkeit, Ermüdung und speziell gegen *rLung*-Krankheiten.

Gemäß dem tibetischen Medizinsystem dürfen gewisse Krankheiten nicht mit Massage behandelt werden; bei Krankheiten wie Verdauungsschwierigkeiten, *Bad kan*-Krankheiten, Ödemen und Vergiftungen könnte Schaden entstehen. Das tibetische Medizinsystem beschreibt ausführlich, welche Krankheiten mit Massage behandelt werden können und wie dies zu geschehen hat. Es spricht auch über die 13 verschiedenen Massage-Öle und die 14 verschiedenen medizinischen Salben, die auf den Körper aufgetragen werden, sowie über ihre jeweilige Wirkung. Der hauptsächliche Nutzen der Massage ist, dass das Leben verlängert und die Sinnesorgane geschärft werden und dass die Haut glatt und strahlend wird.

Drastische ergänzende Therapien

Aderlass

Diese Methode wird bei *Bad kan*-, *rLung*- oder kalten Krankheiten nicht angewendet. Sie ist jedoch bei Fieberkrankheiten geeignet, die nicht durch besänftigende oder ausleitende Arzneimittel behandelt werden konnten. Die tibetischen medizinischen Schriften sprechen von 79 Blutgefäß-Punkten für den Aderlass. Er wird durchgeführt, indem man die Vene am entsprechenden Punkt mit einem medizinischen Messer öffnet und das »schlechte« Blut sowie die Dämpfe der Krankheit herausleitet (Abb. S. 53). Dies beeinflusst die spezifische Krankheit positiv.

Die tibetischen medizinischen Schriften beschreiben die Eigenschaften der sechs verschiedenen Messer, die jeweiligen Krankheiten, bei denen Aderlass angewendet wird, den geeigneten Zeitpunkt für den Aderlass sowie die vorbereitenden Rituale. Um das vitale vom »schlechten« Blut zu scheiden, muss während einer bis drei Wochen vor dem eigentlichen Aderlass ein Dekokt eingenommen werden. Dann wird der Aderlass-Punkt mit einem speziellen Stoffband abgebunden, und man setzt das Messer an. Die Schriften zeigen auch, wie man die Aderlass-Punkte findet, welche spezifischen Vorteile die einzelnen Punkte haben, wie man zwischen den verschiedenen Arten von Blut unterscheiden kann[217], wie man Hohlnadeln als letzte Möglichkeit einsetzen kann (falls der Aderlass gescheitert ist) und wie man die nachfolgenden Stadien kontrollieren kann (so dass die Krankheit nicht mehr auftaucht). Zuletzt wird über die Vorteile des Aderlasses berichtet.

Moxibustion

Moxibustion[218] wird bei heißen Krankheiten wie Blut-*mKhris pa*-Krankheiten nicht angewendet, wohl aber bei kalten Krankheiten von *Bad kan* und *mKhris pa* wie Arthritis *(rtsa dkar grum bu)*. Ebenfalls angewendet wird sie bei unreinem Blut bzw. unreiner Lymphe, die mit den besänftigenden und ausleitenden Arzneien nicht geheilt werden konnten. Die tibetischen Medizinschriften nennen rund 120 Punkte für die Moxibustion, um starke Kältekrankheiten zu heilen. Im »Tantra der mündlichen Anweisung« wird gesagt, dass es zahllose Moxibustions-Punkte gibt, die sich durch die Krankheit selbst zeigen. Bei der eigentlichen Moxibustion wird getrocknetes Edelweiß *(Leontopodium sp., spra ba)* verglüht.

---

[217] Nach Angaben tibetischer Ärzte finden sich dabei Parallelen zum westlichen Konzept der Blutgruppen.
[218] Bei der Moxibustion wird ein kleiner Kegel aus getrockneten und gepressten Heilpflanzen auf bestimmte Punkte des Körpers aufgesetzt und dann angezündet. Der Kegel verglüht langsam und erlischt dann auf der Haut. Alternativ kann auch ein metallener Brennstab verwendet werden.

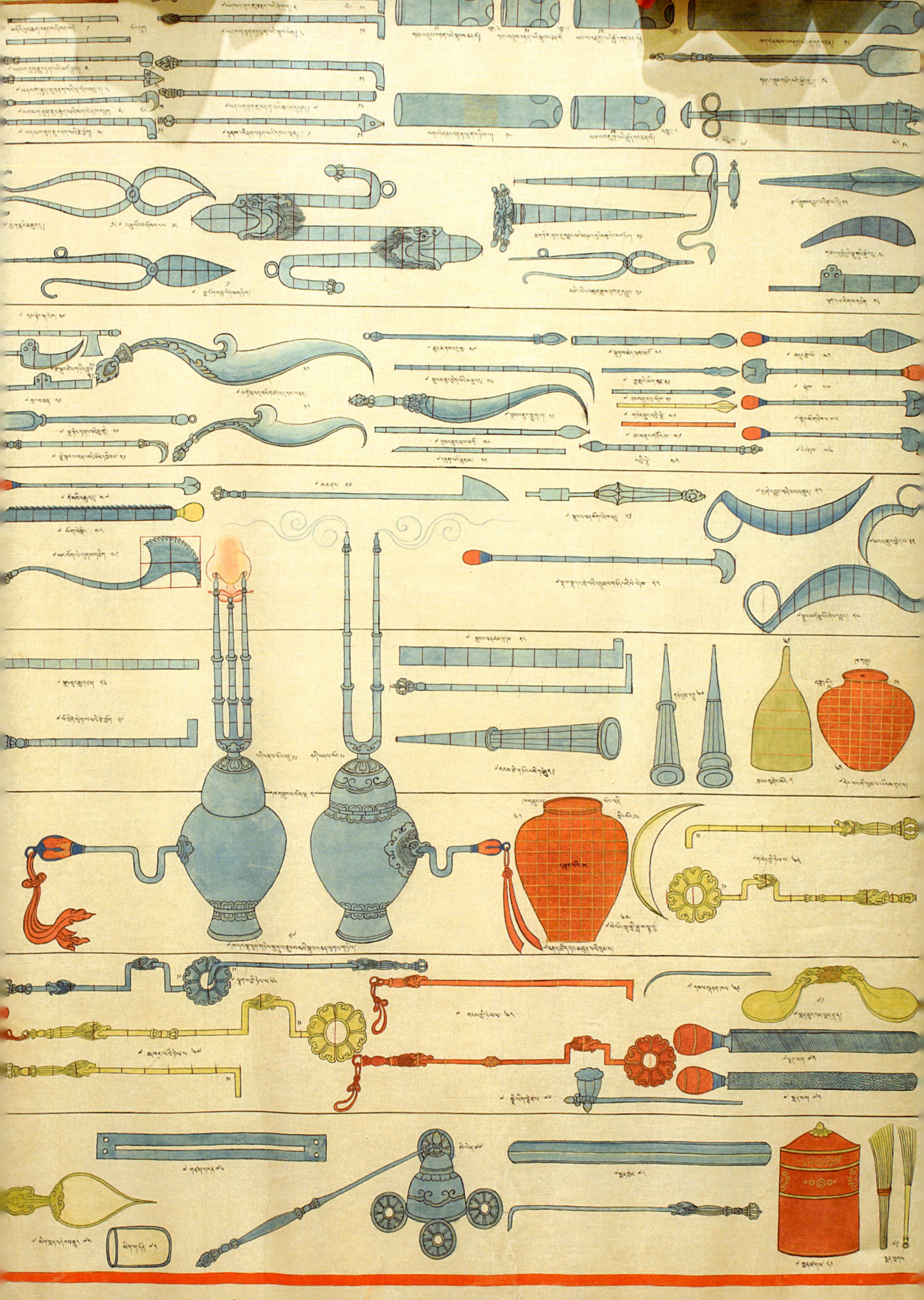

Medizinische Instrumente; sie wurden oft aus Silber, machmal sogar aus Gold angefertigt. Oben rechts Hohlröhren zur Operation von Hämorrhoiden, in der Mitte zwei Inhalationsapparate, darunter verschiedene Moxibustionsinstrumente. Thangka Nr. 34 aus der Serie von Desi Sangye Gyamtso, angefertigt 1687–1703 in Lhasa. Kopie des verschollenen Originals (Museum des Men-Tsee-Khang, Dharamsala).

Es gibt verschiedene Arten der Moxibustion, bei denen Edelweiß bzw. ein goldener, silberner, kupferner oder eiserner Brennstab verwendet wird (Abb. S. 52). Es können auch getrocknete und zerkleinerte pflanzliche Substanzen wie Ostindischer Krapp *(Rubia cordifolia, btsod)* und Akazie *(Acacia catechu, seng ldeng)* verwendet werden. Nach der Behandlung werden auf den gebrannten Stellen Kümmelsamen in Butter aufgetragen. Eine weitere Möglichkeit besteht darin, die Hitze über goldene Nadeln zu übertragen, an deren einem Ende Edelweiß verglüht wird, während das andere Ende auf der entsprechenden Körperstelle ruht (Abb. S. 50–51).

Bei Tumoren und gewissen Krebsarten werden mehr als 20 Edelweiß-Kegel verglüht; die Methode wird *btso tshul* genannt. Die Methode, bei der etwa 15 Kegel verglüht werden, um Krankheiten der Lymphe und der Herzwinde zu heilen, wird *bsreg tshul* genannt. *rLung*-Krankheiten sowie Stuhl- und Urinverhalten verlangen nach 5 – 7 Feuern, und bei Kindern sowie älteren Menschen wird je nach Krankheit eine stärkere oder schwächere Moxibustion angewendet. Das Finden der entsprechenden Punkte, das Anzünden der Kegel und die Vorteile der Methode werden in den tibetischen medizinischen Schriften detailliert erklärt.

Ausleiten von Körperflüssigkeiten mittels Hohlnadeln

Diese Methode stützt sich auf den Gebrauch von Hohlnadeln. Sie werden an bestimmten Punkten in den Körper eingeführt, um die Krankheit auszuleiten. Die Methode ist auch unter dem volks-tümlichen tibetischen Namen »Löffeltherapie« bekannt[219]. Auch sie kann nur bei bestimmten Krankheiten angewendet werden. In elf Abschnitten werden die Eigenschaften der Hohlnadeln beschrieben. Dann werden die etwa 110 Punkte beschrieben, an denen die Hohlnadeln je nach spezifischer Krankheit eingeführt werden müssen, und die Methoden, wie man diese findet. Weiter werden die Unterschiede zwischen heißer und kalter Hohlnadel-Therapie dargelegt, die auszuführenden Rituale, die Anwendung der Hohlnadeln und die Handhaltung dabei. Den Schluss bilden die Körperpunkte, deren Verletzung zum Tod führen kann, sowie eine Methode, um allenfalls gemachte Fehler wieder zu korrigieren, und Ausführungen zum Nutzen der Hohlnadel-Therapie.

Diese Therapieform ist sehr wirksam, um Krankheiten aus dem Inneren des Körpers auszuleiten, die mit den zuvor genannten Methoden nicht geheilt werden könnten. Dies ist z. B. der Fall, wenn *rLung* in die Vital- und Hohlorgane eingetreten ist und zur Ansammlung von *Bad kan* führt, und bei Verdauungsstörungen. Weiter ist die Hohlnadel-Therapie nützlich bei 11 Tumorkrankheiten der Vital- und der Hohlorgane, bei Ödemen an den Vital- und Hohlorganen sowie bei Elephantiasis, einer übermäßigen Entwicklung von Lymphe in der Haut, den äußeren Fleischpartien und Gelenken, die zu einer Schwellung führt.

Dies war eine Einführung in die ergänzenden Therapien des tibetischen Medizinsystems, so wie sie im Abschnitt über die eigentliche Praxis im »Nachfolgenden Tantra« erklärt werden. Umfangreichere Informationen dazu finden sich im »Tantra der mündlichen Anweisung« und im »Nachfolgenden Tantra«.

---

[219] Hergeleitet vom Aussehen der Hohlnadeln, die auf der einen Seite abgeflacht sind und entfernt einem Löffel gleichen.

Ausblick

Das über zweitausend Jahre alte System der tibetischen Medizin gehört zu den kostbarsten und am stärksten bedrohten Schätzen der menschlichen Kultur. Basierend auf der Jahrtausende alten schamanistischen Bön-Tradition flossen im Lauf der Zeit Kenntnisse der griechischen, indischen und chinesischen Medizin sowie des Buddhismus ein. Nur wenige Praktizierende verstehen heute noch den theoretischen Hintergrund und die praktische Anwendung des tibetischen Medizinsystems in ihrer ganzen Breite und Tiefe. Die Bewahrung und Sicherung dieses Wissens ist eine drängende Aufgabe für die gesamte Menschheit.

Durch ein koordiniertes Projekt zur **Wissenssicherung in den Herkunftsländern** könnte der Zusammenhalt zwischen allen Beteiligten gefördert und ein übergreifendes Verantwortungsbewusstsein geweckt werden. In Tibet, Bhutan, Nepal, der Mongolei und den angrenzenden Regionen in China, Indien und Russland müssen die wichtigen botanischen, pharmakologischen und medizinischen Schriften sowie das mündlich überlieferte Wissen erfahrener Ärzte systematisch gesammelt werden. Um eine lebendige Tradition aufrecht zu erhalten, sollten die wichtigsten Lehranstalten – insbesondere das in Nordindien geplante neue tibetische Medizinzentrum – in gesicherten gesetzlichen, finanziellen und baulichen Strukturen arbeiten können.

Der **Wissenstransfer** beinhaltet die Übersetzung der tibetischen medizinischen Schriften sowie das Verstehen der zugrunde liegenden Konzepte. Weil tibetische Ärzte ein Ungleichgewicht oftmals diagnostizieren und therapieren können, bevor sich daraus eine bedrohliche Krankheit entwickelt, ließe sich großes menschliches Leid und Kosten vermeiden. Auch das detaillierte tibetische Wissen um die Zusammenhänge zwischen Ethik, Spiritualität und Gesundheit verdient Beachtung. Speziell erwähnenswert sind die zahlreichen komplex zusammengesetzten und hochwirksamen Präparate, die kaum Nebenwirkungen aufweisen. Sie können die Lücke ausfüllen, die im Westen zwischen gesunder Ernährung und den gängigen (bio-)chemischen Medikamenten besteht. Im Gegenzug könnte westliches Know-how in den Bereichen Projektmanagement und Qualitätskontrolle einen sinnvollen Beitrag zur Fortentwicklung der tibetischen Medizin leisten.

Die Integration des tibetischen Wissens in die westliche Gesellschaft ruft nach vergleichenden Studien unter kontrollierten Bedingungen. Sollte sich die tibetische Medizin bei gewissen Krankheitsbildern im Vergleich zur westlichen, zur traditionell chinesischen oder zur ayurvedischen Medizin als vorteilhaft erweisen, dürfte die Zulassung einzelner Präparate oder die Anerkennung der ganzen tibetischen Pharmakopöe der nächste logische Schritt sein. Aufbau von Ausbildung und Lehre – zunächst mit Lehrgängen, dann mit einem kompletten Studiengang – sowie die Produktion tibetischer Heilmittel nach westlichen Standards müssen folgen, um ein erfolgreiches Praktizieren zu ermöglichen. Dabei dürfte die Verfügbarkeit qualitativ hochwertiger Rohstoffe der wichtigste Engpass sein. Dies wäre für ein Land wie die Schweiz mit ihrer auf Nachhaltigkeit und kleinräumig-alpine Strukturen ausgelegten Landwirtschaft eine Chance – insbesondere deshalb, weil ausufernde Gesundheitskosten nach effektiveren Methoden zur Vorbeugung und zur Heilung von innen heraus rufen. Zudem ist in unserem Land ein großer Erfahrungsschatz an pharmazeutisch-chemischem Wissen vorhanden. Es liegt nahe, ihn auf sanfte Heilmethoden auszuweiten.

Zürich, 25. März 2007
Stephan Kölliker, Pascal Zurschmitten, Marcel Röösli,
Cristian Köpfli und Tobias Bruderer
www.tibmed.org; [project21] – Students for Sustainability
University & ETH Zurich

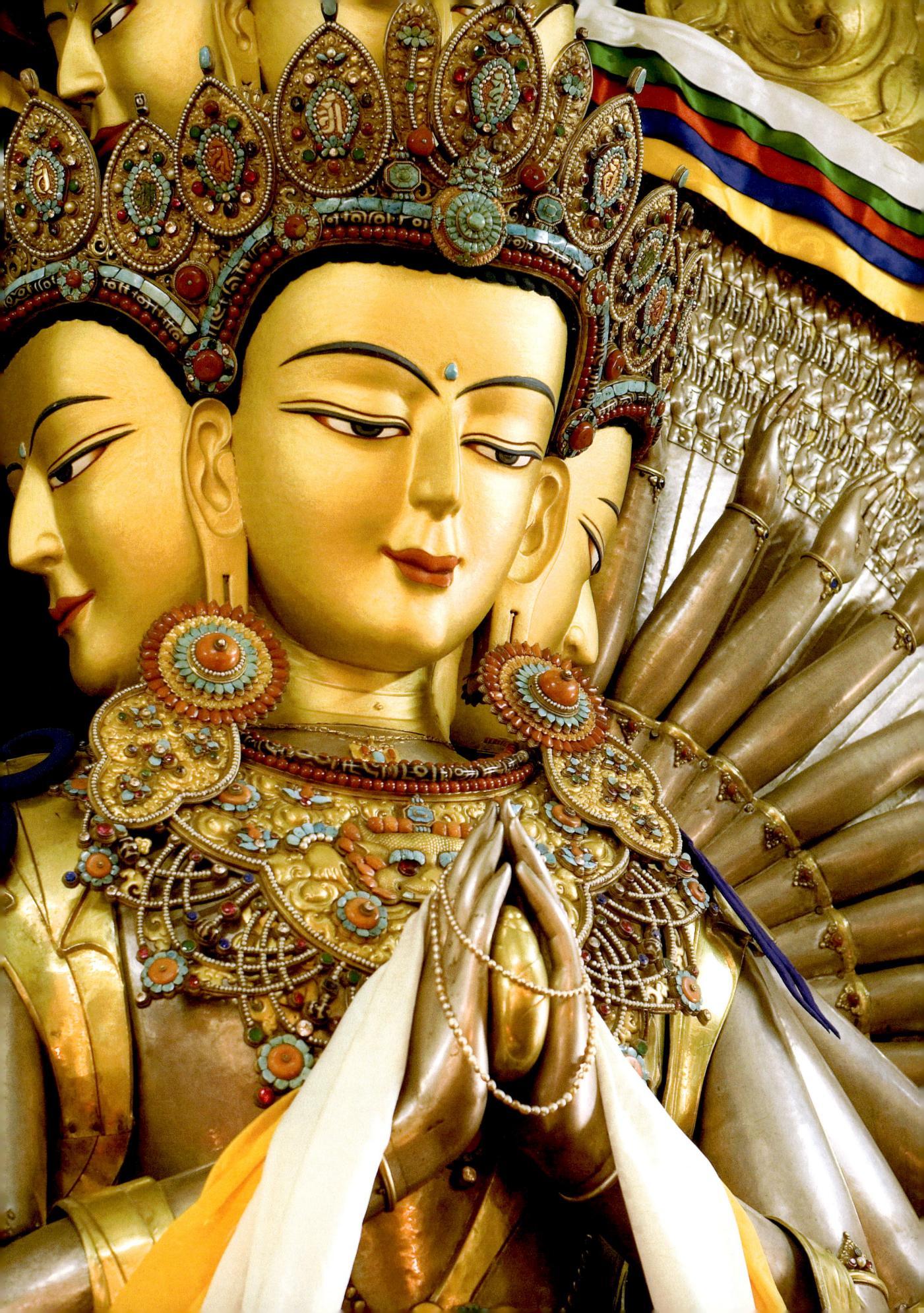

Glossar

Bad kan (»Schleim«): Aufbauprozesse bzw. Akkumulation im Körper (einer der drei grundlegenden Körperprozesse).

Bodhicitta (Erleuchtungsgeist): der Wunsch nach Erleuchtung zum Wohle aller fühlenden Wesen.

Bodhisattva (Erleuchtungswesen): Ein Mensch bzw. sonstiges Wesen, der/das zum Wohle aller die Erleuchtung anstrebt. Ein Bodhisattva hat genau festgelegte spirituelle Fähigkeiten erlangt, ist aber selbst noch nicht voll erleuchtet.

Bön: Alte schamanistische Tradition, die bis zur Einführung des Buddhismus in Tibet während etwa 2000 Jahren vorherrschte. Mythischer Gründer ist Shenrab Miwo. Die Lehren des Bön umfassen neun Stufen, die in drei Gruppen eingeteilt werden. Die ersten vier Stufen beschreiben die Ursachen, die zweiten vier Stufen erklären die Resultate, und die letzte, neunte Stufe ähnelt der dZogchen-Meditation (»Große Befreiung«) der Nyigma-Tradition des tibetischen Buddhismus.

Dharmakaya: Die ursprüngliche, erleuchtete Geistnatur, die sehr subtile Ebene des Geistes.

Elementare Körperprozesse, drei *(Nyes pas)*: *rLung* (Transport- und Bewegungsprozesse, ausgelöst durch Gier); *mKhris pa* (Abbauprozesse, ausgelöst durch Hass und Ablehnung), *Bad kan* (Aufbauprozesse und Anhäufungen innerhalb des Körpers, ausgelöst durch Verblendung bzw. einen trägen Geist).

Fachgebiete der tibetischen Medizin, acht: der menschliche Körper, Pädiatrie, Gynäkologie, subtile schädliche Einflüsse (wie Bakterien usw.; oft als »Geister« bezeichnet), Verwundungen, Vergiftungen, Verjüngungen, Aphrodisiaka.

Fließgleichgewicht (steady state): Unter einem Fließgleichgewicht versteht man einen stationären (stabilen) Zustand, bei dem fortgesetzt Substanzen in ein System einströmen und Reaktionsprodukte herausgeschleust werden. Bekanntes Beispiel (auch in buddhistischen Texten) ist die Kerzenflamme, die scheinbar eine stabile Form aufweist, in Wirklichkeit jedoch aus schnell strömenden Gasen besteht, die verbrennen und dabei kurz aufleuchten.

Gegenmittel, vier (gegen Krankheit): Ernährung, Verhaltensänderungen, Arzneimittel, ergänzende Therapien (Umschläge, medizinische Bäder, Massage, Moxibustion, Aderlass, Chirurgie).

Geschmacksrichtungen, sechs: Süß, sauer, salzig, bitter, zusammenziehend, scharf.

Geister: Subtile Lebewesen, die als Krankheitsverursacher in Erscheinung treten können. Zur Kategorie der »Geister« gehören z. B. gewisse Bakterienarten, die Lepra verursachen.

Geistesgifte, drei: Verblendung (unklares Erkennen der Realität), Hass (Ablehnen gewisser Aspekte der Realität), Gier (Anhaften an gewissen Aspekten der Realität).

Geistesgifte, fünf: Verblendung, Hass, Gier, Stolz, Neid.

Glückseligkeit: Spezieller, subtiler Bewusstseinszustand, der durch Meditation über Kanäle, Winde und Tropfen erreicht werden kann. Es bestehen gewisse Parallelen zum sexuellen Höhepunkt, doch ist »Glückseligkeit« weit intensiver und kann über eine lange Zeitspanne hinweg aufrechterhalten werden. Kontinuierliche Meditation über Glückseligkeit führt zu einer außerordentlichen Verfeinerung des Körper-Geist-Kontinuums und zu einem vollkommen klaren und wachen Geist.

Höchstes Yogatantra: Höchste der vier Klassen des Vajrayana-Buddhismus, in der die eigentlichen Methoden zur Bewusstwerdung und Nutzbarmachung der subtilen und sehr subtilen Ebenen des Geistes gelehrt werden. Diese Ebenen treten üblicherweise nur im Tiefschlaf, im Tod und auf dem sexuellen Höhepunkt in Erscheinung.

Karma: Gesetzmäßigkeit, der zufolge in schädlicher Absicht ausgeführte Handlungen zu unerwünschten Auswirkungen im eigenen Körper/Geist-Kontinuum führen werden; Analoges gilt für positive Handlungen. Ziel des nach voller Erleuchtung strebenden Praktizierenden ist es, frei von Karma zu werden.

S. 189: Große Statue des tausend-
armigen Chenrezig (Avalokiteshvara)
im Haupttempel des Namgyal-Klosters
S. H. des Dalai Lama. Tenzin Gyatso,
der 14. Dalai Lama, gilt als Beschützer
Tibets und als Verkörperung
des allumfassenden Mitgefühls
(Dharamsala, 2006).

Konzentration, vollkommene: siehe Śhamatha.

Körperbestandteile, sieben: Nährstoffe nach Verdauung, Blut, Fleisch, Fett, Knochen, Knochenmark und Reproduktionsflüssig-keiten.

Leerheiten, vier: Die vier Erscheinungen, die dem Sterbenden (bzw. hoch qualifizierten Meditierenden) nach dem Erlöschen der Sinnesfunktionen begegnen. Es sind dies der Reihe nach die »weiße Erscheinung«, die »rote Zunahme«, das »schwarze nahe Erreichen« und – als tiefste Bewusstseinsebene überhaupt – das »klare Licht der Glückseligkeit«.

Mahayana: »Großes Fahrzeug« des Buddhismus, eine der drei hauptsächlichen buddhistischen Richtungen. Praktizierende des Mahayana erstreben die volle Erleuchtung zum Wohle aller Le-bewesen (und nicht nur für sich selbst, wie im Falle des Hinayana, des »kleinen Fahrzeugs«). Das Vajrayana (»diamantenes Fahr-zeug«) gehört zum Mahayana, kennt aber verborgene und kraft-volle Methoden, um die Hindernisse im eigenen Körper/Geist-Kontinuum aufzulösen.

mKhris pa (»Galle«): Abbau- bzw. Verbrennungsprozesse im Kör-per (einer der drei grundlegenden Körperprozesse).

Moxibustion: Therapieform, bei der kleine Kegel aus Medizinal-pflanzen auf bestimmten Körperpunkten verbrannt werden.

Padmasambhava (»Lotusgeborener«), auch unter dem Namen Guru Rinpoche (»Kostbarer Meister«) in Tibet bekannt, war ein tantrischer Meister, der im 8. – 9. Jahrhundert erstmals den tan-trischen Buddhismus in Tibet einführte.

Prozesse, vier elementare kosmische (»vier Elemente«): »Erde«, »Wasser«, »Feuer«, »Wind« (und manchmal als fünftes Element der »Raum«, in dem die Prozesse ablaufen). Die vier ele-mentaren kosmischen Prozesse stehen in enger Verbindung zu den vier Phasen von Zunahme, Maximum, Abnahme und Mini-mum im Wellenbild der modernen Naturwissenschaften.

rLung (»Wind«): Transport- und Bewegungsprozesse im Körper (einer der drei grundlegenden Körperprozesse).

Shamatha (Pali, wörtlich »Sammlung«) ist eine (buddh.) Medi-tationstechnik, die mit »geistiger Sammlung« oder »Geistesruhe« übersetzt werden kann. Ziel dieser Konzentrations-Meditation ist die Erlangung verschiedener (genau definierter) Konzentrations-zustände (Jhana) durch die Konzentration des Geistes auf einen einzigen Gedanken.

Thangka: Rollbild.

Tugenden, zehn: Nicht töten, nicht stehlen, kein sexuelles Fehl-verhalten (Körper); nicht lügen, keine Zwietracht säen, weder ver-letzend reden noch sinnlos schwätzen (Rede); keine Gier, kein Hass sowie kein Festhalten an falschen Vorstellungen von der Realität (Geist).

Unermessliche, vier: Liebe, Mitgefühl, Freude, Ausgeglichenheit.

Vajrayana: »Diamantenes Fahrzeug« des Buddhismus. Unterab-teilung des Mahayana, die sich auf spezielle Methoden zur Er-langung der Erleuchtung stützt. Vor allem im Höchsten Yogatan-tra werden Methoden gelehrt, die durch den Einbezug der subtilen und sehr subtilen Bewusstseinszustände (Schlaf, Tod, Glückseligkeit) zu einer sehr tiefgehenden und durchdringenden Erfahrung von heilsamen Bewusstseinszuständen führen.

Verdauung, drei Phasen: Feuer-ähnlicher *rLung*, verdauendes *mKhris pa*, zersetzendes *Bad kan*.

Vollkommenheiten, sechs: Freigebigkeit, ethisches Verhalten, Geduld, Tatkraft, Geistige Ruhe (Konzentration) und Weisheit.

Wirkkräfte, acht hauptsächliche: Schwer, ölig, kühl und stumpf sowie (als jeweiliges Gegenteil) leicht, rau, wärmend und scharf

Yogi: im tibetisch-buddhistischen Kontext ein Praktizierender des Vajrayana bzw. des Höchsten Yogatantra, der durch die Kontrolle über sein Körper/Geist-Kontinuum zu einer tiefen Erfahrung des eigentlichen Wesens der Realität gekommen ist.

Literaturverzeichnis

Adamson, Sophia (Ed.): Through The Gateway Of The Heart – Accounts of Experiences with MDMA and other Empathogenic Substances. Four Trees Publications, San Francisco (1986)

Bärlocher, Daniel: Testimonies of Tibetan Tulkus (Vol. I & II). Tibetan Monastic Institute Rikon, Rikon (1982)

Benson H, Malhotra MS, Goldmann RF, Jacobs GD, Hopkins, PJ: Three case reports of the metabolic and electroencephalographic changes during advanced Buddhist meditation techniques. *Behavioral Medicine* **16,** 90-95 (1990)

Bischof, Marco: Biophotonen – Das Licht in unseren Zellen. Zweitausendeins, Frankfurt a. M. (¹⁴2005)

Brauen, Martin: Das Mandala – der heilige Kreis im Buddhismus. DuMont Buchverlag, Köln (²1992)

Cardi, Francesca: Principles and methods of assembling Tibetan medicaments. *The Tibet Journal* **30&31** (1), 91–108 (2005&2006)

Choedrak, Tenzin: Im Dienst des Dalai Lama. Insel Verlag, Frankfurt a. M., Leipzig (2003)

Clark, Barry: The Quintessence Tantras of Tibetan Medicine. Snow Lion Publications, Ithaca (1995)

Clifford, Terry: Tibetische Heilkunst. Ullstein, Frankfurt a. M., Berlin (1990)

Cozort, Daniel: Highest Yoga Tantra – An Introduction to the Esoteric Buddhism of Tibet. Snow Lion Publications, Ithaca (1986)

Dummer, Tom: Tibetan Medicine And Other Holistic Health-Care Systems. Routledge, London (1988)

Dagthon, Jampa Gyaltsen: Tibetan Astronomy and Astrology. Astro Department, Tibetan Medical and Astro Institute (TMAI), Dharamsala (1995)

Dash, Vaidya Bhagwan: Pharmacopoeia of Tibetan Medicine. Sri Satguru Publications, Delhi (1994)

Dawa, D.: A Clear Mirror of Tibetan Medicinal Plants. Associazione Tibet Domani, Rom (1999)

Donden, Yeshi: Health Through Balance – An Introduction to Tibetan Medicine. Snow Lion Publications, Ithaca (1986)

Drungtso, Tsering Thakchoe: Tibetan Medicine – The Healing Science of Tibet. Drungtso Publications, Dharamsala (2004)

Goleman, Daniel: Dialog mit dem Dalai Lama – wie wir destruktive Emotionen überwinden können. Carl Hanser Verlag, München, Wien (2003)

Grey, Alex: Sacred Mirrors – Die visionäre Kunst des Alex Grey. Zweitausendeins, Frankfurt a. M. (²1996)

Grof, Stanislav: Geburt, Tod und Transzendenz – Neue Dimensionen in der Psychologie. Kösel-Verlag, München (1985)

Grof, Stanislav: Topographie des Unbewussten – LSD im Dienst der tiefenpsychologischen Forschung. Klett-Cotta, Stuttgart (⁸2002)

Gyamtso, Sangye; Meyer Fernand (Einf.); Farfionovitch, Yuri (Red.): Klassische Tibetische Medizin – Illustration der Abhandlung Blauer Beryll von Sangye Gyamtso. Verlag Paul Haupt, Bern (1996)

Gyathso, Tenzin, the 14th Dalai Lama: The Opening Of The Wisdom Eye. The Theosophical Publishing House, Adyar (1972)

Gyatso, Kelsang: Tantric Grounds and Paths. Tharpa Publications, London (1994)

Gyatso, Kelsang: Clear Light of Bliss. Tharpa Publications, London (²2002)

Gyatso, Tenzin, der 14. Dalai Lama: Das Buch der Freiheit. Gustav Lübbe Verlag, Bergisch Gladbach (1990)

Gyatso, Tenzin, der 14. Dalai Lama: Die Vorträge in Harvard. Aquamarin Verlag, Grafing (1991)

Gyatso, Tenzin, der 14. Dalai Lama: Einführung in den Buddhismus - Die Harvard-Vorlesungen. Verlag Herder, Freiburg im Breisgau (¹⁰1993)

Gyatso, Tenzin, the 14th Dalai Lama: Path to Enlightenment. Snow Lion Publications, Ithaca (1995)

Gyatso, Tenzin, der 14. Dalai Lama: Der Stufenweg zu Klarheit, Güte und Weisheit. Diamant Verlag München (1998)

Gyatso, Tenzin, the 14th Dalai Lama: The Universe in a Single Atom – How Science and Spirituality Can Serve Our World. Little, Brown, London (2005). Dt.: Die Welt in einem einzigen Atom – Meine Reise durch Wissenschaft und Buddhismus. Theseus-Verlag, Stuttgart (2005)

Gyatso, Tenzin, der 14. Dalai Lama: Die Lehren des tibetischen Buddhismus. Hoffmann und Campe, Hamburg (2006);

Gyatso, Tenzin, der 14. Dalai Lama; Rowell, Galen: Mein Tibet. Insel Verlag, Frankfurt a. M., Leipzig (1991)

Gyatso, Tenzin, the 14th Dalai Lama; Varela, Francisco: Sleeping, Dreaming and Dying – an Exploration of Consciousness. Wisdom Publications, Somerville (1997). Dt.: Traum, Schlaf und Tod. Piper Verlag, München (⁵2001).

Harrington, Anne; Zajonc, Arthur: The Dalai Lama at MIT. Harvard University Press, Cambridge 2006

Hayward, Jeremy; Varela, Francisco: Gentle Bridges – Conversations with the Dalai Lama on the Sciences of Mind. Shambala Publications, Boston (1992). Dt.: Gewagte Denkwege – Wissenschaftler im Gespräch mit dem Dalai Lama. Piper Verlag, München (2007)

Hinze, Chris: Tibet Impressions (CD). Keytone Records (1994)

Kletter, Christa; Kriechbaum, Monika: Tibetan Medicinal Plants. MedPharm Scientific Publishers, Stuttgart (2001)

Leary, Timothy: Gebete. Mantram Verlag, Bern (1975)

Qusar, Namgyal; Sergent, Jean-Claude: Tibetische Medizin und Ernährung. Knaur, München (1997)

Reichle, Franz (Hrsg.): Das Wissen vom Heilen. Oesch Verlag, Zürich (⁶2003)

Storaloff, Myron: Thanathos To Eros – 35 Years of Psychedelic Exploration. VWB – Verlag für Wissenschaft und Bildung, Berlin (1994)

Tsang Nyön Heruka; Bachhofer, Joss (Hrsg.): Milarepa – Meister der verrückten Weisheit. Windpferd Verlagsgesellschaft, Aitrang (o. J.)

Tsarong, T. J.: Handbook of Traditional Tibetan Drugs. Tibetan Medical Publications, Kalimpong (1986)

Tsarong, Tsewang: Tibetan Medicinal Plants. Tibetan Medical Publications, India (1995)

Tsultrim, Lobsang; Dakpa, Tenzin: Fundamentals of Tibetan Medicine. Men-Tsee-Khang Publication, Dharamsala (⁴2001)

Widmer, Samuel: Ins Herz der Dinge lauschen – vom Erwachen der Liebe. Nachtschatten Verlag, Solothurn (⁴2005)

Yonten, Pasang: Dictionary of Tibetan Materia Medica. Motilal Banarsidass Publishers, Delhi (1998)

Young, John D. E. and Taylor, Eugene: Meditation as a Voluntary Hypometabolic State of Biological Estivation. News in Physiological Sciences 13 (3), 149-153 (1998)

Zürcher, E; Cantiani, M-G; Sorbetti-Guerri, F; Michel, D: Tree stem diameters fluctuate with tide. Nature, 392, 665-666 (1998)

Weiterführende tibetische medizinische Literatur:

Bdud-rtsi Gurmey: rGyud-don snying-po. Kansu Mi-rigs dpe-skrun-khang, Tibet (o. J.)

Choedrak, Tenzin: gso-rig las rtsa-rlung-Tig-le-sum gyi rnam-bZag. Men-tsee-khang publications, Dharamsala (2000)

Choephel, Karma: bDud-rtsi-sman-kyi 'khrungs-dpe-legs bshad-nor-bu'i-phreng-mdzes Mi-rigs dpe-skrun-khang, Beijing (1993)

Dgab'i, Dorjee: 'krungs-dpi-dri-med-Sel-me-long. Mi-rigs dpe-skrun-khang, Beijing (1995)

Dharmo Lobsang Choedrak: rkyang-sel-ge-'grel-ba me-poe-dgong-rgyan. Kansu Mi-rigs dpe-skrun-khang, Tibet (1997)

Gongmen Kunchok Phendar: Nyam-yig-brgya-rtsa. Men-tsee-khang publications, Dharamsala (1997)

Gonpo, Youthok Yonten d. J.: Cha-lag-bco-brgyad. Men-tsee-khang publications, Dharamsala (2000)

Gonpo, Youthok Yonten d. J.: rGyud-bZhi. Mi-rigs dpe-skrun-khang, Beijing (1980)

Gyasto, Desi Sangye: rGyud-bZhi'i gsal-byed Vaidurya sngon-po. Mi-rigs dpe-skrun-khang, Beijing (1983)

Gyalpo, Dorjee: Tan-gyur; gSo-wa-rigpe'i rtsa-'grel bdam-bsgardig. Mi-rigs dpe-skrun-khang, Beijing (1989)

Gyatso, Sangye (Desi): Man-ngag-lhan-thabs. Tso-sgon Mi-rigs dpe-skrun-khang, Tibet (1991).

Ha-shang, Maha-yana; Virochana (Übersetzer): smen-dpyad zas-ba'i rgyalpo. Mi-rigs dpe-skrun-khang, Beijing (1985)

Jampa Thrinley: Gangs-ljongs-gso-rig-bstan-pa'i-nyin-byed-rim-byon-gyi-rnam-thar-phyogs-brgrigs. Men-tsee-khang publications, Dharamsala (1991)

Kyams-pa Tsewang: rGyud-bZhi 'garel ba'. Men-tsee-khang publications, Dharamsala (1997)

Norbu, Kenrab: Nau-pa chok-daue phende-lakshay. Men-tsee-khang publications, Dharamsala (1995)

Norbu, Khenrab (Ven.): lha-lden men-tse-khang ge Cos-sPyod. Men-tsee-khang publications, Dharamsala (2001)

Pawo, Lhopon: Yan-lag-brgyad-pa. Mi-rigs dpe-skrun-khang, Beijing (1989)

Phuntsok, Deumar Geshe Tenzin: Shel-gong-shel-phreng. Men-tsee-khang publications, Dharamsala (1995)

Samten: gSo-rig sNying-bsdus sKya-rengs-gSar-pa. Bod-ljongs mi-dmangs dpe-skrun-Khang, Lhasa (1997).

Sumton Yeshi: 'bum-nga gsal-sdron. Mi-rigs dpe-skrun-khang, Beijing (1998).

Tendar, Sogpo Lungrik: rgyud-bZhi-brda-don-bkrol-ba-rnam-rgyal-aru-ra yi-'phreng-ba. Mi-rigs dpe-skrun-khang, Beijing (1986)

Yonten, Arya Passang: gSo-rig-lo-rgud-you-thok lama daren-pa'i-po-nya. Men-tsee-khang publications, Dharamsala (1987)

Zurkar, Lodoe Gyalpo; Choedrak, Dharmo Lobsang: rGyud-bZhi 'grel-pa-mes-po'i-zhal-lung (Vol. 1 und 2). Men-tsee-khang publications, Dharamsala (1989)

Weiterführende tibetische buddhistische Literatur:

Gyatso, Tenzin, der 14. Dalai Lama: Nang-pa'i-lta-spyod-kun-btus. Dialectical School, Dharamsala (1996)

Lhundup Pandita: 'Jigs-byed-rdzogs-rim. Nechung Foundation, Dharamsala (2004)

Rang-jung Dorjee, dritter Karmapa: Zab-mo-nang-don, Karma Chogar, alter Blockdruck (o. J.)

Wangdue Gonjo: gYu-thog-dgongs-rgyan, Mi rigs dpe skrun khang, Beijing (1983)

Yangchen dga' blo: sKu-gsum-lam-khyer, Jayyal Press, Delhi (1971)

Detaillierte Inhaltsangabe

Register

Dank

Ohne das kraftvolle direkte Eingreifen, die Begleitung und den Schutz durch S. H. den 14. Dalai Lama wäre dieses Projekt nie verwirklicht worden. Ein spezieller Dank gilt meiner Mutter, die mir die Tür in diese Welt geöffnet hat. Mein Vater und meine Freundin Ursi Wandeler haben mein tiefes Interesse an Natur, Wissenschaft und Spiritualität geteilt. Gleiches gilt für jene jungen Wissenschaftler, die auf der Plattform von [project21] sowohl langjährige Freunde als auch kritische Begleiter am Weg sind: Pascal Zurschmitten, Marcel Röösli, Cristian Köpfli und Tobias Bruderer. Dank gebührt darüber hinaus meinen zahlreichen tibetischen Lehrern – allen voran Lama Sherab Gyaltsen Amipa.

Fast sechs Jahre sind seit den ersten Vorarbeiten zu diesem Buch vergangen. Wie so oft bei wichtigen Projekten sind sich dabei verschiedenste Interessen begegnet. Das Konzept des Buches wurde gemeinsam durch Khenrab Gyamtso und mich erarbeitet. Das tibetische Manuskript des Autors, das sich an die Inhalte der rund 1200 Jahre alten »Vier Tantras« (rGyud zhi) anlehnt, wurde von Dhödup Tsering auf Englisch und von mir auf Deutsch übersetzt. In einer zweiwöchigen gemeinsamen Arbeit – wenige hundert Meter unterhalb der Residenz des Dalai Lama – haben die Übersetzer und der Autor die unklaren Punkte ausführlich diskutiert und sie geklärt. Oft zeigte sich, dass die bisher übliche, wörtliche Übersetzung der tibetischen Begriffe nicht ausreicht. Sofern möglich gingen wir deshalb zurück auf das reale Phänomen, das den jeweiligen Begriffen zugrunde liegt, und wählten dann den entsprechenden naturwissenschaftlichen Term. Damit sollte gewährleistet sein, dass Inhalte – und nicht Worthülsen – vermittelt werden. Wir hoffen, so den Dialog zwischen Naturwissenschaften und tibetischer Medizin zu erleichtern.

In schwierigen Situationen ist man auf den Rat und die Unterstützung von Menschen angewiesen, die weiter sind als man selbst. Juraj und Sonja Styk gaben mir die Möglichkeit, durch die Teilnahme an einem Forschungsprojekt mit MDMA die Realität der spirituellen Bewusstseinsebenen direkt zu erfahren. Stephan und Elisabeth Geiser, Christian Rätsch, Kurt und Doris Lussi, Thubten Sherab†, Tenzin Geyche Tethong, Urs Hunziker, Gyetrul Jigme Rinpoche, Werner Stauffacher, Samdup Lhatse, Paul Dietschy, Otto Kern, Jakob Nüesch, Manuel Bauer, Carlo Centonze, D. Dawa, Thubten Zahner, Josef Fink und ganz speziell Ruth Gonseth haben die eine oder andere Art dazu beigetragen, dass wir den eingeschlagenen Weg vollenden konnten. Um einen sorgfältigen Abschluss dieses Projektes zu ermöglichen, durfte ich während zweier Monate in der kraftvollen Stille des Tessiner Ghiridone-Massivs arbeiten. Wolfgang Küng und Jürg Zbinden sei dafür ganz herzlich gedankt.

Ruswil, 15. Februar 2007
Stephan Kölliker

Wichtige Adressen

Das tibetische Medizin- und Astrologie-Institut S. H. des Dalai Lama (TMAI, tib. Men-Tsee-Khang) in Dharamsala (Indien) ist die wichtigste Institution im Zusammenhang mit tibetischer Medizin. Das TMAI soll den Menschen – unabhängig von Kaste, Farbe und Glaube – eine bezahlbare Gesundheitsfürsorge bieten. Bedürftige erhalten eine kostenlose Behandlung. Am Institut, das ca. 500 Mitarbeiter hat, werden in einem fünfjährigen Studium voll qualifizierte tibetische Ärzte ausgebildet und gegen 200 verschiedene tibetische Arzneimittel aus rund 300 natürlichen Rohstoffen hergestellt.
Men-Tsee-Khang, Gangchen Kyishong, Dharamsala-176215, H. P., (Indien)
Tel. +91 (0)1892 222 618, tmai@men-tsee-khang.org, www.men-tsee-khang.org

Die Rogner Gruppe hat in Österreich die »Gesellschaft für Tibetische Studien«, eine gemeinnützige GmbH, gegründet, um die erste Privatuniversität für Höhere Tibetische Studien ab voraussichtlich dem Jahr 2008 in Kärnten im Süden von Österreich zu realisieren und damit nachhaltig das Bestehen der Tibetischen Kultur auf qualitativ höchstem Niveau zu sichern. Eine Initiative, die zu einem großen Teil auf das persönliche Engagement von Heinrich Harrer, dem langjährigen Wegbegleiter und Freund der Tibeter zurückzuführen ist.
Gesellschaft für Tibetische Studien gemeinnützige GmbH, Nikolaigasse 22, A-9500 Villach (Österreich), info@rogner.com, www.rogner.com

Das Tibetan Medical and Astro Institute Mt. Kailash (Tibet) befindet sich am Fuße des heiligen Berges Kailash auf 4700 m Höhe. Das Institut wurde mit Schweizer Unterstützung sorgfältig nach alten Vorbildern aufgebaut; es ist eine unmittelbare Anlaufstelle für Lokalbevölkerung, Pilgerschaften und Reisende. Arzneimittel werden teils vor Ort nach traditionellen tibetischen Grundsätzen produziert.
Projektleitung: Dhakpa Namgyal Ott, Martin-Disteli-Strasse 99, CH-4600 Olten (Schweiz), www.kailashprojekte.ch

Das NSTG ist die einzige offizielle europäische Zweigstelle des Men-Tsee-Khang (TMAI) in Dharamsala. Das NSTG erhält auch seine Ärzte und Arzneimittel direkt vom TMAI. Im Gegensatz zu in Europa produzierten Arzneimitteln entsprechen sie vollumfänglich den alten, überlieferten tibetischen Formulierungen, werden aber nicht unter GMP-Bedingungen hergestellt.
Dutch Foundation for the Promotion of Tibetan Medicine (NSTG), Prinsengracht 200, NL-1016 HD Amsterdam (Niederlande)
Tel. (0)20 625 41 38, info@nstg.nl, www.tibetaansegeneeskunde.nl

Die Firma PADMA AG stellt in der Schweiz pflanzliche Arzneimittel auf der Basis tibetischer Rezepturen her. Diese Rezepturen sind Ende des 19. Jahrhunderts über Russland und Polen nach Europa gelangt und wurden nach und nach an die lokalen Gegebenheiten angepasst. So wurden beispielsweise gewisse Heilpflanzen durch in Europa ansässige Arten ersetzt. Die Herstellung unterliegt wie bei allen westlichen Arzneimitteln strengen pharmazeutischen Standards (Good Manufacturing Practice, GMP). Die Firma beteiligt sich auch an der Erforschung tibetischer Heilmittel mit modernen wissenschaftlichen Methoden.
PADMA AG, Wiesenstrasse 5, CH-8603 Schwerzenbach (Schweiz)
Tel. +41 (0)43 343 44 44, mail@padma.ch, www.padma.ch

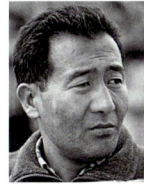

Khenrab Gyamtso wurde in Osttibet (Amdo) geboren und floh mit 20 Jahren ins indische Exil. Ausbildung zum Arzt am TMAI (Dharamsala, Indien); heute dort einer der beiden »Senior Lecturers«. Neben der Lehrtätigkeit Organisation von Expeditionen zum Sammeln von Heilpflanzen sowie Herstellung von traditionellen tibetischen Medikamenten. 2005 wurde K. Gyamtso von S. H. dem Dalai Lama vorübergehend auf einen der elf höchsten Posten der tibetischen Exilregierung berufen.

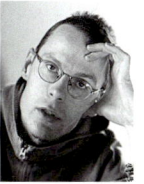

Stephan Kölliker studierte Chemie an der Universität Basel. Er forschte danach während mehrerer Jahre in den Bereichen Naturstoff- und Umweltanalytik mittels multipler Massenspektrometrie (LC-MS^n) und war beteiligt an Untersuchungen über MDMA und weitere psychoaktiven Stoffe. Er hat mehrere Monate in buddhistischen Klöstern verbracht; sein Hauptinteresse gilt der Verknüpfung von Naturwissenschaften und Spiritualität. Zahlreiche Publikationen als Fotograf (Architektur- und Landschaftsfotografie).

Sponsoren

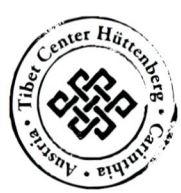

Rogner Academy, Villach

Marga Kölliker-Hamann†

Ungenannte Spenderin

Ernst Göhner Stiftung, Zug

ETH sustainability, Zürich

Padma AG, Schwerzenbach

René und Claire Rickli-Reggiori

Stiftung Mercator Schweiz, Zürich

Dekanat der medizinischen Fakultät,
     Universität Zürich

Alkuin Kölliker

Omnimedica, Schlieren

Schweiz. Akademie der Medizinischen Wissen-
     schaften (SAMW), Basel

Studer Distillerie, Escholzmatt

UNESCO Biosphäre Entlebuch, Schüpfheim

Inter-Colorfoto AG, Basel

Emilie Kölliker†

Ursula und Paul Dietschy

Monika Kölliker

Michael Oehme

Marianne Wahlen

Zu den Fotos

Alle Rollbilder (Thangkas) wurden mit einer Sony alpha 100 Kamera und den Objektiven Sony 2.8/100 mm Macro sowie Minolta AF 2.8/70-200 mm APO G SSM aufgenommen. Die weiteren Aufnahmen entstanden mit Minolta Dynax 9 und 7D-Kameras sowie den Objektiven Minolta AF 4.5–5.6/11–18 mm DT, 2.8–4.0/17–35 mm, 2.8/20 mm, 1.4/50 mm, 1.4/85 mm, 2.8/100 mm Macro, 2.8/80–200 mm APO G HS, 2.8/70–200 mm APO G SSM und 2.8/300 mm APO G HS. Die Mineralien wurden mit einem Novoflex Balgengerät und dem 4.0/60 mm Noflexar aufgenommen.

www.artaphot.net

© 2007
AT Verlag, Baden und München
Übersetzung tibetisch/englisch: Dhöndup Tsering
Übersetzung englisch/deutsch: Stephan Kölliker
Lektorat: Asta Machat
Gestaltung und Satz: Beat Meyer, Meyer Rottal Druck AG,
     Ruswil; Stephan Kölliker
Lithos: Berndt Rädler, Holzer Druck und Medien,
     Weiler im Allgäu; Beat Meyer, Meyer Rottal Druck AG,
     Ruswil
Druck und Bindearbeiten: Holzer Druck und Medien,
     Weiler im Allgäu

Printed in Germany

ISBN 978-3-03800-207-9

www.at-verlag.ch